Thorsten Tschirner

50 Workouts für Läufer

- Laufleistung verbessern
- Neue Trainingsreize setzen
- Verletzungen vorbeugen

riva

Bibliografische Information der Deutschen Nationalbibliothek:
Die Deutsche Nationalbibliothek verzeichnet diese Publikation in der Deutschen Nationalbibliografie.
Detaillierte bibliografische Daten sind im Internet über http://dnb.d-nb.de abrufbar.

Für Fragen und Anregungen
info@rivaverlag.de

Wichtige Hinweise
Dieses Buch ist für Lernzwecke gedacht. Es stellt keinen Ersatz für eine individuelle medizinische Beratung dar und sollte auch nicht als solcher benutzt werden. Wenn Sie medizinischen Rat einholen wollen, konsultieren Sie bitte einen qualifizierten Arzt. Der Verlag und der Autor haften für keine nachteiligen Auswirkungen, die in einem direkten oder indirekten Zusammenhang mit den Informationen stehen, die in diesem Buch enthalten sind.

Ausschließlich zum Zweck der besseren Lesbarkeit wurde auf eine genderspezifische Schreibweise sowie eine Mehrfachbezeichnung verzichtet. Alle personenbezogenen Bezeichnungen sind somit geschlechtsneutral zu verstehen.

Originalausgabe
1. Auflage 2023

Türkenstraße 89
80799 München
Tel.: 089 651285-0
Fax: 089 652096

Redaktion: Susanne Schneider
Umschlaggestaltung: Manuela Amode
Bildnachweis: Illustrationen auf dem Umschlag und im Innenteil: evoletics – ein Produkt der science on field GmbH
Layout: Meike Herzog, www.alpsee-design.de
Satz: Daniel Förster
Druck: Florjancic Tisk d.o.o., Slowenien
Printed in the EU

ISBN Print 978-3-7423-2300-2
ISBN E-Book (PDF) 978-3-7453-2097-8
ISBN E-Book (EPUB, Mobi) 978-3-7453-2096-1

Wir produzieren nachhaltig
www.m-vg.de

Weitere Informationen zum Verlag finden Sie unter

www.rivaverlag.de

Beachten Sie auch unsere weiteren Verlage unter www.m-vg.de

Inhalt

Starke Läufer laufen länger

1

Schneller und beschwerdefrei laufen

Natürlich ist das A und O für einen Läufer das Lauftraining. Um aber schneller zu werden und gleichzeitig beschwerdefrei zu bleiben, ist ein begleitendes Krafttraining unersetzlich. Joggen stärkt zwar die Beine und zum Teil auch die Rumpfmuskulatur, aber das reicht nicht aus. Denn die Leistung auf der Tartanbahn oder im Stadtpark hängt im Wesentlichen von zwei Faktoren ab: Herz-Kreislauf und Kraft. Jede dieser zwei Komponenten ergänzt und unterstützt die andere. Wenn einer der Bereiche zu schwach ist, kann der andere nicht optimal arbeiten und das maximale körperliche Potenzial nicht ausgeschöpft werden. Es gilt: Bei gleicher Ausdauer ist der Läufer schneller, der über die bessere Kraft verfügt. Denn nur speziell antrainierte Kraft ermöglicht dir, deine Lauftechnik perfekt umzusetzen. Neben einer ausgezeichneten aeroben Ausdauer sind dafür auch besondere muskuläre Voraussetzungen notwendig.

Läufer brauchen die richtige Muskelbalance

Man unterscheidet sowohl beim Gehen als auch beim Laufen verschiedene Phasen der Muskelbeanspruchung: die Schwung- und die Abdruckphase. Der entscheidende Unterschied zwischen Gehen und Laufen liegt hauptsächlich in der Schrittlänge und der Schrittfrequenz. In der Schwungphase, wenn sich das Bein nach vorn bewegt, werden vor allem die Hüftbeuger kontrahiert, und in der Abdruckphase, wenn sich das hintere Bein vom Boden abdrückt, treten überwiegend die Hüftstrecker (*Musculus glutaeus maximus*, Gesäßmuskulatur), die Kniestrecker (*Musculus quadriceps femoris*, Beinstrecker) sowie die Fußsohlenbeuger (Plantarflexoren) in Aktion. Durch die Anspannung der Waden-, kurzen Fußsohlen- und Zehenbeuger wird der Körper vorwärts geschoben, bis der Fuß beim nächsten Schritt abhebt. Damit diese Bewegung ergonomisch abläuft, müssen eine Vielzahl von Muskeln perfekt zusammenspielen. Manche bewegen den Körper vorwärts und andere stabilisieren die Gelenke, während der Rest des Körpers in Bewegung ist.

Durch ein einseitiges Training, das nur die beim Laufen beanspruchten Muskeln belastet, können sogenannte Disbalancen entstehen, die letztendlich – über muskuläre Veränderungen – zu strukturellen Veränderungen des Bewegungsapparates (unter anderem etwa Arthrose) führen können. Unter muskulären Disbalancen versteht man ein Ungleichgewicht von Beuge- und Streckmuskulatur, das auf ein Gelenk einwirkt. Im Normalfall nimmt ein Gelenk in Ruhe die Winkelstellung ein, in der die Muskelruhespannung von Agonist und Antagonist gleich groß ist. Jeder Muskel – in der Rolle des Agonisten, wenn er eine Bewegung ausführt – hat daher seinen Gegenspieler, den Antagonisten, der immer die genau gegenläufige Bewegung ausführt. Bei Bewegungen in die entgegengesetzte Richtung sind die Rollen genau andersherum verteilt. Der Antagonist wird zum Agonisten und umgekehrt. Bei einer Disbalance ist dieses Gleichgewicht jedoch gestört. Meist sind es die typischen chronischen Überlastungsbeschwerden, die auf Störungen des muskulären Gleichgewichtes aufmerksam machen. Ein Beispiel: Häufig ist bei Läufern ein Ungleichgewicht in der Beinmuskulatur zu beobachten. Die Beugemuskulatur ist stark ausgeprägt, die Beinstrecker sind eher schwächer. Dadurch vermindert sich auch die Ruhespannung des Streckers, mit der er auf das Gelenk einwirkt. Das Resultat: Der Beinstrecker wird gedehnt und beim Beuger nähern sich

Ansatz und Ursprung an. Früher oder später können solche muskulären Disbalancen zu Beschwerden führen, zum Beispiel zu schmerzhaften Knieproblemen. Achte daher darauf, die gesamte Oberschenkelmuskulatur mithilfe der 50 Workouts ausgewogener zu trainieren. Schiefstellungen der Gelenke werden so unterbunden und das Risiko für Probleme wird reduziert.

Ein weiteres, häufig zu beobachtendes Ungleichgewicht ist das zwischen Bauch- und Rückenmuskulatur. Eine Verkürzung der Rücken-, Hüftbeuge- und geraden Oberschenkelmuskulatur kann im Verbund mit einer schwachen Bauchmuskulatur sowie einer einseitig trainierten Rückenmuskulatur zu einer Hohlkreuzbildung führen. Der Effekt: Das Becken kippt nach vorn, der Hebewinkel der Beine und somit der Schritt des Läufers wird verkürzt. Die Folgen sind eine Beckenkippung und Hohlkreuzbildung. Dabei sackt der Körper in sich zusammen, anstatt die Hüfte beim Laufen nach vorn zu drücken und den Körper unter Spannung zu setzen. Der Körper knickt in der Hüfte ein und das Gesäß wird nach hinten gestreckt. In der Läufersprache würde man sagen: Der Läufer »sitzt«. Orthopäden sprechen auch von der sogenannten »Easy-Standing-Position«. Durch den eingeschränkten Bewegungsradius verringert sich der Hebewinkel der Beine, wodurch der Schritt kürzer wird. Die Folge: Der Läufer wird langsamer. Problematischer sind aber die Druck- oder Ischiasschmerzen, die durch die reduzierte Beweglichkeit der Wirbelsäule und durch die einseitige Belastung der Wirbelgelenke entstehen können. Ein gesunder Rücken ist also genauso wichtig wie gut trainierte Beine. Er stabilisiert dich und macht dich so erst fit fürs Laufen.

Rumpf ist Trumpf

Der Rumpf ist der Dreh- und Angelpunkt des Körpers und wird daher bei den Workouts gezielt gekräftigt. Alle kraftvollen Bewegungen der Beine oder des Oberkörpers sind auf seine Stabilität angewiesen. Denn Arme und Beine benötigen ein starkes Widerlager, um ihre Kraft voll entfalten zu können. Im Idealfall wird auf diese Weise die Kraft effektiver übertragen und eine höhere Laufgeschwindigkeit erzielt.

Der Rumpf verbindet die oberen und unteren Extremitäten miteinander und ist in der Regel das schwächste Glied in dieser Kette. Rumpfübungen werden gern vergessen, mit der Folge, dass es im Bereich der Lendenwirbelsäule häufiger zwickt. Dabei sind gerade Läufer auf eine kräftige Körpermitte angewiesen. Denn wenn der Rumpf beim Laufen aufgrund ermüdeter Muskeln an Stabilität verliert, führt dies unweigerlich zu Fehlsteuerungen im Bewegungsablauf, was den Läufer nicht nur langsamer, sondern auch verletzungsanfälliger macht. Je stärker die Kernmuskulatur des Oberkörpers ist, desto stabiler werden die Laufschritte und umso kräftiger die Armschwünge. Der Vortrieb wird dadurch effektiver unterstützt.

Nur wenn dein Körperzentrum stark genug ist, kannst du deine Technik optimal umsetzen und über längere Zeit beschwerdefrei laufen. Ein trainierter Rumpf wirkt sich außerdem positiv auf die Atmung während des Laufens aus, da die Atemhilfsmuskulatur nur dann effektiv arbeiten kann, wenn die Wirbelsäule aufgerichtet ist – gemeinsam mit einer gut gekräftigten Rückenmuskulatur. Kurz: Mit einer gestärkten Rumpfmuskulatur läuft es sich besser und du beugst nebenbei Überlastungsproblemen vor.

Kraft für Läuferbeine

Je besser deine Bein- und Rumpfmuskeln zusammenarbeiten, desto schneller und sicherer kannst du laufen: Dein Schritt wird stabiler, das Knie kann weiter gehoben und die Hüfte weiter nach vorn gebracht werden. Dadurch wird jeder Schritt kraftvoller, raumgreifender und kann schneller gesetzt werden.

Die rückwärtige Oberschenkelmuskulatur, die aus mehreren langen und großen Muskelsträngen besteht, ist für das Anheben des Beines aus der Hüfte heraus und für die Beugung des Knies zuständig. Wenn diese Muskeln zu schwach oder unbeweglich sind, leidet darunter nicht nur dein Laufstil, sondern dein gesamtes Muskelkorsett wird beeinflusst, was im schlimmsten Fall zu Rückenproblemen führen kann. Mit einer kräftigen, dehnbaren Oberschenkelmuskulatur beugst du dagegen möglichen Knieverletzungen vor. Denn wenn sich ein Läufer verletzt, dann in der Regel am Knie. Eine kräftige Gesäßmuskulatur und starke Bauchmuskeln verhindern zudem, dass das Becken vorkippt und die Wirbelsäule ins Hohlkreuz gezogen wird. Extra-Bonus: Mit einem kleinen Workout zur Stärkung der Unterschenkelmuskulatur schützt du dich vor lästigen Schienbeinbeschwerden. Um das Maximum aus der Beinmuskulatur auch ohne Zusatzgewichte herauszuholen, sorgen Sprungübungen zusätzlich für mehr Explosivkraft und Stabilisierung.

Mehr Kraft für mehr Ausdauer

Ebenfalls häufig zu beobachten ist ein Ungleichgewicht zwischen Abduktoren (Abspreizern: Das Bein wird vom Oberkörper seitlich wegbewegt) und Adduktoren (Anziehern: die gegenteilige Bewegung, bei der das abgespreizte Bein zur Körperachse zurückgezogen wird). Die Adduktoren dienen beim Laufen vor allem der Stabilisation von Beinachse und Kniegelenken. Eine Abschwächung führt hier zu einer stärkeren Rotation der Beine bzw. Füße nach außen. Solche Läufer werden wegen ihrer Fußstellung als »10-vor-2-(Uhr)-Läufer« bezeichnet. Die Folgen sind wiederum wenig erfreulich: Die Kniegelenke werden einseitig belastet und durch die Fehlstellung der Füße kann sich die Schrittlänge um bis zu zwei Zentimeter verkürzen. Zusätzlich verringert sich die Abdruckkraft in Laufrichtung.

Letztlich kann die gesamte an der Laufbewegung beteiligte Muskelkette durch einzelne muskuläre Ungleichgewichte negativ beeinflusst werden. Das kostet nicht nur Zeit und Kraft, sondern begünstigt auch Beschwerden beim Laufen.

Volle Kraft voraus

Du wirst sehen, mit einem ausgewogen trainierten Körper läufst du aufrechter, kräftiger, schneller und gleichzeitig schonender. Die Gewissheit, den ganzen Körper gekräftigt zu haben, wird dich auch mental stärken. Wettkämpfe oder harte Laufeinheiten fallen so viel leichter. Zusätzlich gibt es noch eine Reihe weiterer Gründe, mit dem Kraft- und Dehntraining durchzustarten:

- Wie viele Kilometer bist du in diesem Jahr gelaufen? Wer nur seinen Lieblingssport ausübt, gerät bald in ein muskuläres Ungleichgewicht. Manche Körperpartien werden besonders stark, andere aber fast gar nicht beansprucht. Die nachfolgend beschriebenen Trainingsmethoden für die 50 Workouts helfen dir, Schwachstellen gezielt auszugleichen. Die Folge: Dein Körper wird harmonisiert und gut proportioniert. Der Nutzen: Du kannst deine Lauftechnik besser umsetzen und dich auch langfristig vor Verletzungen schützen.
- Im üblichen Dauerlauftrott werden deine Muskeln nicht entwickelt und bilden sich jenseits der 30 langsam, aber stetig zurück. Ohne zusätzliches Krafttraining verlierst du so bis zum 70. Lebensjahr fast die Hälfte deiner Skelettmuskelmasse!
- Durch das Training wächst die Muskelmasse des Körpers, während gleichzeitig der Fettanteil abgebaut wird. Der Grund: Muskelaufbau regt den Stoffwechsel an, verbrennt Körperfett und führt so zu einer schlankeren Figur. Dies gilt auch im Ruhezustand, denn der Ruheumsatz von aktivem Muskelgewebe ist größer als der von Fettgewebe. Krafttraining ist also ein ausgezeichnetes Mittel, um deine Körperzusammensetzung zu »erneuern«. Bereits ein Kilo mehr an antrainierter Muskelmasse verbrennt etwa 50 Extra-Kalorien am Tag. Demnächst kannst du dann ohne überflüssige Pfunde antreten.
- Beim Laufen sind Beine und Waden die Hauptakteure, während sich der Oberkörper ruhig verhält. Bauch und Rücken halten den Körper aufrecht. Gerade deshalb können sie regelmäßig eine Extra-Stärkung gut gebrauchen. Mit dem richtigen Training beugst du wirkungsvoll Rückenschmerzen und Haltungsschwächen vor, besonders bei langen Distanzen. Fakt ist: Die meisten Rückenbeschwerden sind auf eine zu schwache, untrainierte Muskulatur zurückzuführen, die uns oft hängen lässt.
- Sobald du dir ein gewisses Trainingsniveau erarbeitet hast, kannst du – selbst nach längeren Pausen – an deine alte Leistungsfähigkeit schnell wieder anknüpfen.
- Unschlagbarer Vorteil des Fitnesssports: Ein ausgewogener und gut trainierter Körper ist weniger verletzungsanfällig. Austrainierte Sportler können Stöße und Schläge, die zum Beispiel bei Stürzen oder Dauerbelastungen auftreten, mit ihrem stabilen Muskelkorsett besser abfangen, indem schädliche Ausweichbewegungen oder Fehlbelastungen vermieden werden. Fazit: Da du so besser vor Verletzungen geschützt bist, kannst du kontinuierlicher trainieren.
- Neben dem sogenannten Runner's High – einem Hochgefühl, das sich bei langen Läufen einstellt – kannst du durch regelmäßiges Muskeltraining zusätzliche stimmungshebende Glückshormone wie Endorphin und Serotonin produzieren. Sie liften die Stimmung. Je besser du trainiert bist, desto effektiver funktioniert diese Glücksfabrik.
- Kraftverbesserungen sind auf jedem Leistungsniveau auch nach jahrelangem Training noch möglich. Dabei erzielen Einsteiger in den ersten Monaten und Jahren die deutlichsten Steigerungen. In den ersten fünf bis sechs Trainingsmonaten sind bis zu 100 Prozent zusätzliche Power möglich.
- Sehnen und Bänder stabilisieren sich, werden fester und widerstandsfähiger. Das Gewebe wird durch neue Fasern verstärkt und die Belastbarkeit deutlich erhöht. Kurz: Der gesamte kontraktile Apparat – der aus Muskeln, Sehnen, Bändern und Knochen besteht, die alle daran beteiligt sind, einen Körperteil beziehungsweise Muskel anzuspannen – wird robuster und selbst tückische Crosslauf-Passagen, wenn du also befestigte Wege verlässt und querfeldein durchs Gelände läufst, verlieren ihren Schrecken. Schließlich macht Laufen nur dann Spaß, wenn Schmerzen und Verletzungen ausbleiben.

So trainierst du richtig

Die durchdachten Bodyweight-Workouts sind eine optimale Methode, um alle Muskelgruppen zu belasten. Die Programme enthalten zahlreiche sogenannte komplexe Übungen, bei denen du mehrere Muskelgruppen gleichzeitig beanspruchst. So baust du Kraft auf und schulst gleichzeitig deine Koordination. Der Unterschied zum herkömmlichen Gewichtheben liegt bei diesen Workouts darin, dass nicht jeweils einzelne Muskelgruppen trainiert werden, sondern dass der Körper als Ganzes in den Fokus rückt. Wo sonst Gerätepolster für Halt sorgten, muss bei freien und dreidimensionalen Übungen – das sind Bewegungen, die in allen drei Ebenen nach vorn, nach hinten, zur Seite und in Drehungen stattfinden, sowie die hocheffektiven Fitnessklassiker wie Ausfallschritte, Kniebeugen und Stützvarianten – die eigene Bauch- und Rückenmuskulatur den Rumpf stabilisieren. Gleichzeitig überraschen die Workouts deine Muskeln mit dynamischen, laufspezifischen Extra-Übungen, indem du immer mehrere Muskelgruppen (Muskelschlingen) gleichzeitig trainierst. Was du davon hast: eine verbesserte Koordination, mehr Stabilität, gesteigerte Schnellkraft, eine definierte Muskulatur und neue Bestzeiten.

Da der Bewegungsumfang bei den einzelnen Übungen in der Regel größer ist als beim Training an den Kraftmaschinen, wird die belastete Muskulatur gleichzeitig gedehnt und verkürzt sich nicht. Du nutzt den gesamten Bewegungsradius – aus unterschiedlichen Winkeln wird so jede einzelne Faser deines Muskels vollständig trainiert. Dabei erzeugen deine Muskeln erst durch das Zusammenspiel komplexe Bewegungen. Dabei arbeiten immer unterschiedlichste Muskeln fein dosiert zusammen. Wenn nur eine Muskelgruppe zu schwach ist oder die Koordination nicht passt, verpufft ein Großteil der aufgewendeten Energie. Mit minimalen Veränderungen der Position deiner Hände, Beine oder des Bewegungswinkels werden zudem bei ein und derselben Übung die Muskelfasern unterschiedlich beansprucht. Durch immer neue Reize muss sich der Muskel ständig anpassen und steigert seine Leistung dadurch schneller. Positiver Nebeneffekt: Dein Training wird nie langweilig!

Das Fazit kann somit lauten: wenig Aufwand, viel Erfolg. Das Ziel sind keine Show-Muskeln, sondern ein funktionell ausgeprägter Muskelapparat, auf den du dich bei jeder Laufeinheit verlassen kannst.

Immer und überall

Ein weiterer Clou an diesem Programm: Die Übungen werden auf kleinstem Raum ausgeführt. Dadurch sind sie überall machbar und absolut alltagstauglich – zu Hause, im Feriendomizil oder am Strand. Ohne lange Anfahrten und ohne großes Equipment. Ganz nebenbei sparst du so eine Menge Zeit und Geld – Anfahrten und Parkplatzsuche fallen ebenso weg wie Mitgliedsgebühren oder teures Trainingsequipment. Und vor allem: Je unkomplizierter ein Training ist, desto größer ist die Wahrscheinlichkeit, dass es zu einem festen Bestandteil deines Lebens wird. Extra-Bonus: Nebenbei erfährst du, wie du deinen Läufermuskeln unter freiem Himmel einen Extra-Powerpush gibst – ohne zusätzliche Hilfsmittel, aber dafür mit allem, was die Natur zu bieten hat, mit tollen Fitnessideen zu Kraft, Koordination, Geschicklichkeit und Schnelligkeit. Denn was drinnen funktioniert, geht auch draußen. Versuch's einmal mit einer Prise Frischluft-Doping.

Die Trainingsprinzipien

Egal, auf welchem Leistungsniveau du dich gerade befindest: Einige Trainingsprinzipien gelten für alle Sportler. Dabei spielt es keine Rolle, ob du dich auf deinen nächsten Marathon vorbereitest oder deine persönliche 400-Meter-Bestzeit sprengen willst – das Grundprinzip ist immer das gleiche: Bring deinen-Körper aus dem Gleichgewicht! Zurückzuführen ist diese Maxime auf den biologischen Motor des Trainings: das Gesetz der Homöostase. Es besagt, dass der Organismus zur Erhaltung eines dynamischen Gleichgewichts zwischen seinem momentanen Leistungsvermögen und den Anforderungen seiner Umwelt hin und her tendiert.

Steigen die Anforderungen über einen längeren Zeitraum, etwa aufgrund eines regelmäßigen Bodyweight-Trainings, so reagiert der Körper mit einer entsprechenden Anpassung seines Leistungsniveaus: Im Klartext bedeutet das, dass der Körper nach einem Trainingsreiz nicht nur die Folgen der Belastungen ausgleicht, sondern sein Leistungsniveau verbessert, also überkompensiert: Er lässt die Muskeln wachsen.

Use it or lose it

Das gleiche Prinzip erklärt auch die Rückentwicklung bei fehlender Belastung. Werden deine Muskeln nicht regelmäßig beansprucht, beginnt unaufhaltsam ihr langsamer Abbau. Unfair? Wohl kaum, eher ökonomisch, denn dein Körper leistet immer nur das, was du ihm abverlangst. Wenn du deine Power weiter steigern willst, dann musst du deine Muskeln vor neue Herausforderungen stellen. Haben deine Muskelfasern erst einmal ein bestimmtes Niveau erreicht, dann können sie nur noch weiterwachsen, wenn die Trainingsreize erhöht werden. Wenn das nicht geschieht, beginnt der Körper, für ihn überflüssige Muskelzellen abzubauen, weil ihre Bereitstellung sonst eine Verschwendung von Energie wäre. Er arbeitet dabei sehr ökonomisch und schont die Reserven. Darum ist konstantes und abwechslungsreiches Training besonders wichtig, damit die Muskeln nie träge werden. Die Prinzipien, die hier gelten, sind für alle Sportler verbindlich – gleichgültig, ob du an den Olympischen Spielen oder Kreismeisterschaften teilnehmen willst. Trainingsprozesse verlaufen auf jedem Leistungsniveau stets nach demselben Zyklus von Belastung, Ermüdung, Erholung und Anpassung.

Nur in den Pausen wirst du stärker!

Eine zu hohe Motivation lässt Athleten oft nicht ruhen, doch allem Ehrgeiz zum Trotz: Wer seinen Muskeln nicht genügend Ruhezeit gönnt, bewirkt das Gegenteil, denn eine permanente Belastung der Muskeln verhindert die nötige Superkompensation. Das bedeutet: Die noch angeschlagenen Muskelfasern bauen beim nächsten Training weiter ab und der Muskel wird schwächer. Sie werden nicht stärker, sondern schlapper und müder. Wenn du dich kraft- und lustlos fühlst, gönn dir lieber einen zusätzlichen Tag Pause. Die Muskeln brauchen Ruhetage, um überhaupt wachsen zu können. Fühlst du dich nach einem Ruhetag immer noch ausgelaugt, dann solltest du deinem Körper einen weiteren Tag Pause gönnen. Gut erholt schaffst du beim nächsten Mal garantiert persönliche Bestleistungen!

Generell betreffen die Zeitangaben zu den jeweiligen Ruhephasen nur die jeweils belastete Muskelgruppe. Gleiches gilt für die Kombination mit deinem Ausdauerprogramm. Du kannst am Erholungstag für das Ausdauertraining ohne Probleme ein leichtes Kraftprogramm absolvieren, da hier eine andere Art der Belastung stattfindet. Ideal ist es, wenn du Kraft- und Lauftraining zeitlich voneinander trennst. Trainiere deine Kraft möglichst an lauffreien Tagen oder morgens, wenn du nachmittags oder abends läufst. Vielleicht nicht direkt nach dem Laufen, aber durchaus davor, sofern du kein intensives Tempotraining geplant hast. Du kannst eines der Workouts auch nutzen, um deine Laufeinheit regelmäßig zu unterbrechen und auch deine Kraft zu trainieren.

Fazit: Das Wichtigste für einen spürbaren Trainingseffekt ist die Regelmäßigkeit. Betrachte dein Training als ein hochwirksames Wundermittel: Zu wenig nützt nichts, zu viel schadet. Nur die richtige Dosis führt dich sicher zu deinen Zielen. Und auf diesem Weg gibt es keine Abkürzungen.

Die richtige Ausführung

Das A und O für ein erfolgreiches Workout ist die korrekte Ausführung jeder Übung. Nur so können tatsächlich die gewünschten Effekte erzielt und die Muskeln gestrafft werden. Ideal ist die Kombination von konzentrierten Bewegungen und einer sauberen Technik. Generell gilt: Alle Übungen werden immer für beide Körperseiten nacheinander ohne Pause ausgeführt. Mit diesen neun Workout-Regeln startest du optimal durch:

1. Achte von Anfang an darauf, alle Bewegungen perfekt auszuführen – Fehler, die sich bereits hier einschleichen, wirst du nur schwer wieder los. Führe alle Übungen fließend, langsam und ganz bewusst aus, nicht hektisch oder ruckartig.
2. Atme beim Überwinden des Widerstandes ein und beim Nachlassen aus. Am besten ist die Kombination aus Brust- und Bauchatmung: Atme so tief wie möglich ein, bis du spürst, dass sich nicht nur die Brust, sondern auch der Bauch wölbt. Passe den Bewegungsrhythmus der Atmung an, nicht umgekehrt. Die Phase des betonten Krafteinsatzes sollte immer mit der Ausatmung zusammenfallen. Also beachte immer die folgende goldene Regel: in der Anspannungsphase ausatmen, beim Entspannen einatmen.
3. Nutze bei jeder Übung immer den gesamten Bewegungsradius aus. Dadurch wirst du nicht nur kräftiger, sondern auch beweglicher. Ein Beispiel: Komme bei der Kniebeuge ruhig tief in die Hocke, bevor du die Beine wieder streckst. Dies ist zwar schwerer, aber auch effektiver. Höre nicht auf, wenn es am schwersten ist! Ziehe jede einzelne Bewegung mit voller Konzentration durch, bis deine Kraft nicht mehr weiter ausreicht.
4. Konzentriere dich bei jeder Wiederholung voll auf den Bewegungsablauf. Beweise dabei Augenmaß! Nutze den größtmöglichen Bewegungsradius bei der Übungsausführung, um deine Muskeln auch wirklich schön auszutrainieren. Gleichzeitig solltest du darauf achten, die an einer Übung beteiligten Gelenke nie ganz durchzustrecken. Stoppe die Bewegung kurz davor. Das schont die Gelenke und

hält die Muskelspannung kontinuierlich aufrecht. Tipp: Überprüfe von Zeit zu Zeit den Bewegungsablauf im Spiegel oder lasse dich von deinem Partner korrigieren.

5. Qualität, nicht Quantität entscheidet. Achte auf deine Atmung und konzentriere dich voll auf eine Übung. Erspüre, wie deine Muskelfasern bei jeder Wiederholung arbeiten. Frage dich: Welcher Muskel arbeitet gerade? Wie fühlt sich das an? Halte ich die Körperspannung oder weiche ich bei dieser Übung aus? Auf diese Weise stellst du nicht nur einen korrekten Bewegungsablauf sicher, sondern du steigerst auch dein Körperbewusstsein von Minute zu Minute. Blende alles andere aus. So lernst du deinen Körper besser wahrzunehmen und einzuschätzen, was eine Grundvoraussetzung für ein präzises und erfolgreiches Training ist. Wer achtsam trainiert, trainiert effektiver. Probiere es aus!
6. Überprüfe regelmäßig deine Grundhaltung: Ob im Stand oder am Boden – stabilisiere zu Beginn einer Übung zunächst deine Position: den Bauchnabel beim Ausatmen nach innen ziehen, den Po anspannen und das Becken leicht nach vorn kippen, damit der untere Rücken gerade ist. Hebe das Brustbein an, ziehe die Schulterblätter zusammen und nach hinten unten. Strecke die Wirbelsäule bewusst lang und aktiviere die Bauchmuskeln.
7. Halte den Kopf gerade in Verlängerung der Wirbelsäule. Der Grund: Die Haltung des Kopfes wirkt sich auch auf die anderen Körperteile aus. Ist der Kopf etwa in den Nacken gelegt, wird die ungünstige Hohlkreuzposition gefördert. Um sich korrekt auszurichten, stell dir vor, oben auf deinem Kopf sei eine Schnur befestigt, die dich wie eine Marionette nach oben zieht.
8. Welche Intensität ist ideal für dich? Idealtypische detaillierte Vorgaben helfen bei dieser Frage nicht weiter. Bei Übungen mit dem eigenen Körper gilt: so lange wie möglich durchhalten und nicht sofort aufhören, wenn die gerade trainierte Körperpartie ein wenig schlappmacht! Merke dir den Punkt, ab dem die Übung zur Tortur wird. Dies ist meist dann der Fall, wenn die Bewegungsgeschwindigkeit deutlich langsamer wird. Oft wird ab hier nur noch »getrickst«: Die Körperhaltung wird verändert, damit die Übung noch irgendwie ausgeführt werden kann, aber die Ausführung wird unsauber. Das Brennen in der Muskulatur sorgt für den maximalen Trainingseffekt – natürlich immer unter der Prämisse, dass deine Kraft noch reicht, um die Übung absolut korrekt ausführen zu können.
9. Möchtest du einzelne Übungen variieren, nur zu! Für jede Übung gibt es ausreichend Alternativen. So kannst du einzelne Bewegungsabläufe, die du bereits beherrschst, durch anspruchsvollere Übungen austauschen und umgekehrt. Natürlich kannst du dir mit den vorgestellten Übungen auch ein ganz eigenes Workout nach deinen persönlichen Bedürfnissen zusammenstellen. Suche dir für jede Trainingseinheit sechs bis acht verschiedene Übungen aus und variiere die Auswahl von Trainingseinheit zu Trainingseinheit.

Noch ein Wort zu den Workout-Tabellen: Die Zeitangabe der Workouts bezieht sich immer auf die kürzestmögliche Variante und ist eine Circa-Angabe. In der Vorbereitungszeit vor Wettkämpfen kann das Training auf 1-mal pro Woche zum Krafterhalt reduziert werden.

Aufwärmen – vor dem Durchstarten Kopf und Körper wecken

10 bis 12 Minuten Warm-up sind Pflicht. Starte deine Kraft-Session möglichst nicht mit kalten Muskeln. Das Warm-up dient als kurze Vorbereitung auf die eigentliche Übung. Es mobilisiert alle Bereiche, fördert die Durchblutung und damit die Versorgung des Körpers mit den notwendigen Nährstoffen. Ein kurzes Aufwärmen genügt, um den Körper auf Betriebstemperatur zu bringen und das Zusammenspiel von Muskeln, Gelenken und Bändern zu verbessern. Sämtliche Stoffwechselprozesse werden aktiviert, dein Herz-Kreislauf-System ist dann auf den Punkt leistungsbereit. Das Training fällt dir so leichter und wird effektiver.

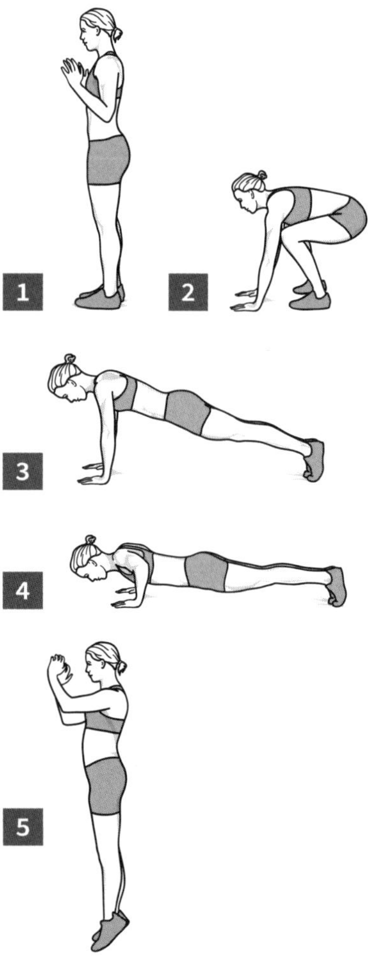

Burpee

1. Einen aufrechten Stand einnehmen. Der Blick geht geradeaus, die Füße sind schulterbreit aufgestellt.
2. Jetzt in die Hocke gehen und die Hände unter den Schultern auf dem Boden absetzen.
3. Mit beiden Beinen gleichzeitig nach hinten in eine Liegestützposition springen und mit Körperspannung landen. Der Körper bildet vom Kopf bis zu den Fersen eine Linie.
4. Den Oberkörper langsam absenken, bis die Brust fast den Boden berührt.
5. Anschließend mit maximaler Dynamik wieder nach oben in den Liegestütz drücken, ohne die Arme durchzustrecken. So schnell wie möglich die Beine anziehen und in die Hocke zurückkehren. Mit beiden Füßen abdrücken, um sofort einen Strecksprung anzuschließen. Dazu beide Arme dynamisch mit nach oben führen. Sofort nach der Landung zur nächsten Wiederholung ansetzen. Führe 3 bis 4 Sätze à 60 Sekunden mit maximal 60 Sekunden Pause zwischen den Sätzen aus.

Adlerlauf

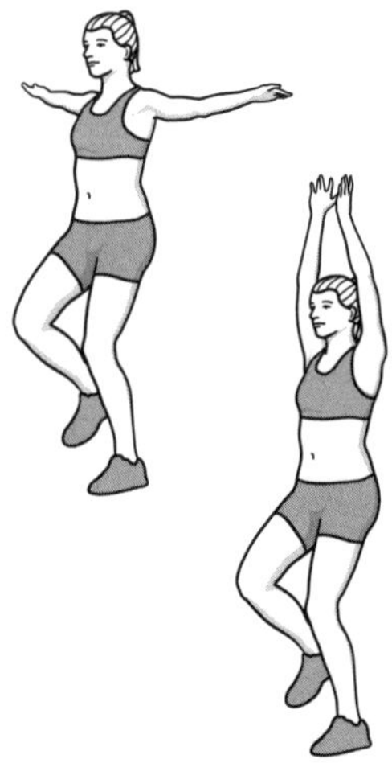

Auf der Stelle zu laufen beginnen. Die Arme beim Laufen gerade zur Seite oder wahlweise nach oben ausstrecken. Dadurch können sie nicht mehr der Drehbewegung des Oberkörpers entgegenwirken. Die aufrechte Körperhaltung dabei beibehalten.

Variante: Die Arme beim Laufen über den Kopf lang ausstrecken.

Hinweise

- Der Rumpf muss aufgrund der Armpositionen – die Arme »helfen« beim Laufen nicht mit – dafür sorgen, dass du nicht aus der Bahn schlingerst.
- Diese Übung eignet sich sehr gut zum Aufwärmen, indem du auf der Stelle läufst. Du kannst sie aber auch regelmäßig in dein reguläres Lauftraining einbauen.

Skatersprünge

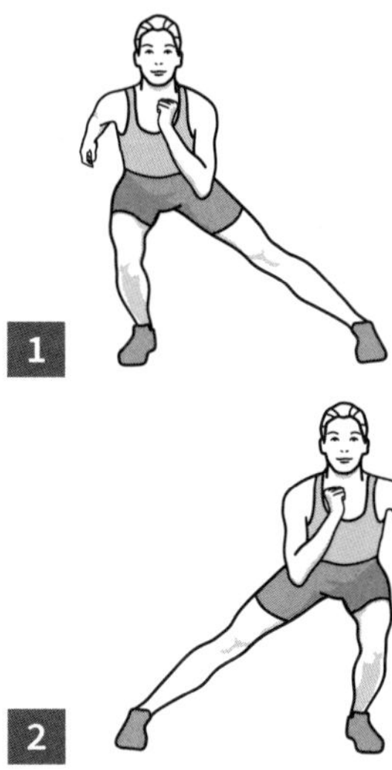

1. Aufrechter, schulterbreiter Stand. Dann das rechte Bein beugen, den rechten Arm nach hinten und den linken Arm angewinkelt nach vorn führen. Dabei neigt sich der Oberkörper nach vorn, und die Hüfte schiebt sich gleichzeitig nach hinten. Mit dem rechten Bein explosiv vom Boden abdrücken.
2. So weit es geht zur rechten Seite springen. Beim Ankommen das linke Knie tief beugen und den Oberkörper absenken. Die Arme wechseln dabei ihre Position. Nachdem sich der Körper nach der Landung auf dem linken Bein wieder stabilisiert hat, zur linken Seite abdrücken, ohne eine Pause entstehen zu lassen.

Mobilisation der Brustwirbelsäule im Stehen

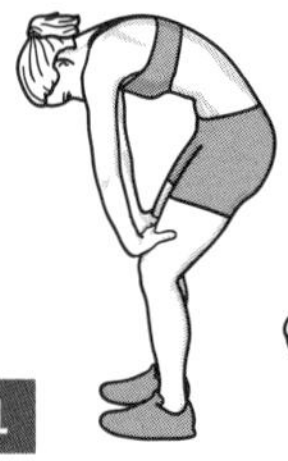

1

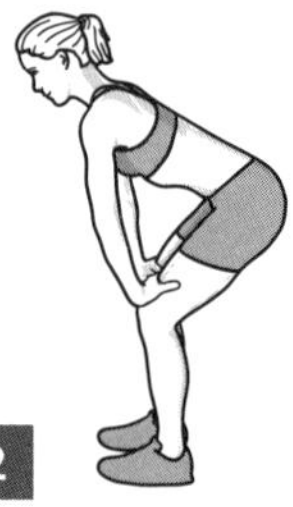

2

1. Einen aufrechten Stand mit etwa schulterbreit geöffneten Füßen einnehmen. Die Knie leicht beugen und den Oberkörper mit geradem Rücken leicht nach vorn neigen. Die Hände jeweils oberhalb der leicht gebeugten Knie auf den Oberschenkeln ablegen, die Finger zeigen dabei zueinander. Nun den Rücken Wirbel für Wirbel zu einem »Katzenbuckel« nach oben beugen und die Schulterblätter auseinanderziehen. Währenddessen ausatmen.
2. Bei der anschließenden Gegenbewegung den Brustkorb so weit wie möglich absenken und dabei einatmen. Die Schritte 1 und 2 im Wechsel ausführen, die Bewegungsabläufe sanft ineinander übergehen lassen und bewusst die veränderte Position jedes einzelnen Wirbels wahrnehmen. 2 bis 3 Sätze à 10–15 konzentrierte Wiederholungen ausführen.

Inchworm – Raupengang

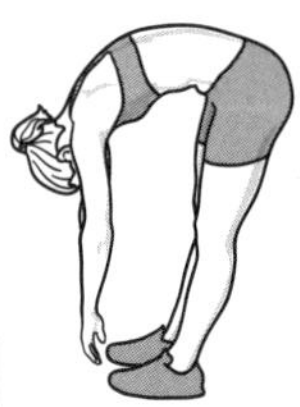

1

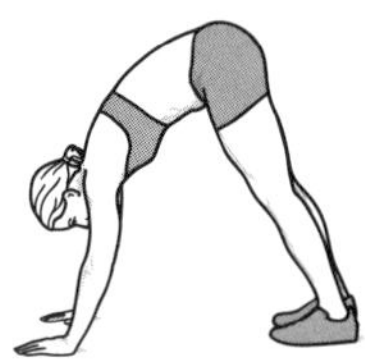

2

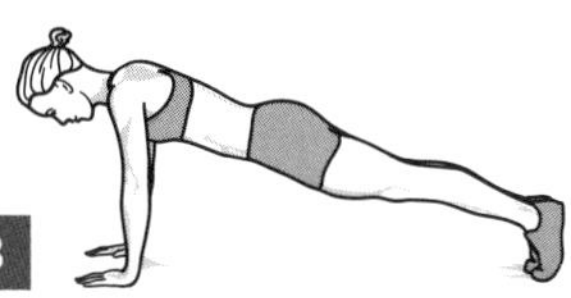

3

1. Aus dem schulterbreiten Stand Wirbel für Wirbel nach unten rollen, um die Handflächen so auf dem Boden zu platzieren, dass die Knie sich gerade noch durchstrecken lassen oder leicht gebeugt sind.
2. Eine Hand weiter nach vorn setzen und das Gewicht auf die Hand verlagern. Mit den Händen Stück für Stück weiter nach vorn laufen.
3. Die Liegestützposition ist erreicht. Die Körperspannung halten, Oberkörper und Beine sind in einer Linie. Dann langsam mit den Händen wieder zu den Füßen zurücklaufen und aufrichten. Dabei bleiben die Beine möglichst gestreckt.

Hinweis: Fortgeschrittene kommen mit den Händen über die Liegestützposition hinaus und platzieren die Hände vor den Schultern. Kopf, Rücken, Gesäß und Beine bilden möglichst eine Linie. So wird die Beanspruchung der Rumpfmuskulatur, insbesondere der tiefer liegenden Muskelschichten, weiter gesteigert.

Oberkörperrotation in der Hocke

1. In der tiefen Hockposition die Knie nach außen drücken, um die Adduktoren an der Oberschenkelinnenseite leicht zu dehnen.
2. Anschließend aus dieser Position heraus jeweils einen Arm im Wechsel nach oben strecken und den Fingerspitzen hinterherschauen. Kurz halten, dann die Seite wechseln.

1
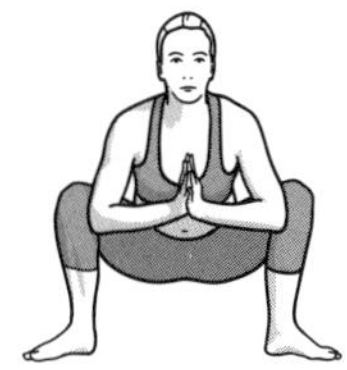

2
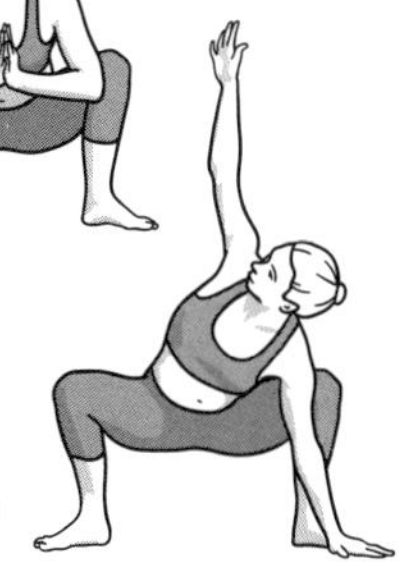

Fußwippe

1. Aufrechter Stand, das Brustbein ist angehoben, die Füße sind parallel und die Schultern leicht nach hinten gerollt. Die Hände sind in die Hüften gestützt. Sollte die Position etwas zu instabil sein, mit einer Hand etwa an der Lehne eines stabilen Stuhls festhalten. Jetzt die Fersen so weit wie möglich anheben und in den Ballenstand kommen.
2. Die Fußsohlen wieder ablegen und das Gewicht auf die Fersen verlagern, um nun die Zehenspitzen maximal anzuheben.

1
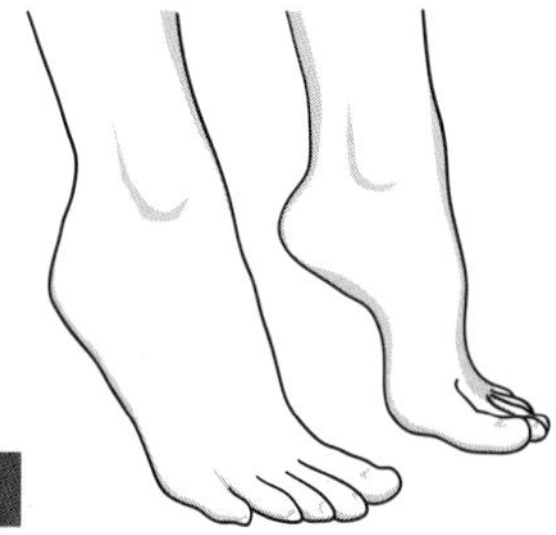

Hinweise

- In einer fließenden Bewegung Fersen und Zehen im Wechsel anheben und senken. Das gesamte Körpergewicht steht dabei abwechselnd auf den Zehen und dann auf den Fersen.
- Die Fußgelenke bleiben stabil und die Fersen gehen beim Anheben nicht auseinander. So werden geleichzeitig die Fußgelenke mobilisiert sowie die Wadenmuskulatur stabilisiert.
- Schwerer wird die Übung mit geschlossenen Augen.

2
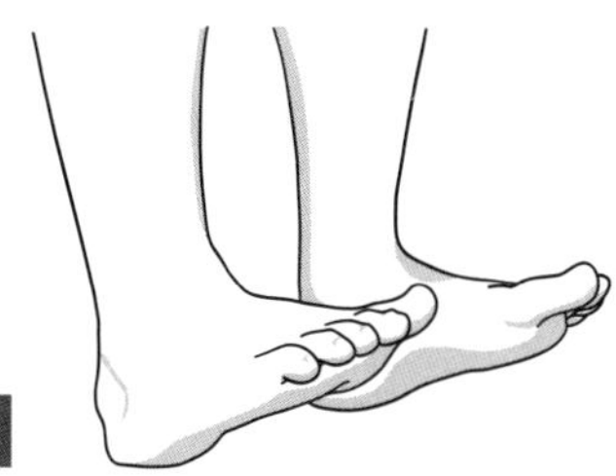

Cool it down – für ein Happy End

Als Gegenstück zum Warm-up dient das Cool-down dazu, deinen Körper wieder runterzufahren. Es leitet das Ende der Trainingsphase ein und bereitet den Körper auf die anschließende Phase der physischen und psychischen Regeneration vor. Beschleunigte Körperfunktionen normalisieren sich weitgehend. Du kannst dein gelungenes Workout noch einmal in Ruhe Revue passieren lassen. Mit diesem Finale rundest du dein Workout perfekt ab, erholst dich schneller und vollständiger und kannst das nächste Mal mit mehr Power trainieren!

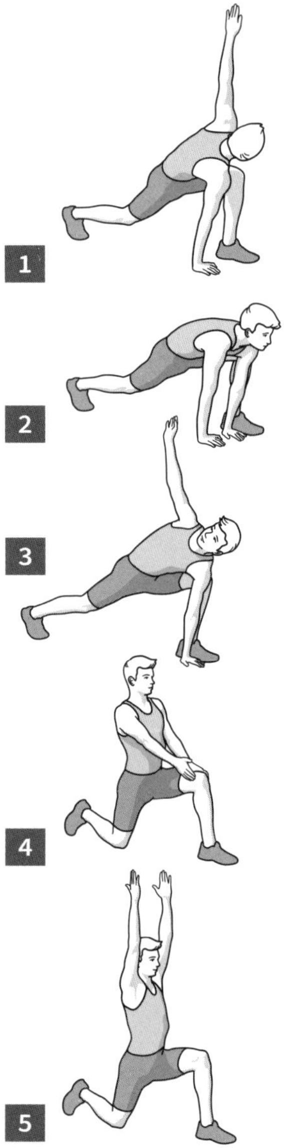

The World's Greatest Stretch

1. Mit dem linken Bein einen weiten Ausfallschritt nach vorn ausführen. Mit den Händen auf Höhe des linken Fußes am Boden abstützen.
2. Den Rumpf nach links aufdrehen und den linken Arm senkrecht weit nach oben strecken.
3. Nun den Rumpf zurückdrehen und den linken Arm zurück zum Boden führen. Dann nach rechts aufdrehen und den rechten Arm nach oben strecken.
4. Den Rumpf erneut zurückdrehen. Den Oberkörper aufrichten und beide Hände auf dem linken Knie ablegen. Das rechte Knie auf den Boden absenken und das Gewicht langsam nach vorn verlagern.
5. Um die Dehnung in der Hüfte und im Oberschenkel des hinteren Beins zu verstärken, die Arme heben und bewusst zur Decke strecken, ohne die Schultern mit nach oben zu bewegen. Der Oberkörper ist aufgerichtet, das Brustbein angehoben. Gleichzeitig die Hüften gerade nach vorn ausgerichtet halten und noch weiter in Richtung Boden sinken lassen. Zum Abschluss den Körperschwerpunkt wieder in die Mitte bringen und das vordere Bein ausstrecken. Behutsam das Brustbein mit geradem Rücken in Richtung des linken Knies senken. Im Anschluss wieder in den Stand aufrichten und die Übung auf der anderen Seite wiederholen. Jede Position 1 bis 3 Atemzüge lang halten. 1–2 Wiederholungen je Seite ausführen.

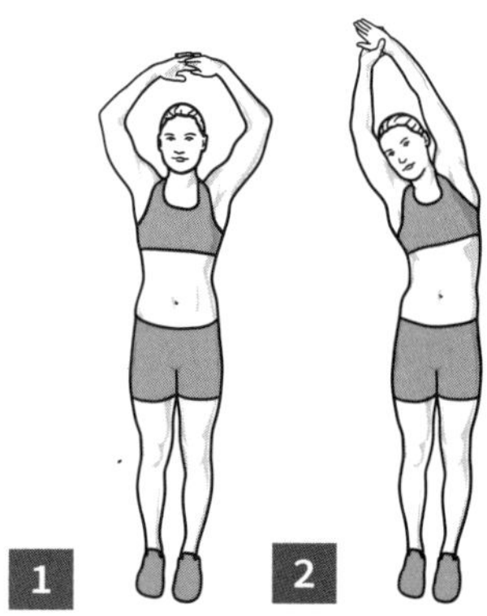

Seitneige

1. Einen Stand mit hüftbreit geöffneten Füßen einnehmen und dabei die Knie leicht gebeugt lassen. Rumpf- und Gesäßmuskulatur bewusst anspannen und die Arme zur Decke strecken.
2. Das linke Handgelenk mit der rechten Hand umschließen und über den Kopf nach oben rechts ziehen. Den linken Fuß stabil auf dem Boden halten. Die linke Schulter und den oberen Rücken für die Dauer von 3 bis 4 ruhigen Atemzügen sanft dehnen, dann die Seite wechseln.

Gesäßdehnung im Drehsitz

Mit aufgerichtetem Rücken hinsetzen, die Beine sind lang nach vorn gestreckt. Das linke Bein anwinkeln und den linken Fuß neben der Außenseite des rechten Knies aufstellen. Den rechten Arm auf der Außenseite des linken Oberschenkels ablegen. Den linken Arm hinter dem Gesäß aufstützen und den Oberkörper leicht nach links drehen. Nun den Oberkörper, die Schultern und zuletzt den Kopf langsam nach links drehen. Die Schultern bleiben dabei nach unten gezogen. Einige Atemzüge lang die Spannung in dieser Position halten. Anschließend den Oberkörper in die Mitte zurückdrehen, beide Beine ausstrecken und kurz lockern. Die Seite wechseln und die Übung 3- bis 4-mal zu jeder Seite wiederholen.

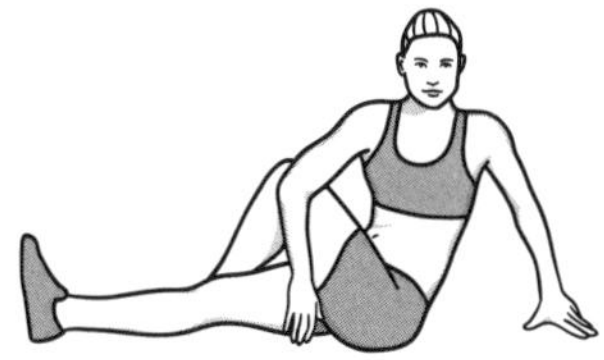

Tiefe Vorlage

Aus dem Vierfüßlerstand das linke Bein anwinkeln und nach vorn ziehen, dort unterhalb des Bauches ablegen. Die Fußsohle zeigt zur rechten Seite. Das rechte Bein einschließlich der Zehen lang nach hinten ausstrecken. Die Hüfte dabei nach hinten schieben. Auf die Hände oder, wenn möglich, auf beide Unterarme stützen. Der Blick geht zum Boden. Nach 3 bis 4 tiefen Atemzügen die Beinstellung wechseln.

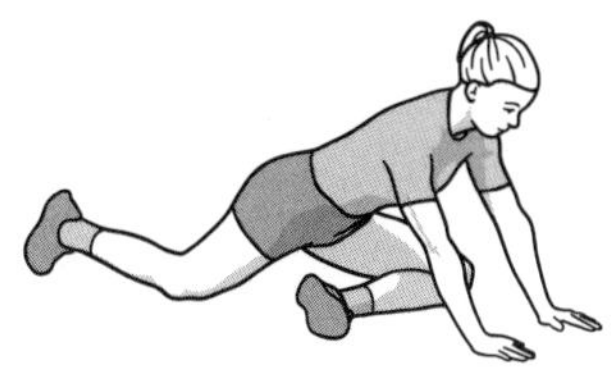

Adler

1. Auf den Rücken legen und die Arme auf Schulterhöhe zu beiden Seiten ausstrecken. Jetzt das linke Bein und den rechten Arm gleichzeitig nach oben anheben; die Fußspitze des linken gestreckten Beins in einer dynamischen, aber kontrollierten Bewegung zur rechten Hand bringen. Das rechte Bein bleibt gestreckt abgelegt und die Schulterblätter sollten auf dem Boden bleiben.
2. Zurück in die Ausgangsposition kommen und die gleiche Bewegungsfolge spiegelverkehrt mit dem rechten Bein ausführen. 1 bis 2 Sätze à 8 bis 12 Wiederholungen je Seite ausführen.

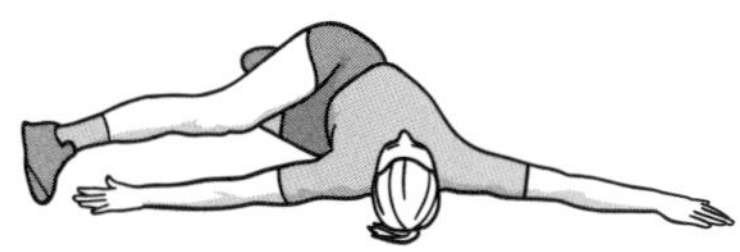

1

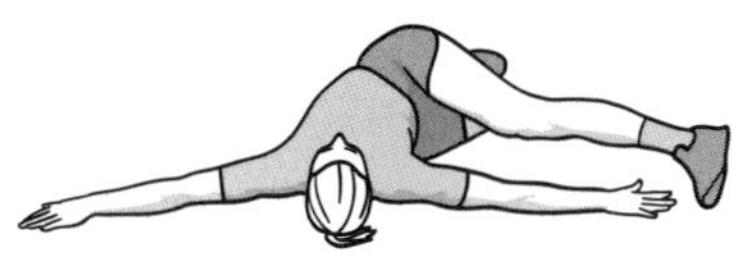

2

Die Workouts

2

1 Grundlagentraining: schneller, länger und leichter laufen für Einsteiger

1 2 3

Bewegungstempo: langsam bis zügig (3–5 Sekunden)
Dauer: ca. 10–20 Minuten
Einheiten pro Woche: 1–2

	Übungen	Belastungszeit in Sekunden	Belastungspause nach jeder Übung in Sekunden	Runden	Belastungspause nach jedem Satz in Sekunden	Seite
1	Ausfallschritt mit Wadenkräftigung	20	30	1–2	60	137
2	Unterarmstütz mit alternierendem Beinheben	20	30	1–2	60	134
3	Beckenheben	20	30	1–2	60	140
4	Schwimmer	20	30	1-2	60	126
5	Seitstütz mit abgelegten Beinen	20 je Seite	30	1–2	60	131
6	Center Crunch	20	30	1–2	60	128

Hinweis: Führe alle Übungen in einem Zirkel hintereinander aus. Plane 1 bis 2 Runden, lege zwischen den Übungen jeweils eine 30-sekündige Pause ein. Atme nach jeder Runde für etwa 1 Minute durch.

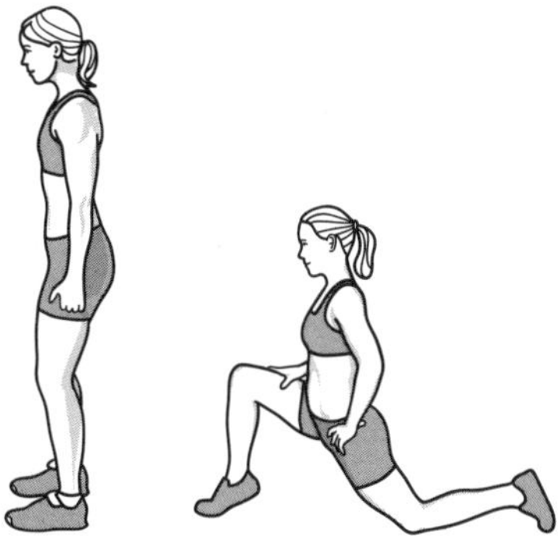

1 Ausfallschritt mit Wadenkräftigung

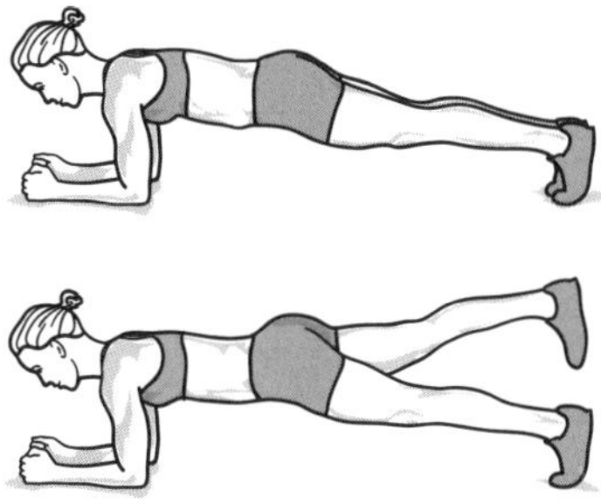

2 Unterarmstütz mit alternierendem Beinheben

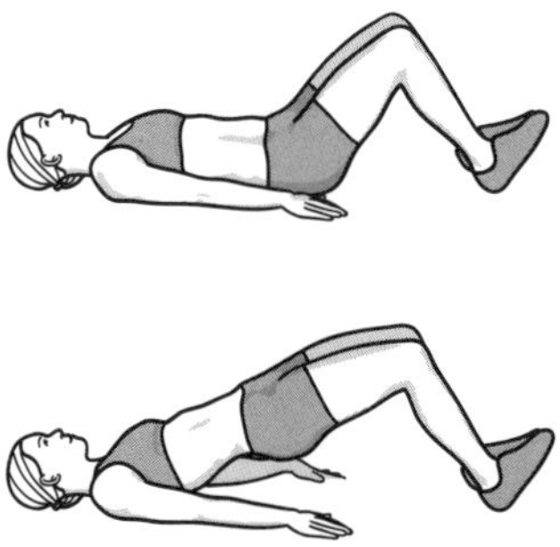

3 Beckenheben

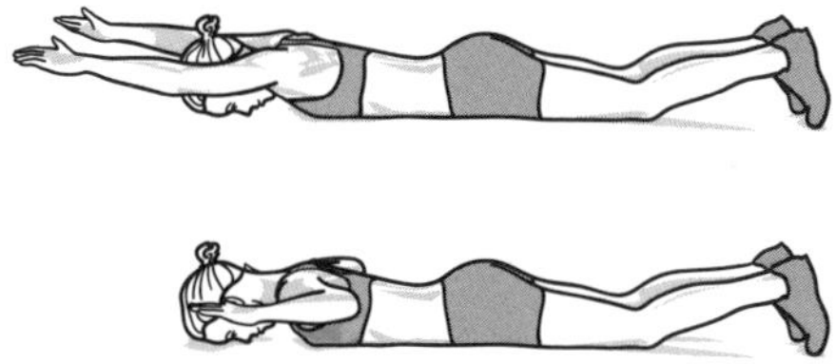

4 Schwimmer

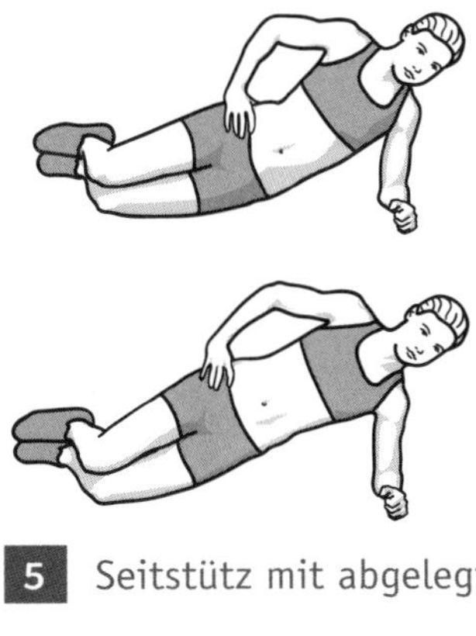

5 Seitstütz mit abgelegten Beinen

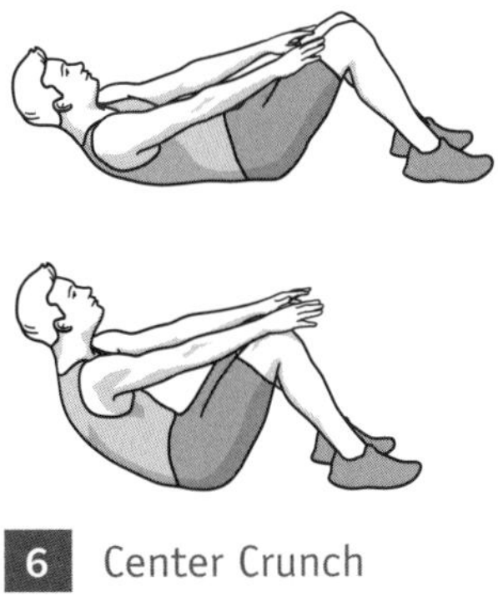

6 Center Crunch

2 Grundlagentraining: schneller, länger und leichter laufen – Mittelstufe

1 **2** 3

Bewegungstempo: langsam bis zügig (3–5 Sekunden)
Dauer: ca. 10–22 Minuten
Einheiten pro Woche: 1–2

	Übungen	Belastungszeit in Sekunden	Belastungs-pause nach jeder Übung in Sekunden	Runden	Belastungs-pause nach jedem Satz in Sekunden	Seite
1	Ausfallschritt mit Rotation	20–30	20–30	2	60	137
2	Einbeiniges Beckenheben	20–30 je Seite	20–30	2	60	141
3	Walking Push-up	20–30	20–30	2	60	125
4	Brücke	20–30	20–30	2	60	126
5	Paddeln in Bauchlage	20–30	20–30	2	60	127
6	Dynamischer Seitstütz	20–30 je Seite	20–30	2	60	131

Hinweise

- Führe alle Übungen in einem Zirkel hintereinander aus.
- Der Seitstütz ist eine sehr gute Übung zur Stabilisierung des Rumpfes, der gesamten Beinachse und zur Kräftigung der schrägen Bauchmuskulatur. Das schützt den Rücken und du kannst noch hochfrequenter laufen.

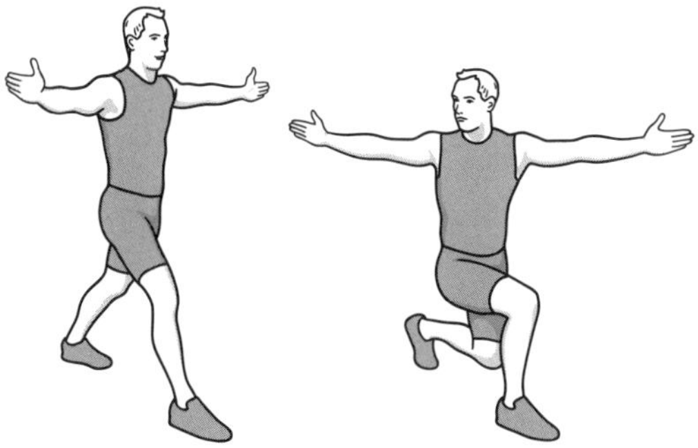

1 Ausfallschritt mit Rotation

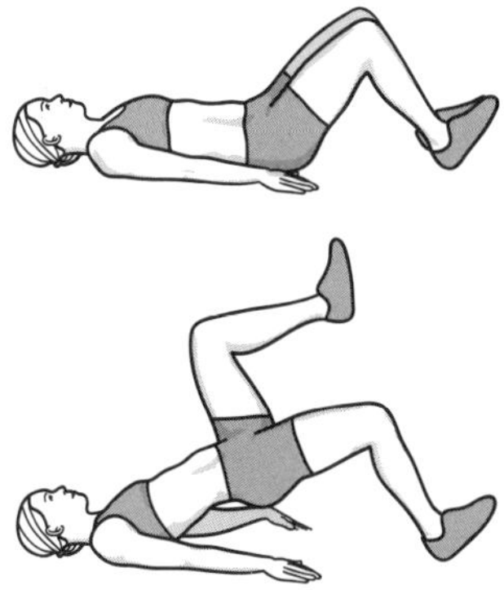

2 Einbeiniges Beckenheben

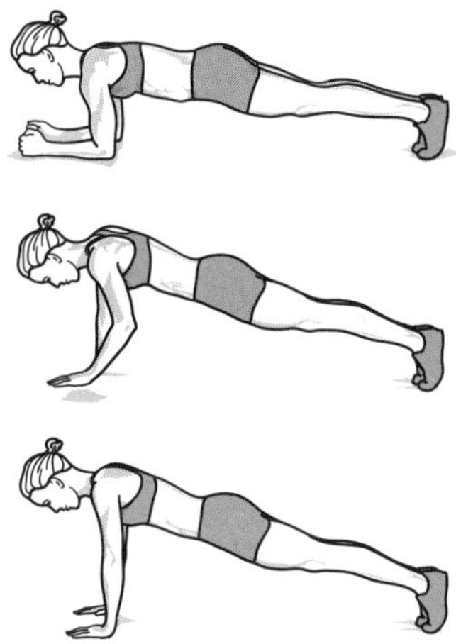

3 Walking Push-up

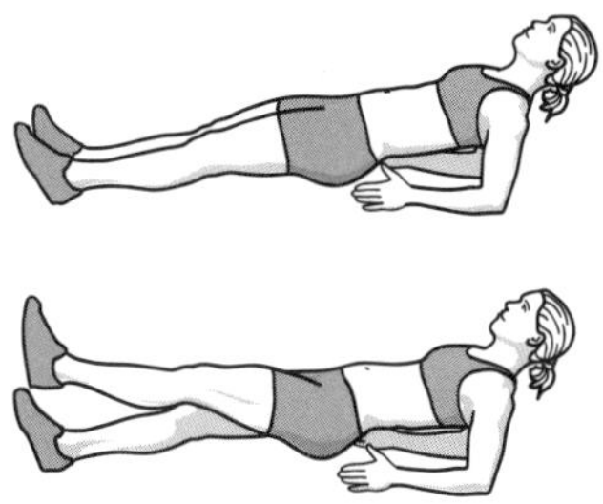

4 Brücke

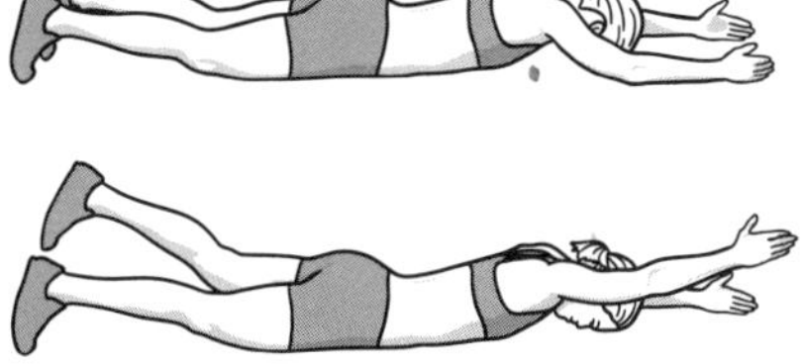

5 Paddeln in Bauchlage

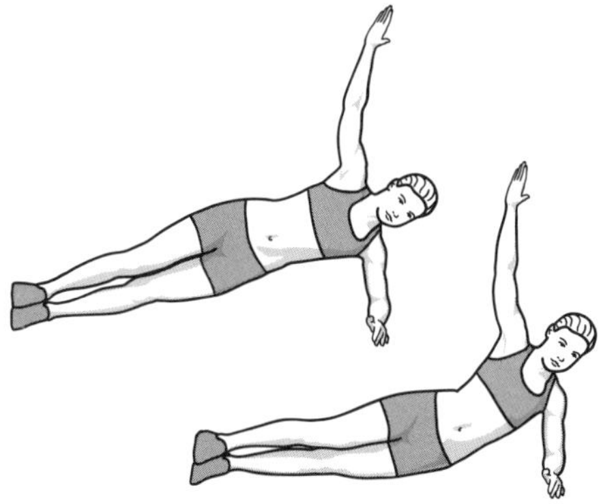

6 Dynamischer Seitstütz

3 Grundlagentraining: schneller, länger und leichter laufen für Fortgeschrittene

1 2 **3**

Bewegungstempo: kontrolliert schnell (2–4 Sekunden)
Dauer: ca. 22 Minuten
Einheiten pro Woche: 2–3

	Übungen	Belastungszeit in Sekunden	Belastungspause nach jeder Übung in Sekunden	Runden	Belastungspause nach jedem Satz in Sekunden	Seite
1	Ausfallschritt mit Knie-Lift	30	20	2	60	138
2	Lat-Rudern	30	20	2	60	127
3	Einbeiniger Hip Thrust	30	20	2	60	142
4	Spiderman-Liegestütz	20–30	20	2	60	125
5	Muschel	30 je Seite	20	2	60	140
6	Käfer	30	20	20	60	133

Hinweis: Führe alle Übungen in einem Zirkel hintereinander aus.

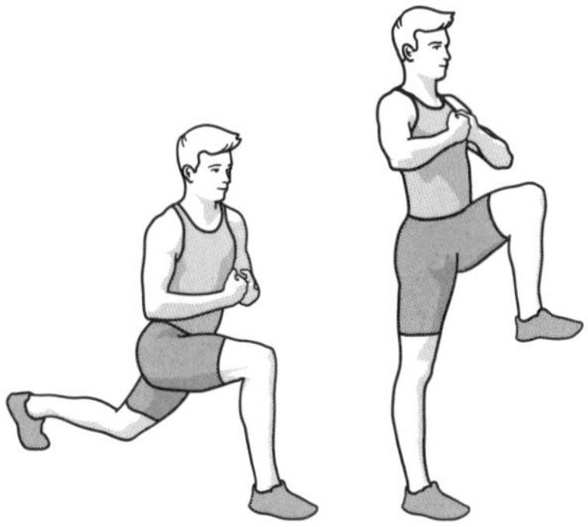

1 Ausfallschritt mit Knie-Lift

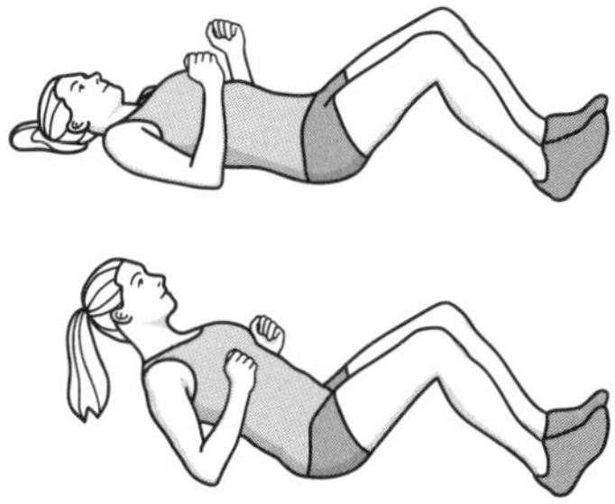

2 Lat-Rudern

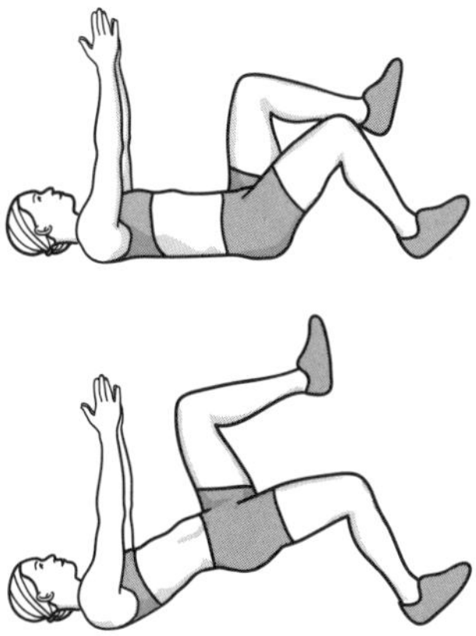

3 Einbeiniger Hip Thrust

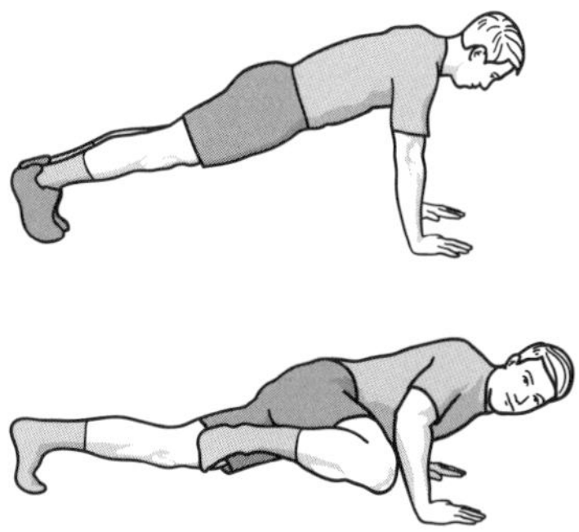

4 Spiderman-Liegestütz

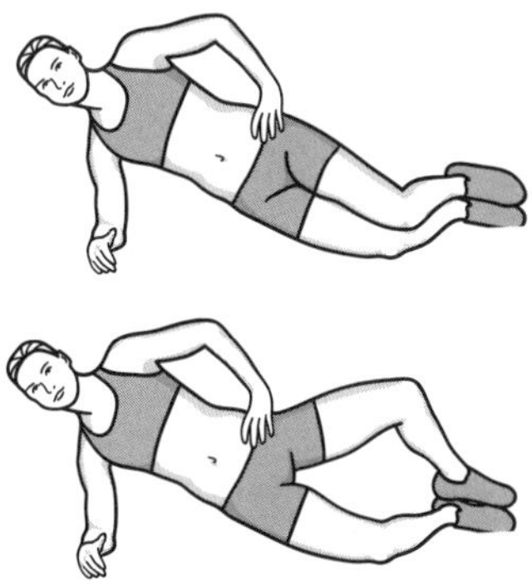

5 Muschel

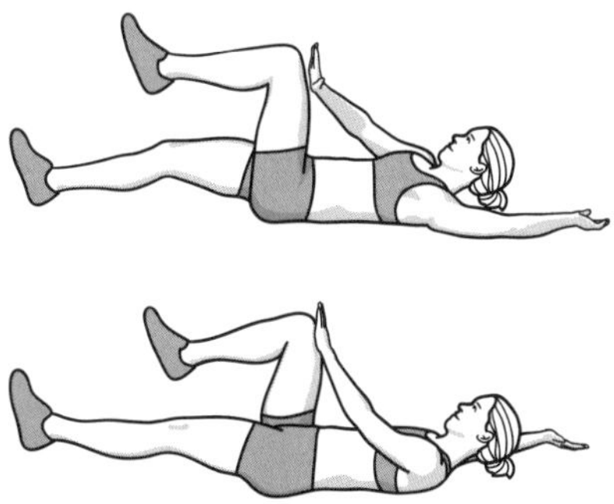

6 Käfer

4 Rumpftraining für Läufer 1

Bewegungstempo: langsam bis zügig (3–5 Sekunden)
Dauer: ca. 20–25 Minuten
Einheiten pro Woche: 1–2

1 2 3

	Übungen	Wiederholungen (Wdh.)/ Belastungszeit (Sek.)	Belastungspause nach jeder Übung in Sekunden	Sätze	Belastungspause nach jedem Satz in Sekunden	Seite
1	Unterarmstütz mit alternierendem Beinheben	12–15 Wdh. je Seite	30–40	1–2	60	134
2	Diagonaler Crunch mit überkreuzten Beinen	12–15 Wdh. je Seite	30–40	1–2	60	128
3	Käfer	30 Sek.	30–40	1–2	60	133
4	Schwimmer	12–15 Wdh. je Seite	30–40	1–2	60	126
5	Basic Crunch mit angehobenen Beinen	12–15 Wdh.	30–40	1–2	60	128

Tipp: Immer schön aufrecht bleiben! Du trainierst effektiver, wenn du bei allen Übungen stets auf eine lange Wirbelsäule achtest, das heißt, das Steißbein nach unten und den Scheitelpunkt nach oben ziehen. Die Schulterblätter sind dabei nach hinten und unten gerichtet und Bauch und Rücken angespannt.

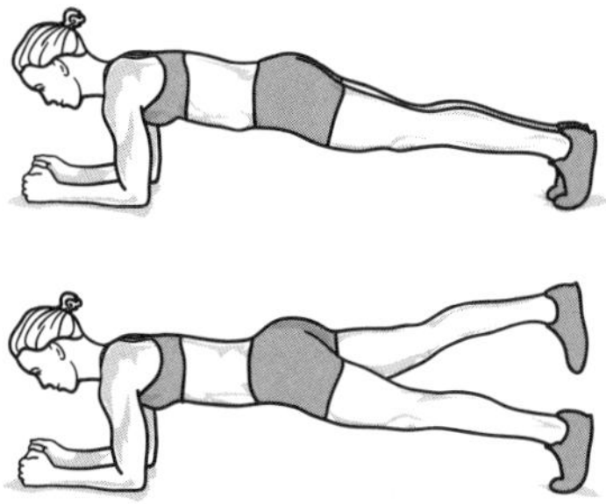

1 Unterarmstütz mit alternierendem Beinheben

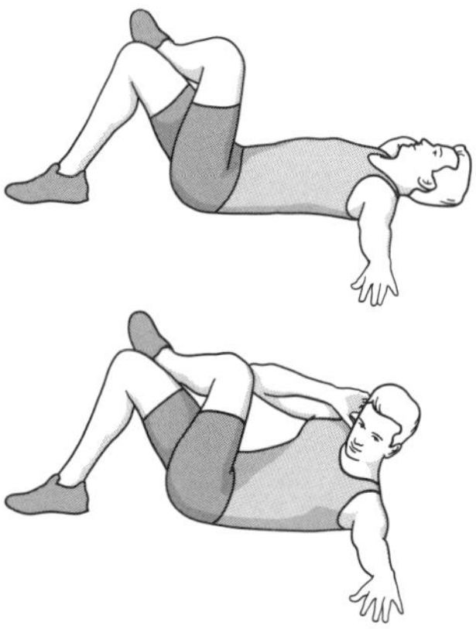

2 Diagonaler Crunch mit überkreuzten Beinen

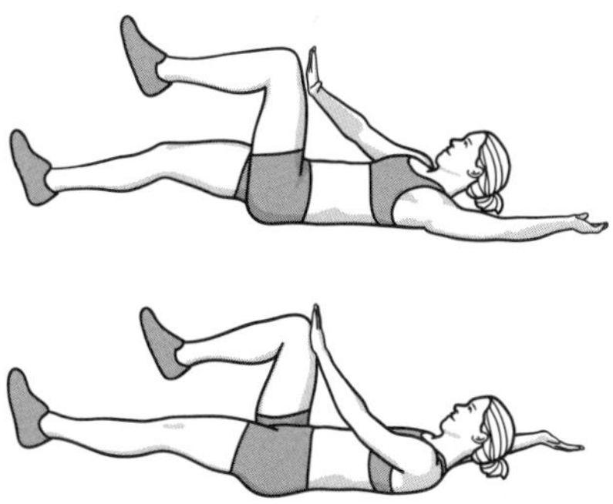

3 Käfer

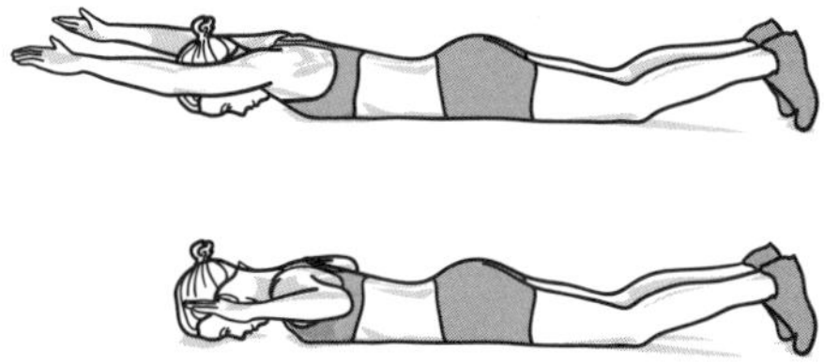

4 Schwimmer

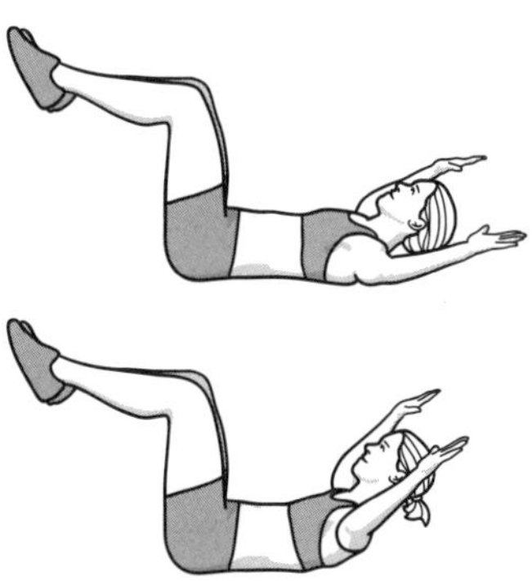

5 Basic Crunch mit angehobenen Beinen

5 Rumpftraining für Läufer 2

Bewegungstempo: zügig (3–4 Sekunden)
Dauer: ca. 25–30 Minuten
Einheiten pro Woche: 2

1 **2** 3

	Übungen	Wiederholungen (Wdh.)/ Belastungszeit (Sek.)	Belastungs-pause nach jeder Übung in Sekunden	Sätze	Belastungs-pause nach jedem Satz in Sekunden	Seite
1	Ausfallschritt mit Wechselsprung	20 Wdh. je Seite	20–40	2	40–60	143
2	Brett mit Drehen	30 Sek. je Seite	20–40	2	40–60	134
3	Einbeiniger Hip Thrust	20 Wdh. je Seite	20–40	2	40–60	142
4	Zweipunkt-unterarmstütz	30 Sek.	20–40	2	40–60	134
5	Reverse Crunch	12–15 Wdh. je Seite	20–40	2	40–60	129
6	Rumpfrotation mit gestreckten Beinen	30 Sek.	20–40	2	40–60	130

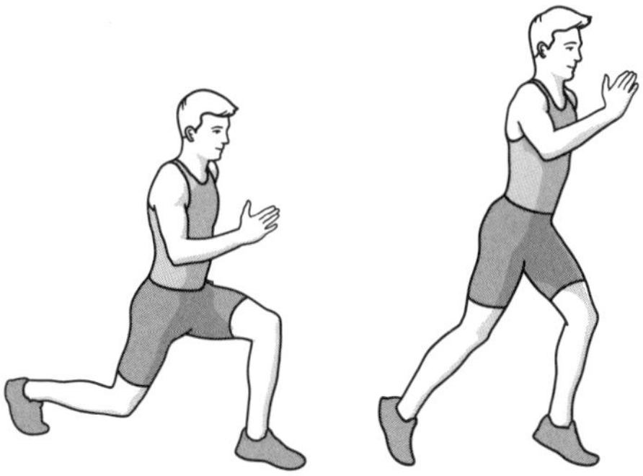

1 Ausfallschritt mit Wechselsprung

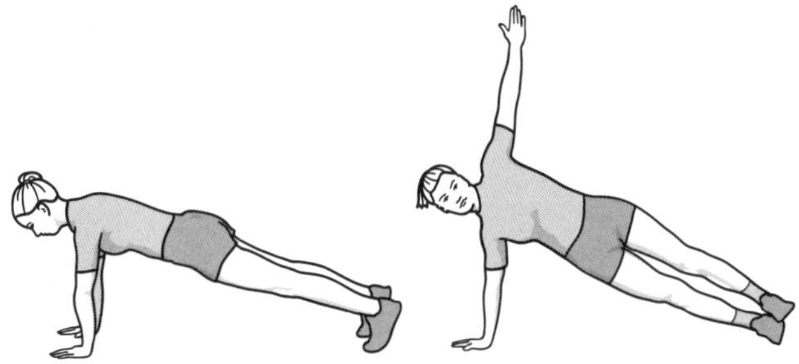

2 Brett mit Drehen

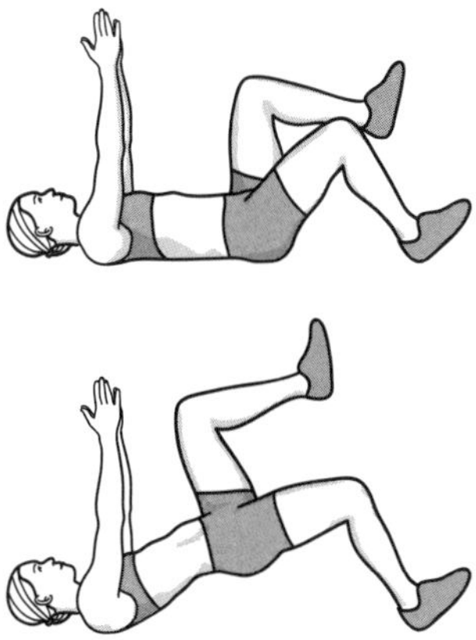

3 Einbeiniger Hip Thrust

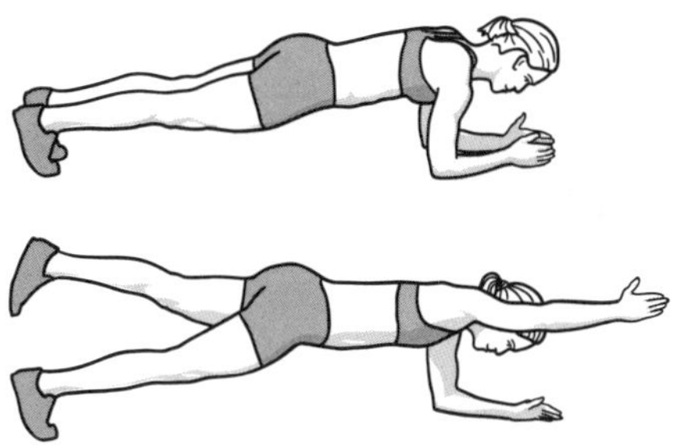

4 Zweipunktunterarmstütz

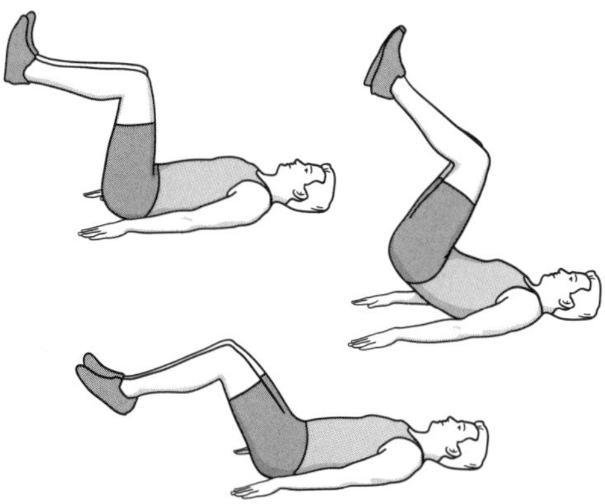

5 Reverse Crunch

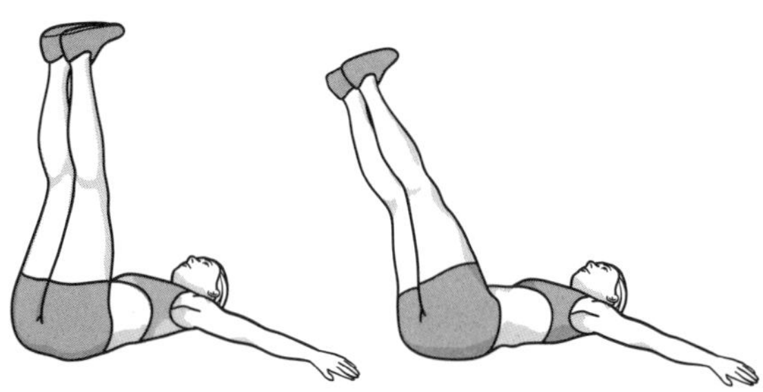

6 Rumpfrotation mit gestreckten Beinen

6 Rumpftraining für Läufer 3

Bewegungstempo: kontrolliert schnell bis zügig (2–4 Sekunden)
Dauer: ca. 40 Minuten
Einheiten pro Woche: 2

1 2 **3**

	Übungen	Wiederholungen (Wdh.)/ Belastungszeit (Sek.)	Belastungs-pause nach jeder Übung in Sekunden	Sätze	Belastungs-pause nach jedem Satz in Sekunden	Seite
1	Wall Drill	20–30 Sek.	30	2	40–60	138
2	Sprinter Sit-ups	10–12 Wdh.	30	2	40–60	131
3	Rumpftwist	12–14 Wdh. je Seite	30	2	40–60	129
4	Unterarmstütz mit alternierendem Beinheben	12–14 Wdh. je Seite	30	2	40–60	134
5	Vierfüßler-Crunch	40 Sek. je Seite	30	2	40–60	127
6	Seitstütz und Knie-Lift	12–14 Wdh. je Seite	30	2	40–60	132
7	Beinschere	40 Sek.	30	2	40–60	130
8	Krabben-Kick	10–12 Wdh. je Seite	30	2	40–60	126
9	Foot Tap Crunches	12–14 Wdh. je Seite	30	2	40–60	129

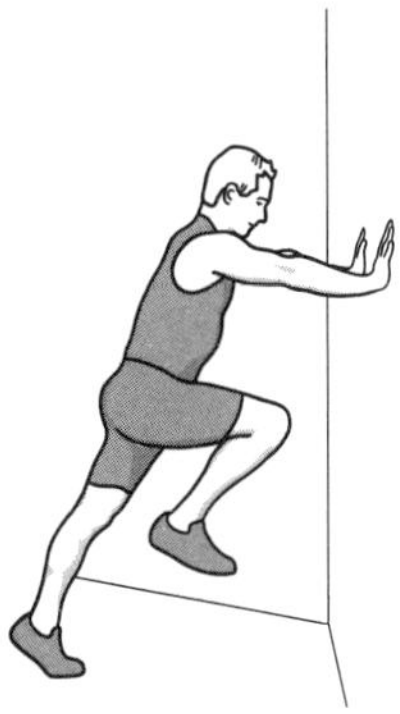

1 Wall Drill

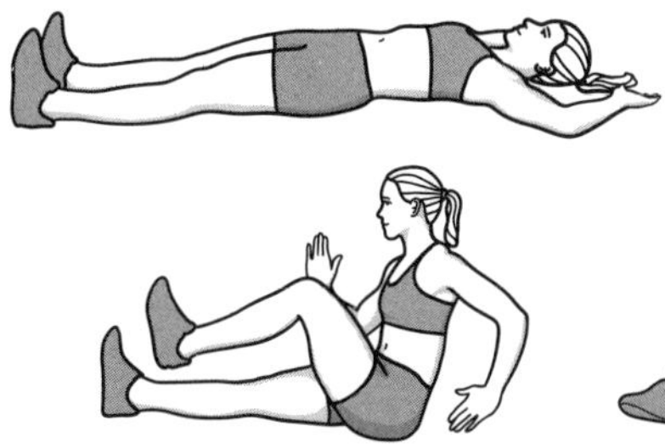

2 Sprinter Sit-ups

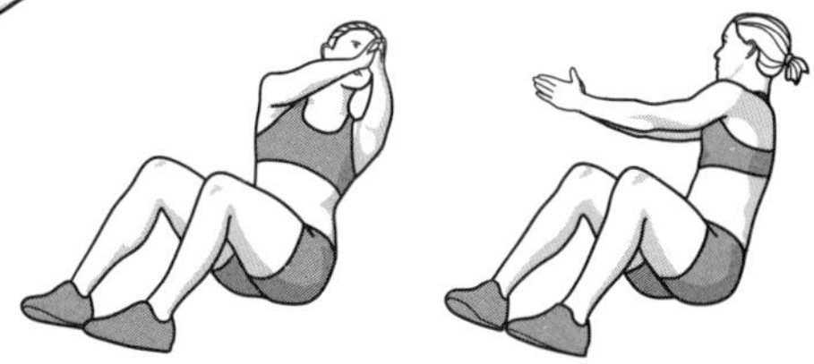

3 Rumpftwist

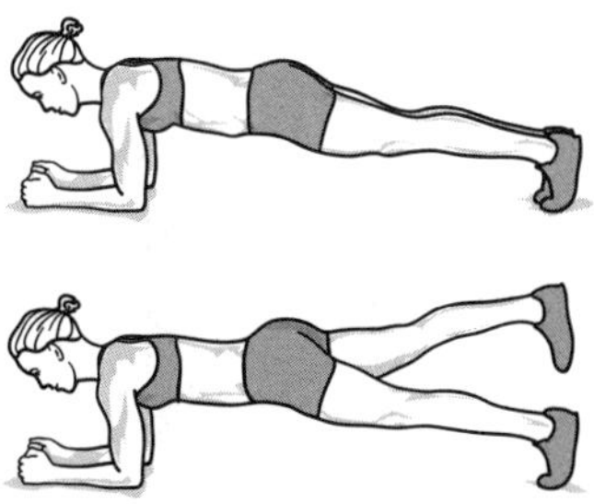

4 Unterarmstütz mit alternierendem Beinheben

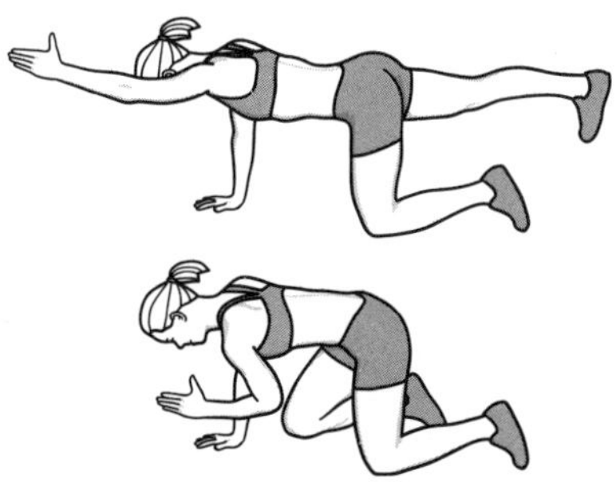

5 Vierfüßler-Crunch

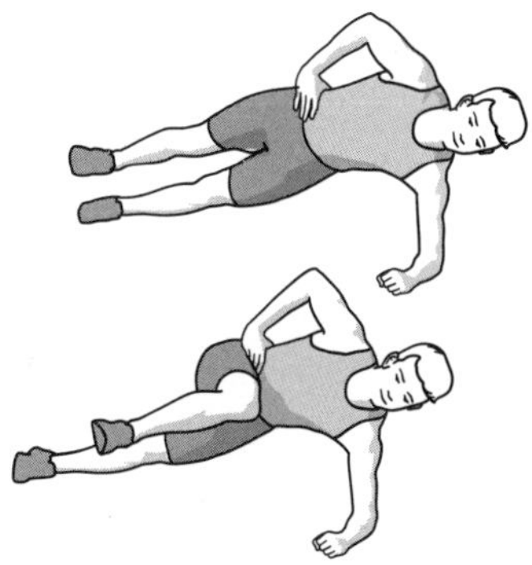

6 Seitstütz und Knie-Lift

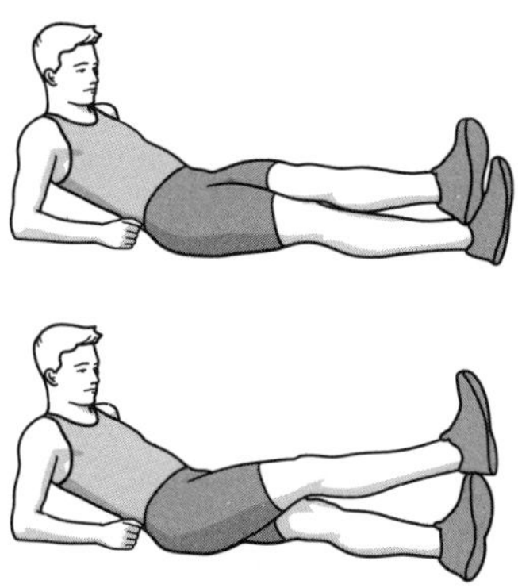

7 Beinschere

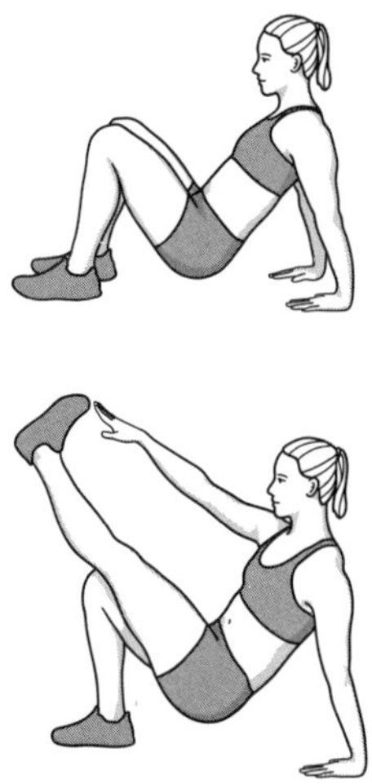

8 Krabben-Kick

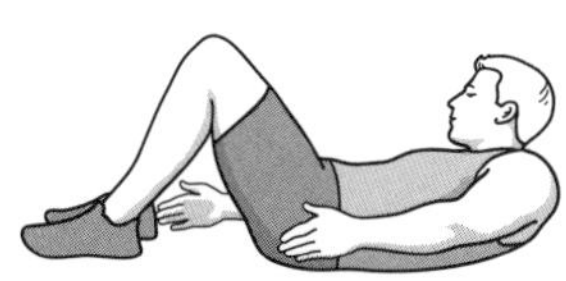

9 Foot Tap Crunches

7 Mehr Kraft fürs Trailrunning

Bewegungstempo: kontrolliert schnell (2–4 Sekunden)
Dauer: ca. 40–60 Minuten
Einheiten pro Woche: 2

1 **2** 3

	Übungen	Wiederholungen (Wdh.)/ Belastungszeit (Sek.)	Belastungs-pause nach jeder Übung in Sekunden	Sätze	Belastungs-pause nach jedem Satz in Sekunden	Seite
1	Goblet Squat	20 Wdh.	30–60	2–3	60–120	142
2	Hüftheben	10–15 Wdh. je Seite	30–60	2–3	60–120	139
3	Ausfallschritt mit Wechselsprung	20–30 Sek.	30–60	2–3	60–120	143
4	Skatersprünge	20–30 Sek.	30–60	2–3	60–120	15
5	Wadenheben auf einem Bein	20 Wdh. je Seite	30–60	2–3	60–120	139
6	Schienbeinübung	20 Wdh. je Seite	30–60	2–3	60–120	139

Tipp: Mit einer Spezialmassage kannst du deine Schienbeine nach dem Aufwärmen auf die anstehende Belastung besonders vorbereiten: dazu einfach die Vorderseite der Beine mit den Händen fest reiben – vom Knie abwärts nach unten. 30 bis 40 Streicheleinheiten auf jeder Seite bewirken, dass die Schienbeine vor dem Start optimal durchblutet und damit weniger anfällig für Verletzungen werden.

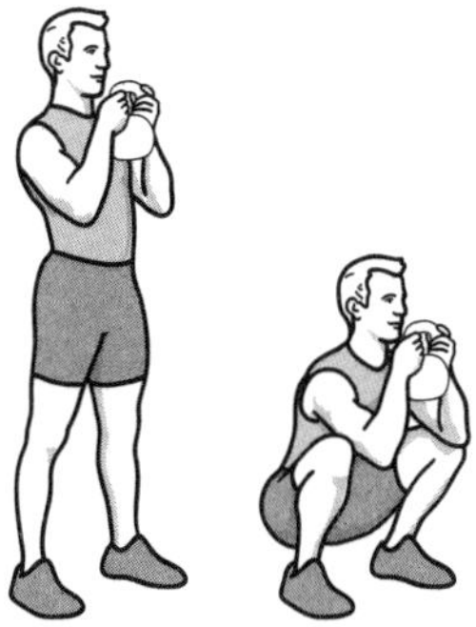

1 Goblet Squat

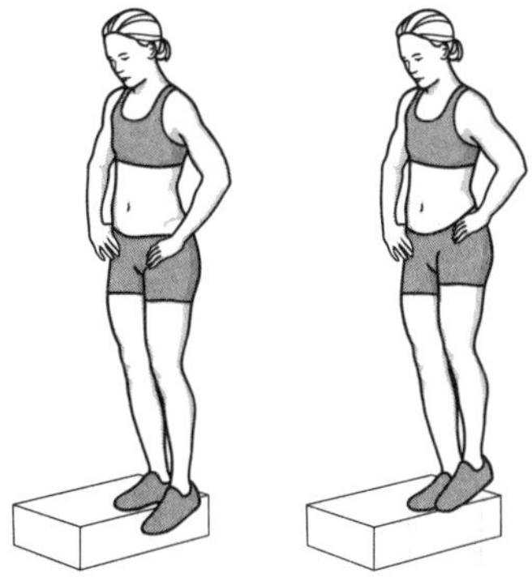

2 Hüftheben

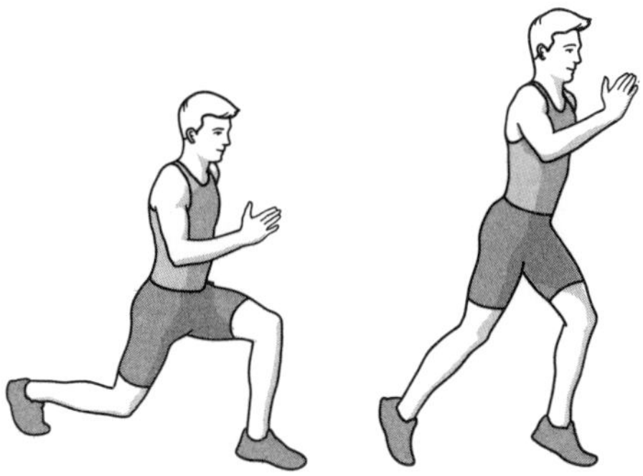

3 Ausfallschritt mit Wechselsprung

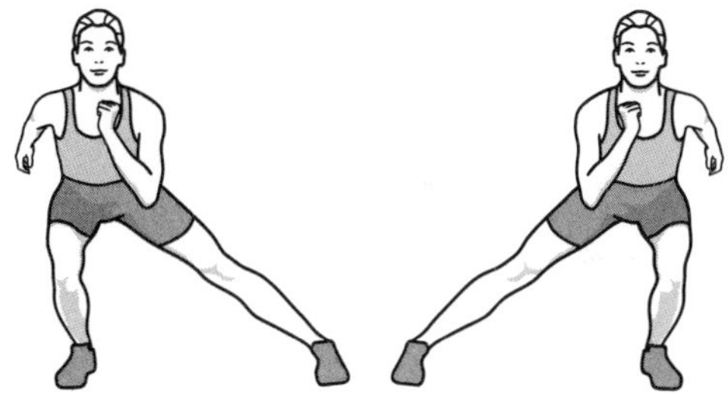

4 Skatersprünge

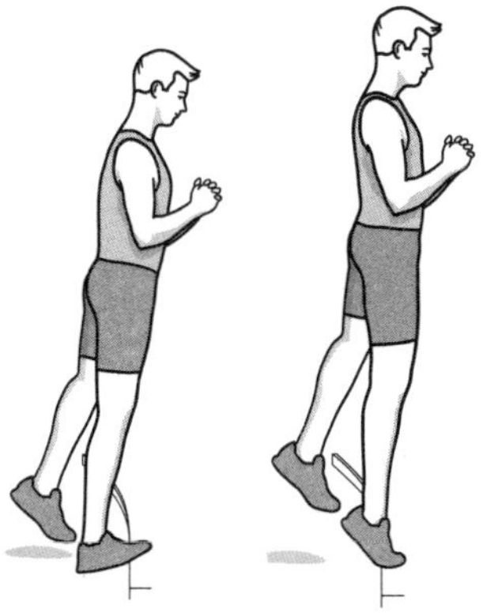

5 Wadenheben auf einem Bein

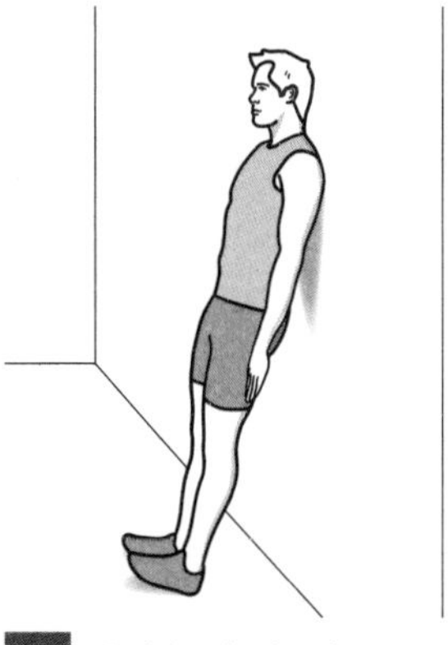

6 Schienbeinübung

8 Laufverletzungen vorbeugen

Bewegungstempo: langsam bis zügig (3–5 Sekunden)
Dauer: ca. 30–60 Minuten
Einheiten pro Woche: 1–2

1 2 3

	Übungen	Wiederholungen (Wdh.)/ Belastungszeit (Sek.)	Belastungspause nach jeder Übung in Sekunden	Sätze	Belastungspause nach jedem Satz in Sekunden	Seite
1	Skatersprünge	20 Wdh.	40–60	2–3	60–120	15
2	Abdrücken	10–15 Wdh. je Seite	40–60	2–3	60–120	138
3	Muschel	20–30 Sek.	40–60	2–3	60–120	140
4	Schienbeinübung	20–30 Sek.	40–60	2–3	60–120	139
5	Standwaage	10–12 Wdh. je Seite	40–60	2–3	60–120	136
6	Ausfallschritt mit Wadenkräftigung	12–15 Wdh. je Seite	40–60	2–3	60–120	137
7	Fußwippe	15–20 Wdh.	40–60	2–3	60–120	17

Hinweis: Wer dieses Workout 2- bis 3-mal in der Woche in sein Trainingsprogramm integriert, der reduziert die Wahrscheinlichkeit der häufigsten Verletzungen (Achillessehnenreizung, Schienbeinkantensyndrom, Läuferknie und Plantarfasziitis), unter denen Läufer leiden.

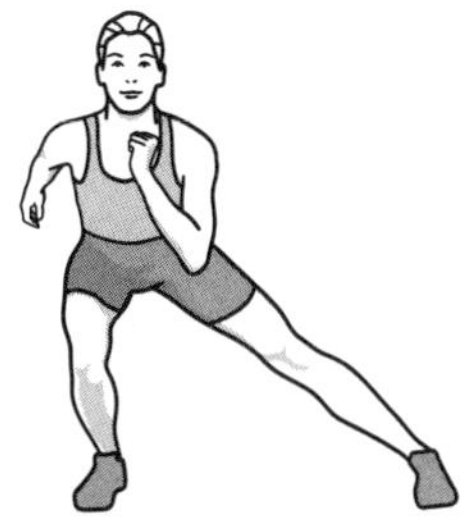

1 Skatersprünge

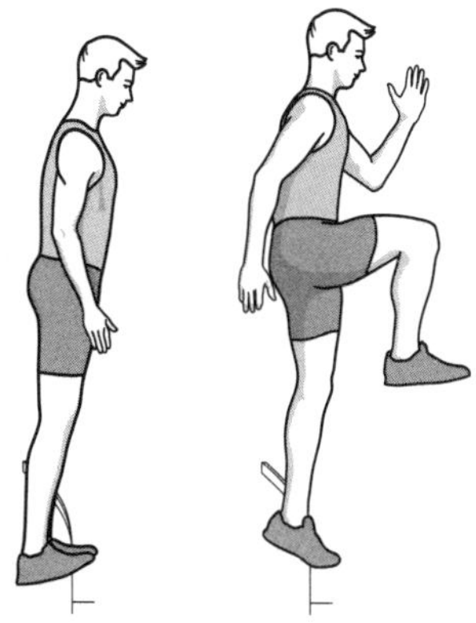

2 Abdrücken

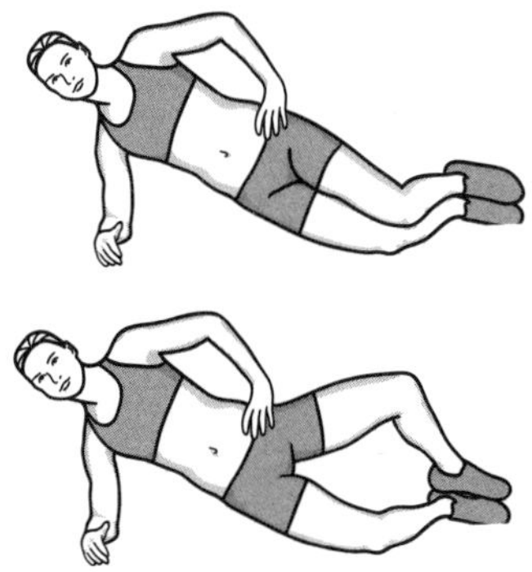

3 Muschel

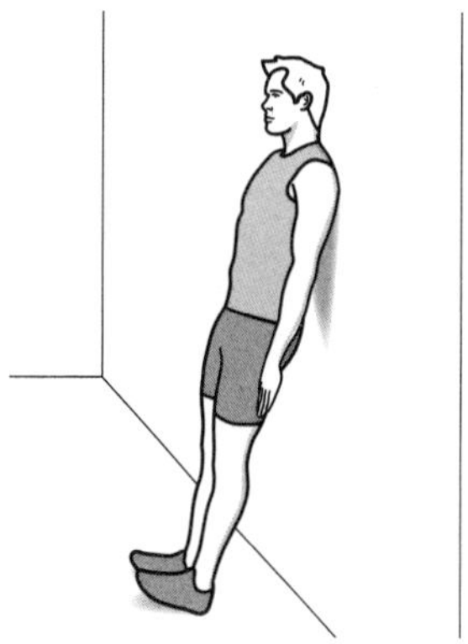

4 Schienbeinübung

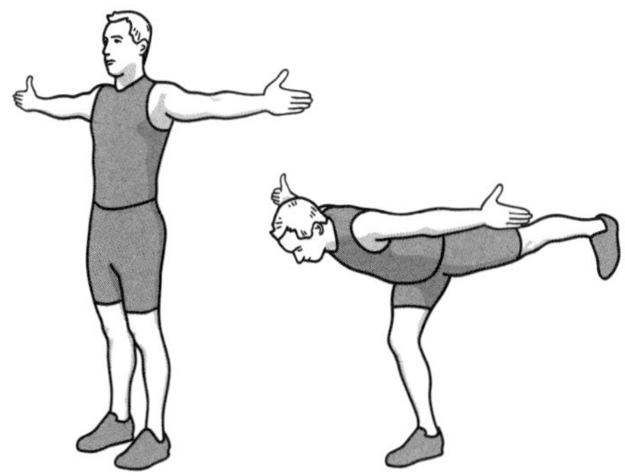

5 Standwaage

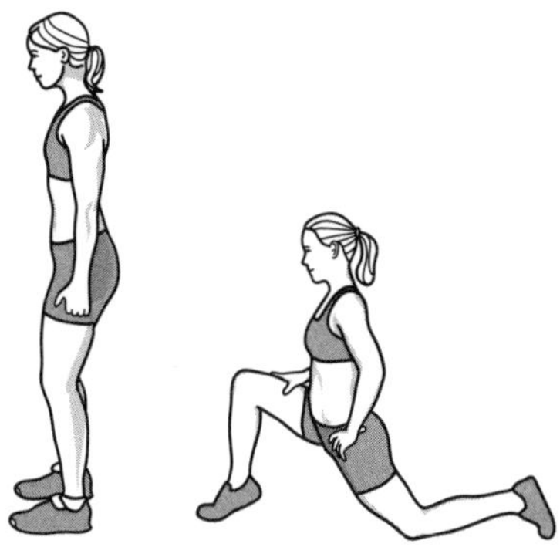

6 Ausfallschritt mit Wadenkräftigung

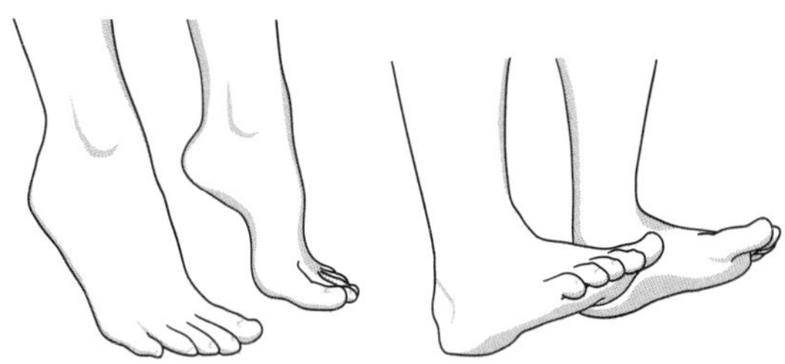

7 Fußwippe

9 Die effektivsten Rückenübungen für Läufer 1

1 2 3

Bewegungstempo: langsam (5–7 Sekunden)
Dauer: ca. 40 Minuten
Einheiten pro Woche: 1–2

	Übungen	Wiederholungen (Wdh.)/ Belastungszeit (Sek.)	Belastungs-pause nach jeder Übung in Sekunden	Sätze	Belastungs-pause nach jedem Satz in Sekunden	Seite
1	Good Morning	12–15 Wdh.	30–60	2	60	126
2	Brücke	10–12 Wdh. je Seite	30–60	2	60	126
3	Wechselseitiges Beinstrecken	20 Sek.	30–60	2	60	131
4	Unterarmstütz mit alternierendem Beinheben	20 Sek.	30–60	2	60	134
5	Paddeln in Bauchlage	20 Sek.	30–60	2	60	127
6	Käfer	15 Wdh. je Seite	30–60	2	60	133
7	Schwimmer	12–15 Wdh. je Seite	30–60	2	60	126

Hinweis: Das Bewegungstempo ist langsam und umfasst etwa 5 bis 7 Sekunden je Wiederholung. Das bedeutet: 2 bis 3 Sekunden in der konzentrischen Belastungsphase (der Widerstand wird überwunden) und 3 bis 4 Sekunden in der exzentrischen Bewegungsphase (dem Widerstand wird nachgegeben).

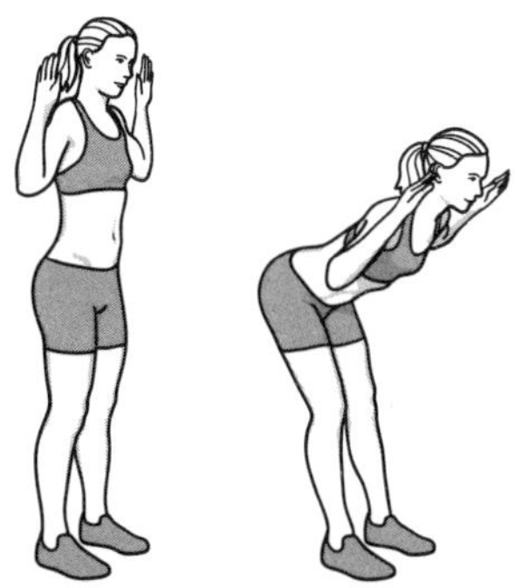

1 Good Morning

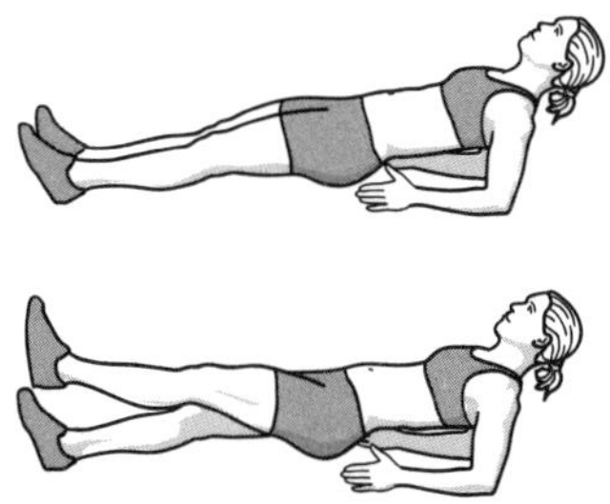

2 Brücke

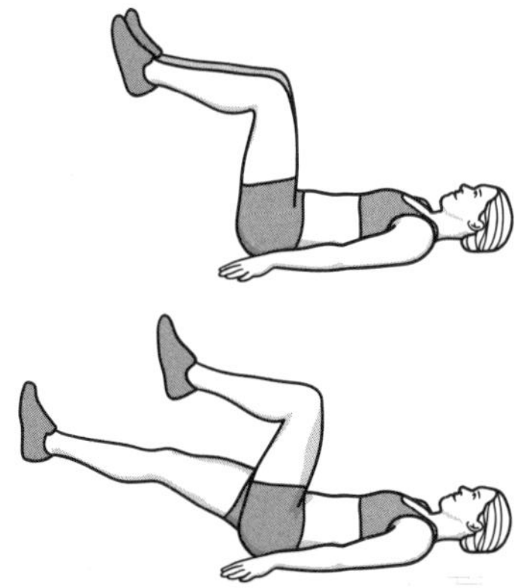

3 Wechselseitiges Beinstrecken

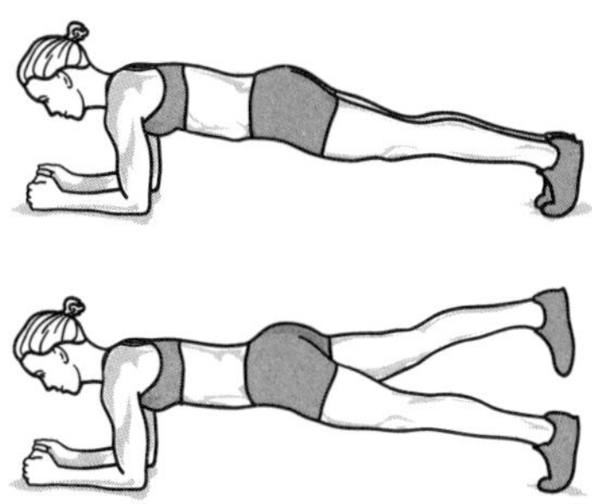

4 Unterarmstütz mit alternierendem Beinheben

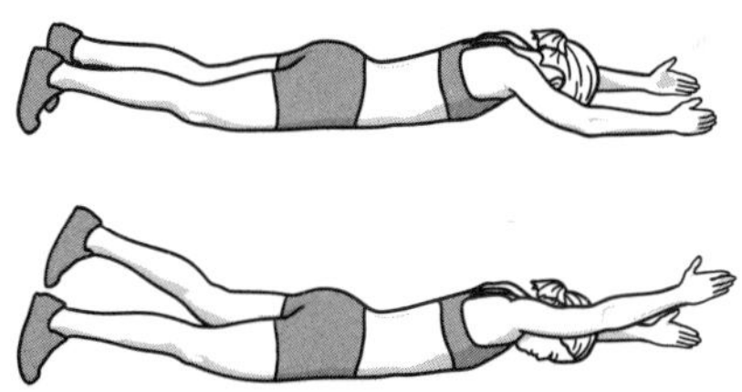

5 Paddeln in Bauchlage

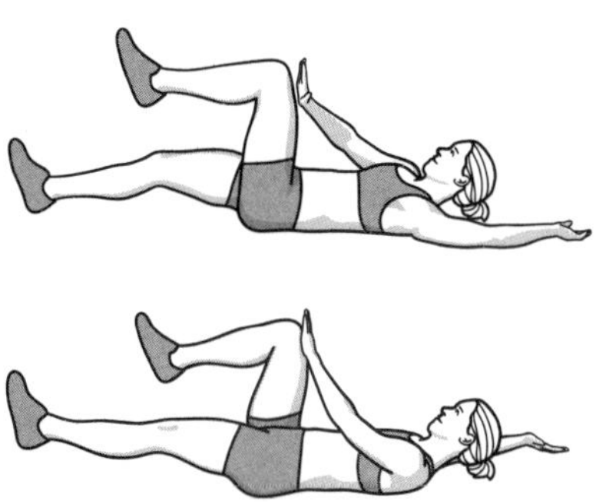

6 Käfer

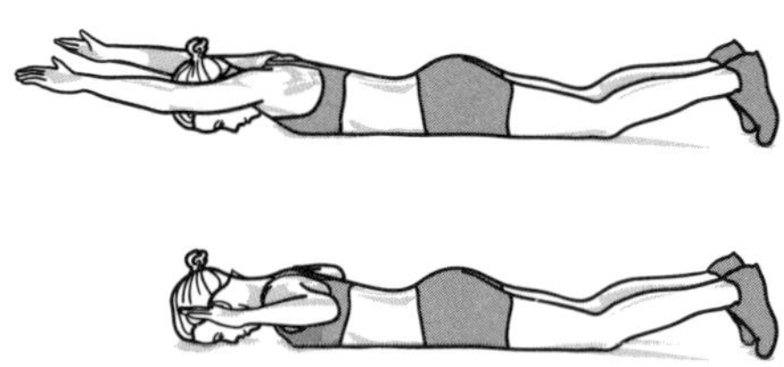

7 Schwimmer

10 Die effektivsten Rückenübungen für Läufer 2

1 **2** 3

Bewegungstempo: langsam (5–7 Sekunden)
Dauer: ca. 40 Minuten
Einheiten pro Woche: 2

	Übungen	Wiederholungen (Wdh.)/ Belastungszeit (Sek.)	Belastungs-pause nach jeder Übung in Sekunden	Sätze	Belastungs-pause nach jedem Satz in Sekunden	Seite
1	Vierfüßler-Crunch	10–12 Wdh. pro Seite	30–60	2	60	127
2	Einbeiniges Beckenheben	10–12 Wdh. je Seite	30–60	2	60	141
3	Seitstütz mit abgelegten Beinen	30 Sek. halten je Seite	30–60	2	60	131
4	Unterarmstütz mit alternierendem Beinheben	10–12 Wdh. je Seite	30–60	2	60	134
5	Paddeln in Bauchlage	30 Sek.	30–60	2	60	127
6	Käfer	30 Sek.	30–60	2	60	133
7	Center Crunch	15–20 Wdh.	30–60	2	60	128

Hinweis: Gerade wer beruflich viel sitzt, hat häufig sein Kreuz mit dem unteren Rücken zu tragen. Dieses Workout nimmt es dir ab, indem es die Stabilität des Rumpfs insbesondere im Bereich der Lendenwirbelsäule besonders trainiert. Die Übungen verleihen der Körpermitte Kraft und stärken zusätzlich die Bauchmuskulatur. Um die gewünschten Erfolge zu erzielen, solltest du 2 bis 3 Einheiten pro Woche über einen Zeitraum von etwa 6 Wochen durchführen.

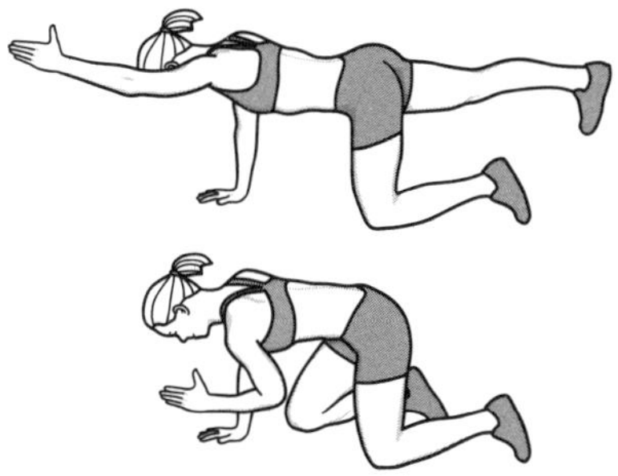

1 Vierfüßler-Crunch

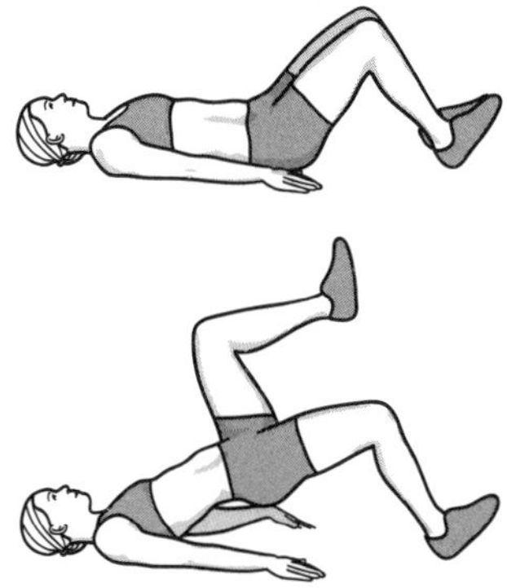

2 Einbeiniges Beckenheben

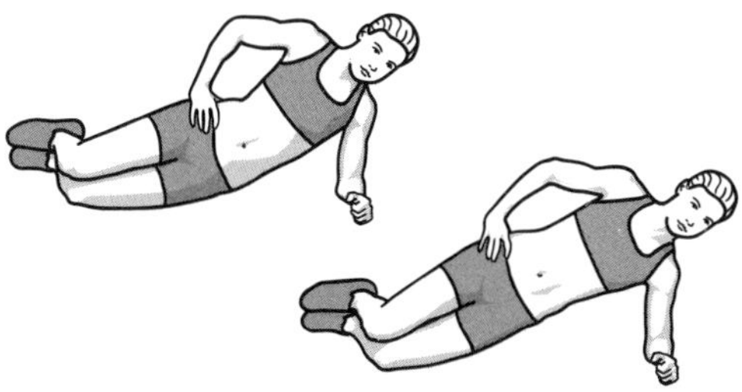

3 Seitstütz mit abgelegten Beinen

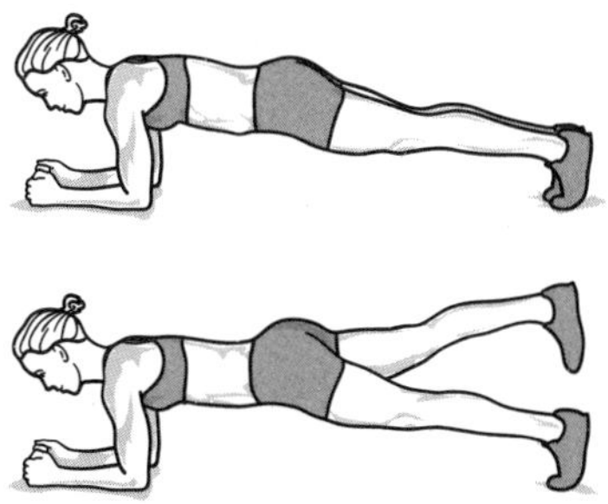

4 Unterarmstütz mit alternierendem Beinheben

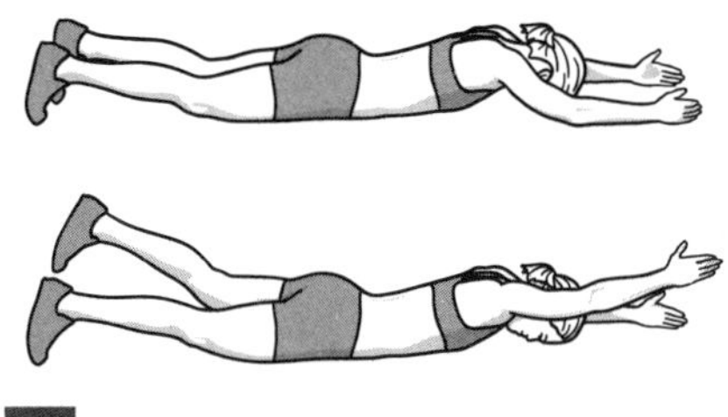

5 Paddeln in Bauchlage

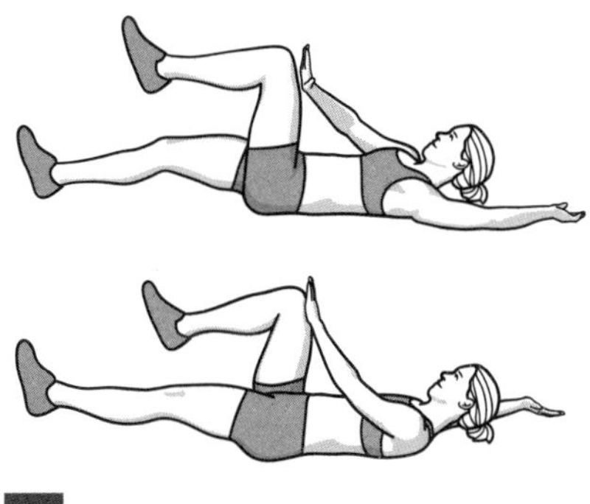

6 Käfer

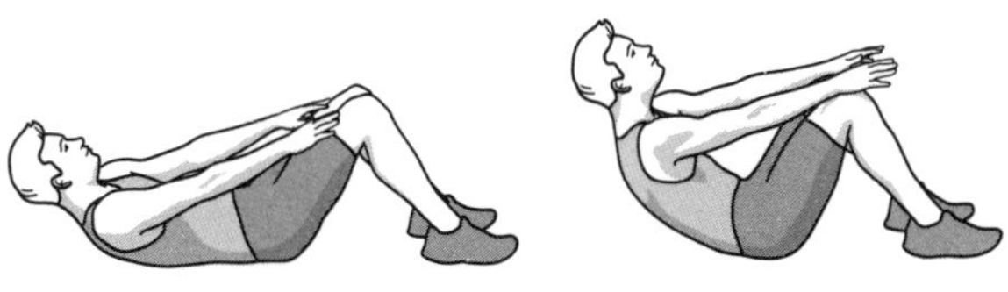

7 Center Crunch

11 Die effektivsten Rückenübungen für Läufer 3

1 2 **3**

Bewegungstempo: langsam (5–7 Sekunden)
Dauer: ca. 40–60 Minuten
Einheiten pro Woche: 2

	Übungen	Wiederholungen (Wdh.)/ Belastungszeit (Sek.)	Belastungs-pause nach jeder Übung in Sekunden	Sätze	Belastungs-pause nach jedem Satz in Sekunden	Seite
1	Goblet Squat	15–20 Wdh.	30–40	2–3	60	142
2	Vierfüßler-Crunch	15–20 Wdh.	30–40	2–3	60	127
3	Profi-Seitstütz	30 Sek. halten je Seite	30–40	2–3	60	132
4	Einbeiniges Beckenheben	15–20 Wdh.	30–40	2–3	60	141
5	Umgekehrtes Rudern	15–20 Wdh.	30–40	2–3	60	127
6	Reverse Crunch	15–20 Wdh.	30–40	2–3	60	129
7	Schwimmer	15–20 Wdh.	30–40	2–3	60	126
8	Diagonaler Crunch mit überkreuzten Beinen	15–20 Wdh. je Seite	30–40	2–3	60	128

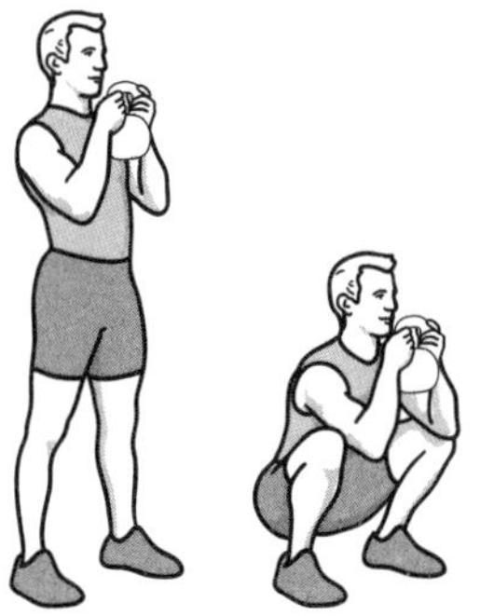

1 Goblet Squat

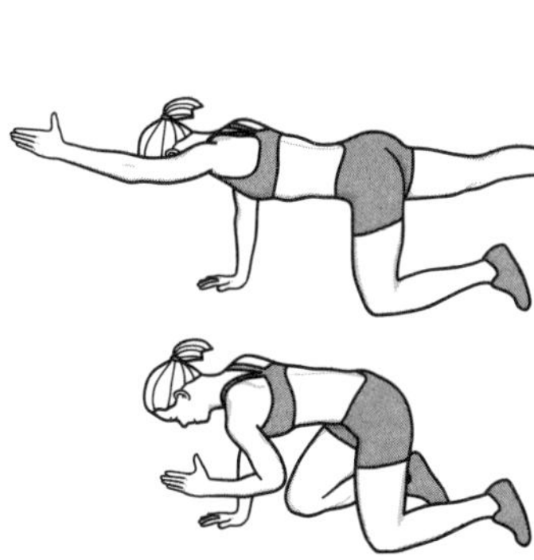

2 Vierfüßler-Crunch

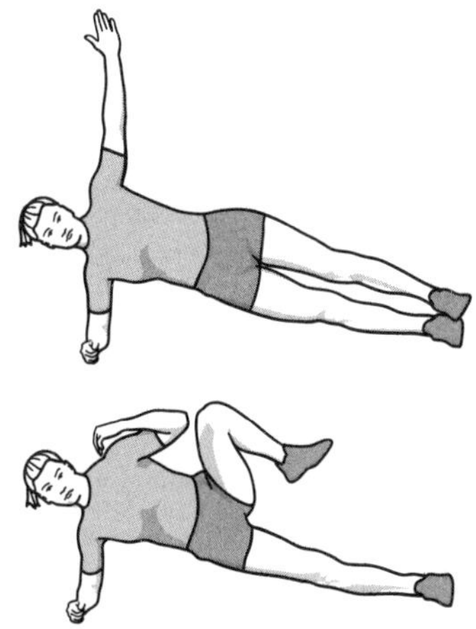

3 Profi-Seitstütz

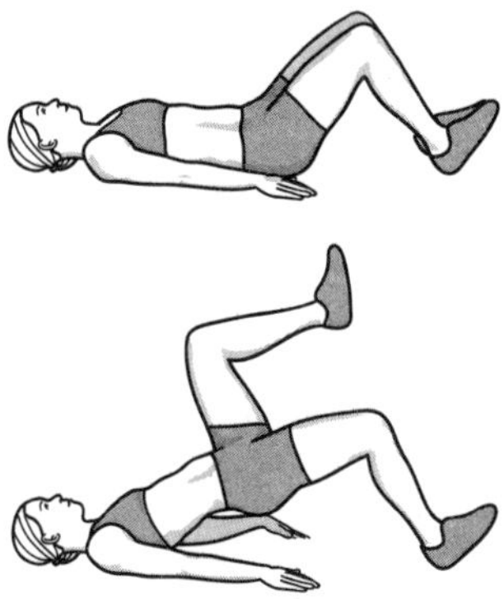

4 Einbeiniges Beckenheben

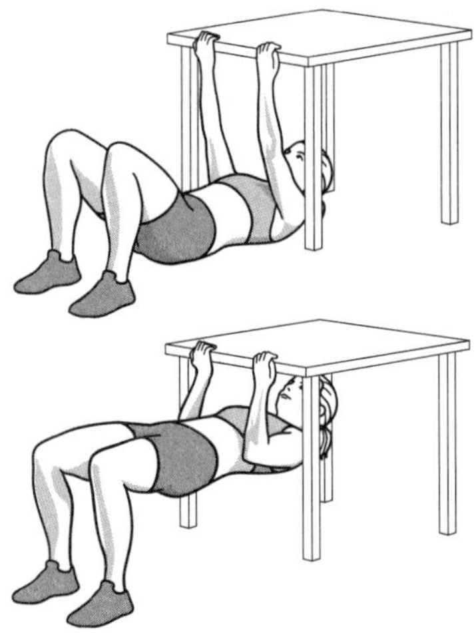

5 Umgekehrtes Rudern

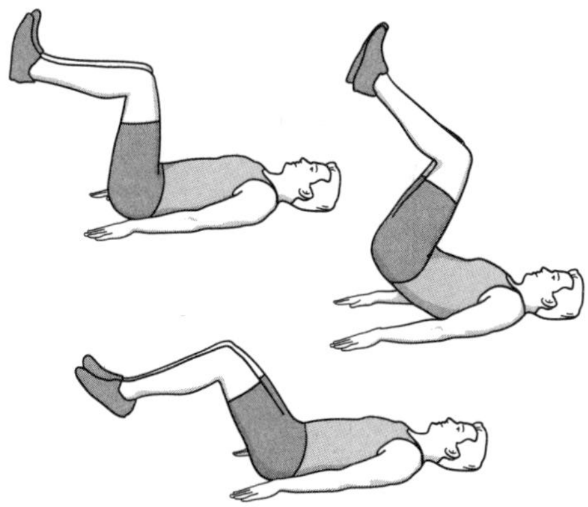

6 Reverse Crunch

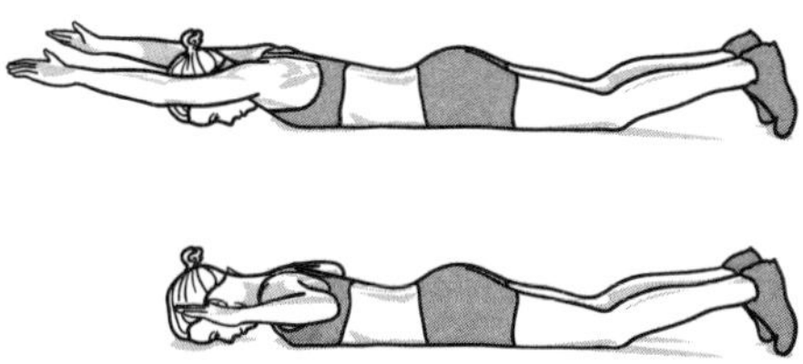

7 Schwimmer

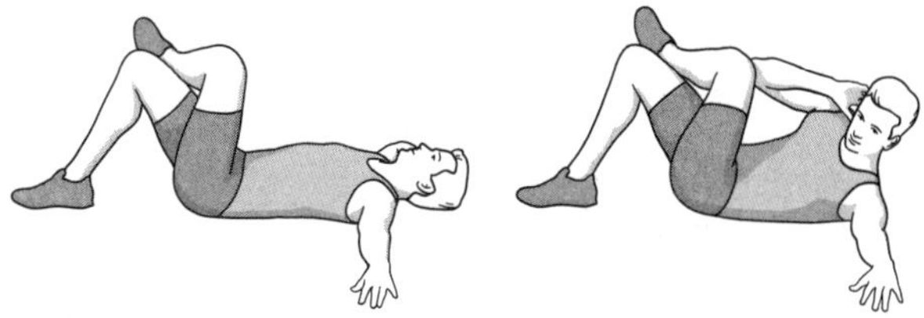

8 Diagonaler Crunch mit überkreuzten Beinen

12 Hüft- und Gesäßmuskeltraining für mehr Beweglichkeit und ein geringeres Verletzungsrisiko 1

1 2 3

Bewegungstempo: langsam bis zügig (3–5 Sekunden)
Dauer: ca. 30 Minuten
Einheiten pro Woche: 1–2

	Übungen	Wiederholungen (Wdh.)/ Belastungszeit (Sek.)	Belastungs-pause nach jeder Übung in Sekunden	Sätze	Belastungs-pause nach jedem Satz in Sekunden	Seite
1	Oberkörperrotation in der Hocke	12–15 Wdh. je Seite	30–60	2	60–120	17
2	Standwaage	12–15 Wdh. je Seite	30–60	2	60–120	136
3	Squat	20–30 Wdh. je Seite	30–60	2	60–120	135
4	Bergsteiger	30 Sek.	30–60	2	60–120	133
5	Einbeiniges Beckenheben	15–20 Wdh. je Seite	30–60	2	60–120	141
6	Vierfüßler-Crunch	12–15 Wdh. je Seite	30–60	2	60–120	127

Hinweis: Eine gut gekräftigte Gesäßmuskulatur sorgt für eine gleichmäßige Laufbewegung und einen dynamischen Abdruck. Gemeinsam mit einer starken und beweglichen Hüftmuskulatur wird so ein weit ausholender Laufschritt mit optimaler Vortriebskraft ermöglicht.

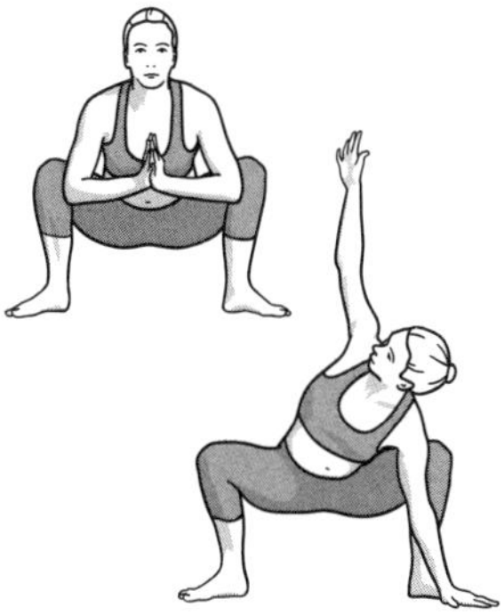

1 Oberkörperrotation in der Hocke

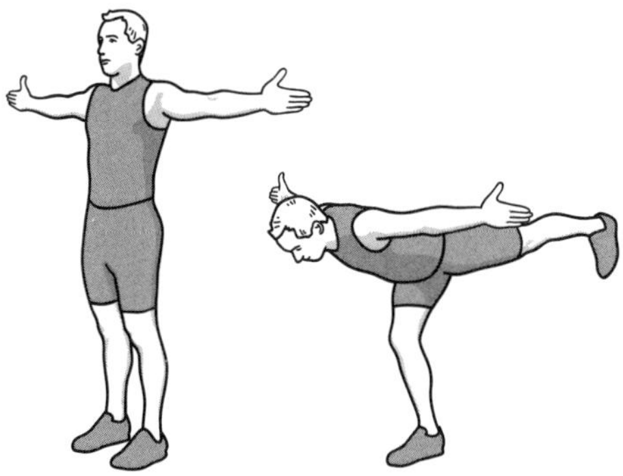

2 Standwaage

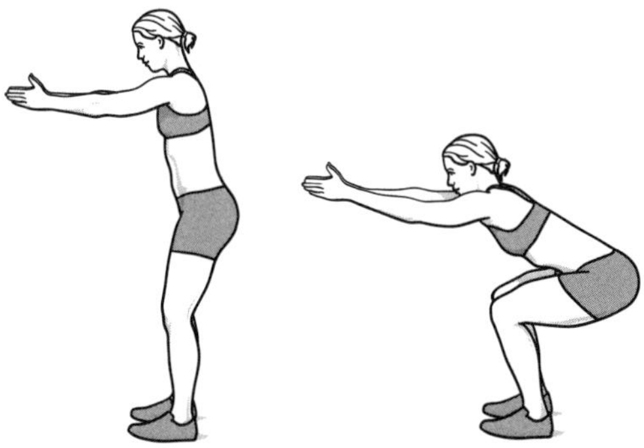

3 Squat

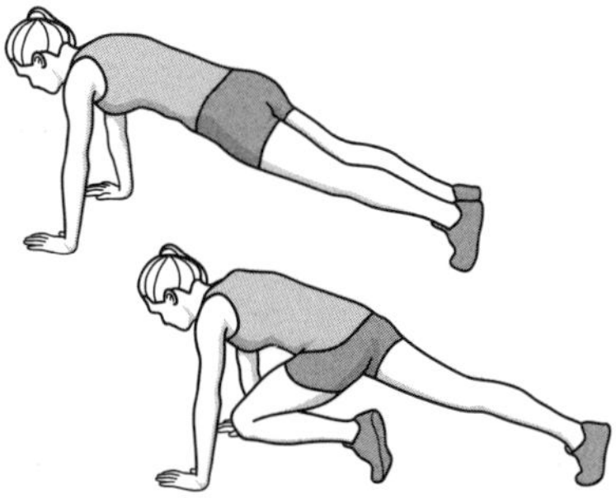

4 Bergsteiger

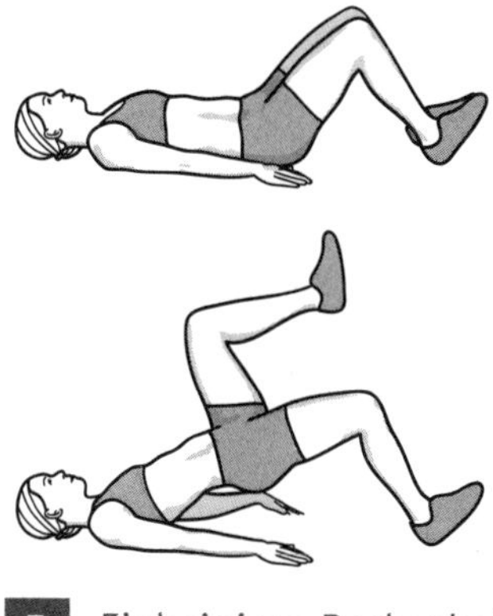

5 Einbeiniges Beckenheben

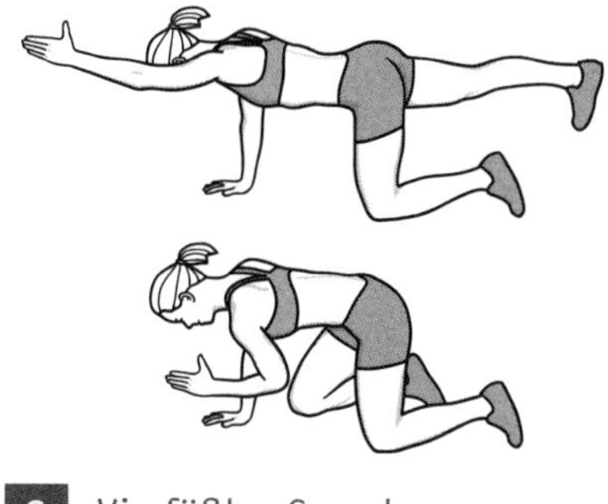

6 Vierfüßler-Crunch

13 Hüft- und Gesäßmuskeltraining für mehr Beweglichkeit und ein geringeres Verletzungsrisiko 2

1 2 3

Bewegungstempo: langsam bis zügig (3–5 Sekunden)
Dauer: ca. 30 Minuten
Einheiten pro Woche: 2

	Übungen	Wiederholungen (Wdh.)/ Belastungszeit (Sek.)	Belastungspause nach jeder Übung in Sekunden	Sätze	Belastungspause nach jedem Satz in Sekunden	Seite
1	Goblet Squat	20–30 Wdh.	30–60	2	60	142
2	Hüftheben	15–20 Wdh. je Seite	30–60	2	60	139
3	Standing Leg and Arm Extension	12–15 Wdh. je Seite	30–60	2	60	136
4	Ausfallschritt mit Wechselsprung	30 Sek.	30–60	2	60	143
5	Step-up	12–15 Wdh. je Seite	30–60	2	60	136
6	Einbeiniger Hip Thrust	15–20 Wdh. je Seite	30–60	2	60	142

Hinweis: Die Gesäßmuskulatur spielt eine wichtige Rolle in der muskulären Streckschlinge bei Läufern. Sie ist für die Streckung des Beins nach hinten mitverantwortlich und stellt außerdem den Übergang zwischen Beinen und Rumpf dar. Ist sie verkürzt, wird die Bildung eines Rundrückens begünstigt, genau wie eine Abschwächung zu einem Hohlkreuz führen kann.

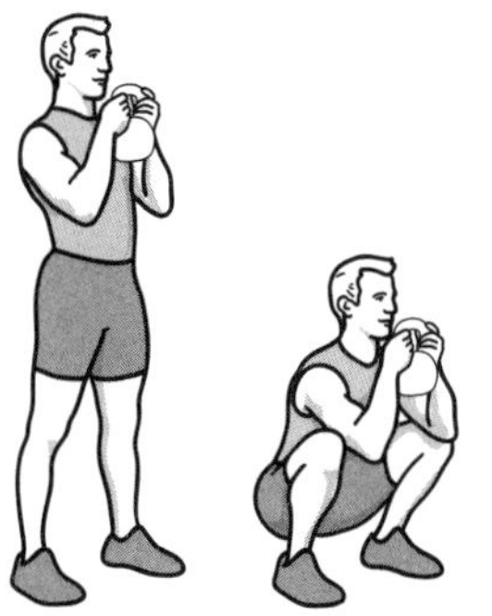

1 Goblet Squat

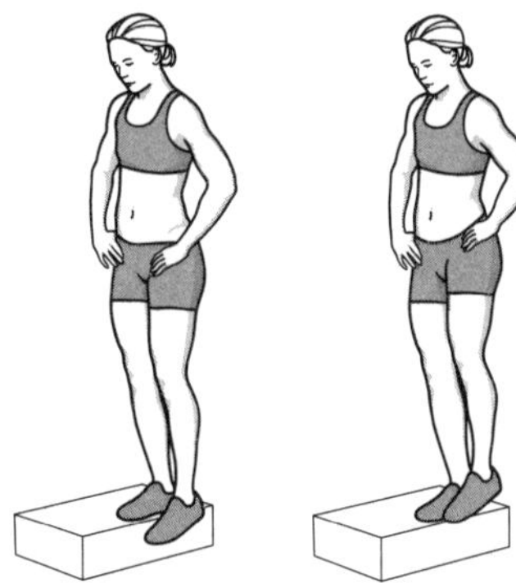

2 Hüftheben

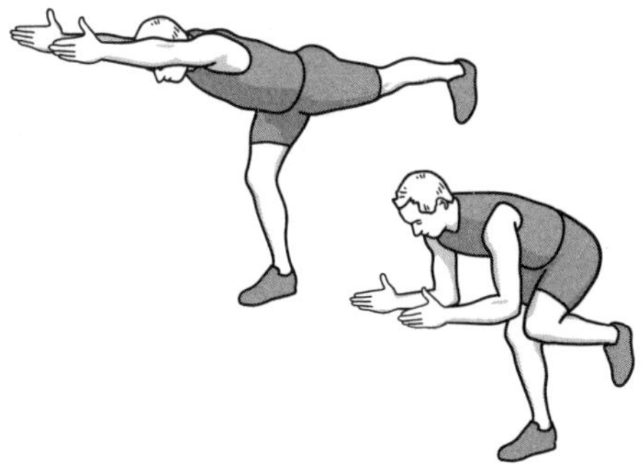

3 Standing Leg and Arm Extension

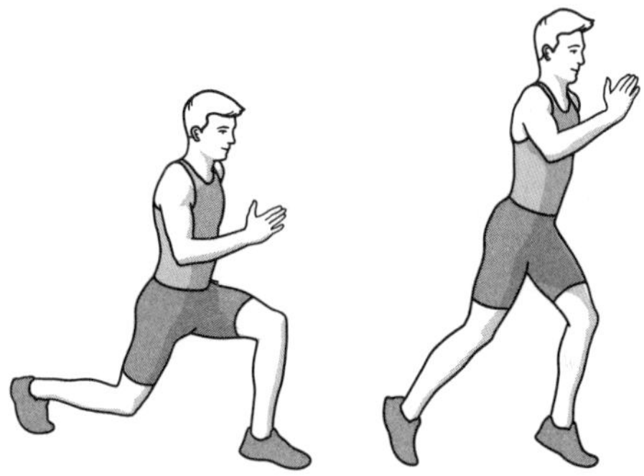

4 Ausfallschritt mit Wechselsprung

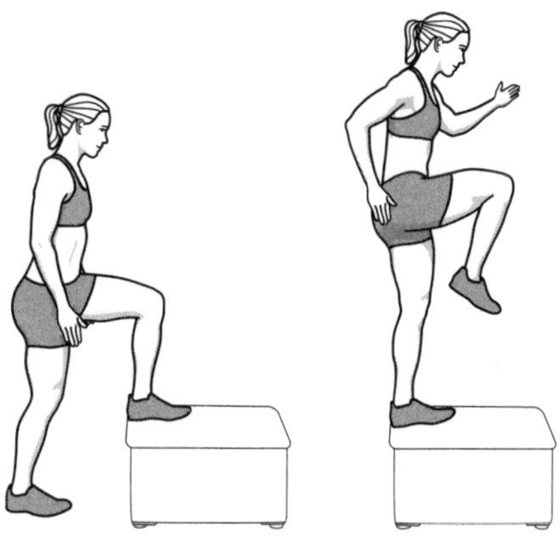

5 Step-up

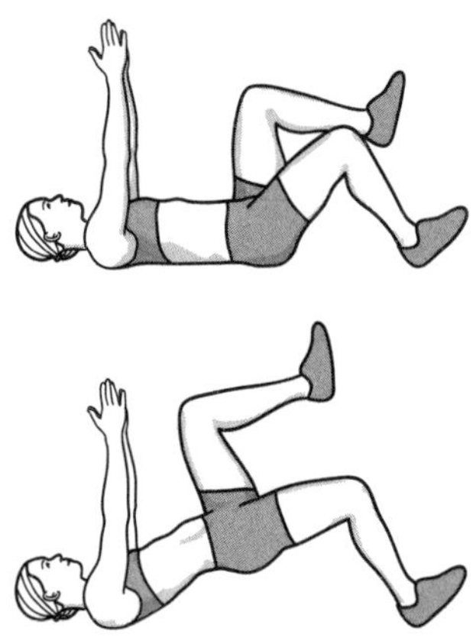

6 Einbeiniger Hip Thrust

14 Für eine effektive Armarbeit beim Laufen 1

1 2 3

Bewegungstempo: langsam bis zügig (3–5 Sekunden)
Dauer: ca. 30 Minuten
Einheiten pro Woche: 1–2

	Übungen	Wiederholungen (Wdh.)/ Belastungszeit (Sek.)	Belastungs-pause nach jeder Übung in Sekunden	Sätze	Belastungs-pause nach jedem Satz in Sekunden	Seite
1	Liegestütz mit abgelegten Knien	12–15 Wdh.	30–60	2	60–120	124
2	Lat-Rudern	12–15 Wdh.	30–60	2	60–120	127
3	Walking Push-up	30 Sek.	30–60	2	60–120	125
4	Schwimmer	15–20 Wdh.	30–60	2	60–120	126
5	Dip	12–15 Wdh.	30–60	2	60–120	124

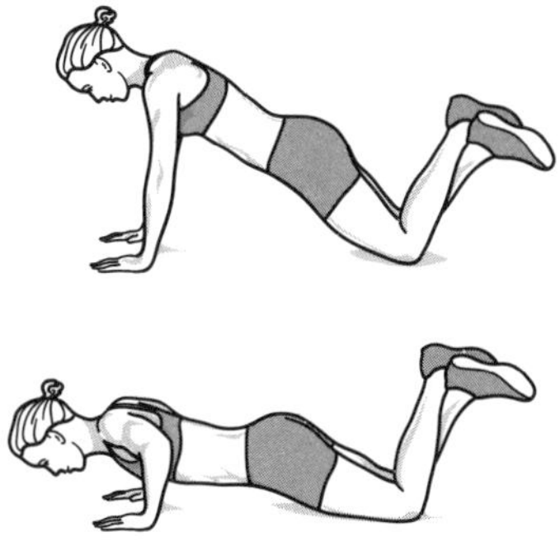

1 Liegestütz mit abgelegten Knien

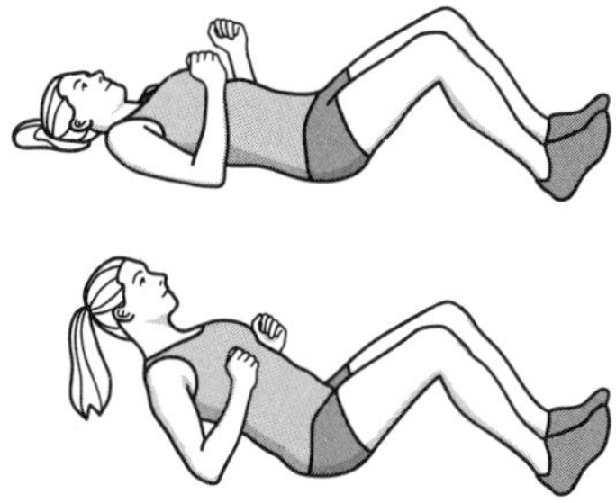

2 Lat-Rudern

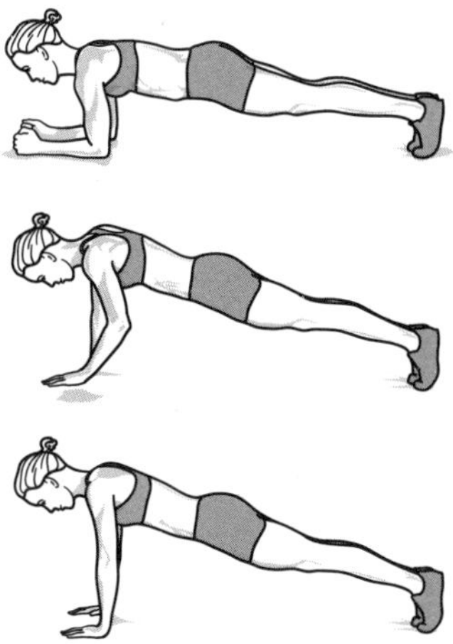

3 Walking Push-up

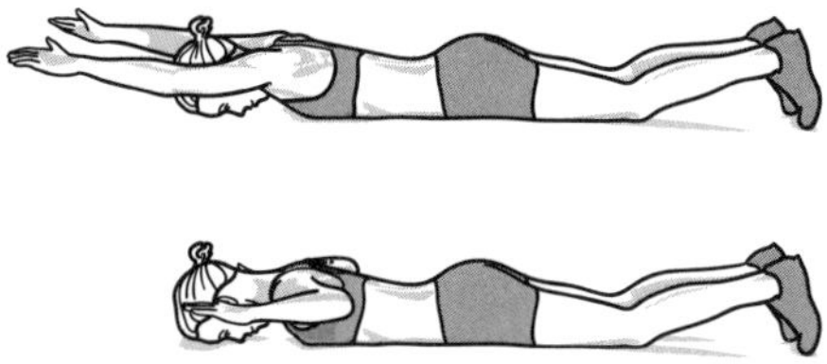

4 Schwimmer

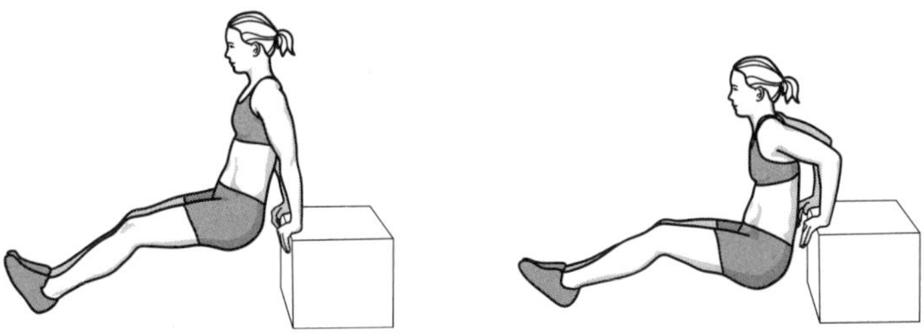

5 Dip

15 Für eine effektive Armarbeit beim Laufen 2

1 **2** 3

Bewegungstempo: zügig (3–4 Sekunden)
Dauer: ca. 25–50 Minuten
Einheiten pro Woche: 1–2

	Übungen	Wiederholungen (Wdh.)/ Belastungszeit (Sek.)	Belastungs-pause nach jeder Übung in Sekunden	Sätze	Belastungs-pause nach jedem Satz in Sekunden	Seite
1	Umgekehrtes Rudern	12–15 Wdh.	30–60	2–3	60–90	127
2	Spiderman-Liegestütz	12–15 Wdh.	30–60	2–3	60–90	125
3	Paddeln in Bauchlage	30 Sek.	30–60	2–3	60–90	127
4	Zweipunkt-unterarmstütz	2–3 je Seite	30–60	2–3	60–90	134
5	Dip	12–15 Wdh. pro Seite	30–60	2–3	60–90	124

Hinweis: Um den Schwierigkeitsgrad für die Armstrecker (Trizeps) weiter zu erhöhen, streckst du bei der Ausführung des Dips ein Bein gerade nach vorn aus.

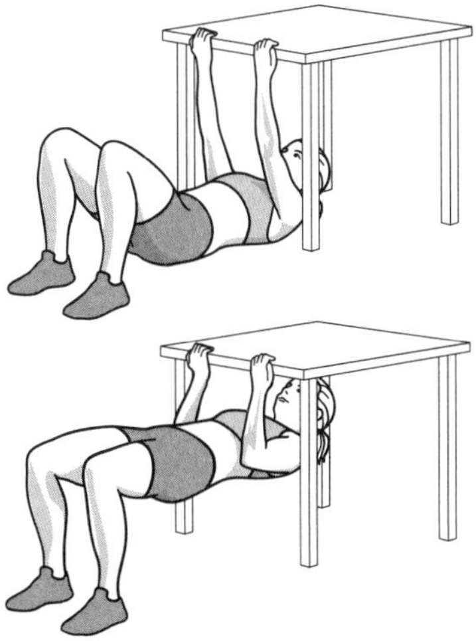

1 Umgekehrtes Rudern

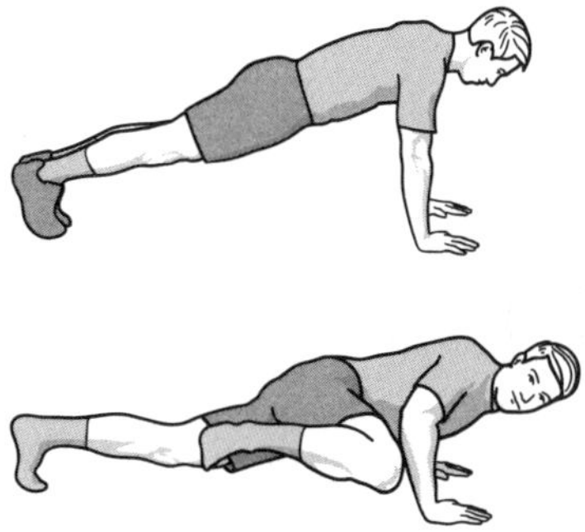

2 Spiderman-Liegestütz

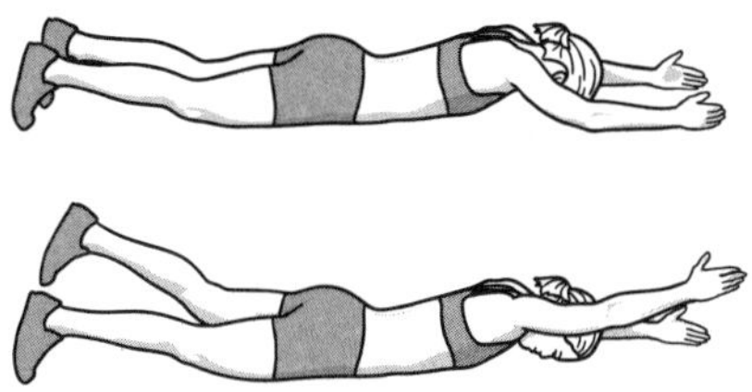

3 Paddeln in Bauchlage

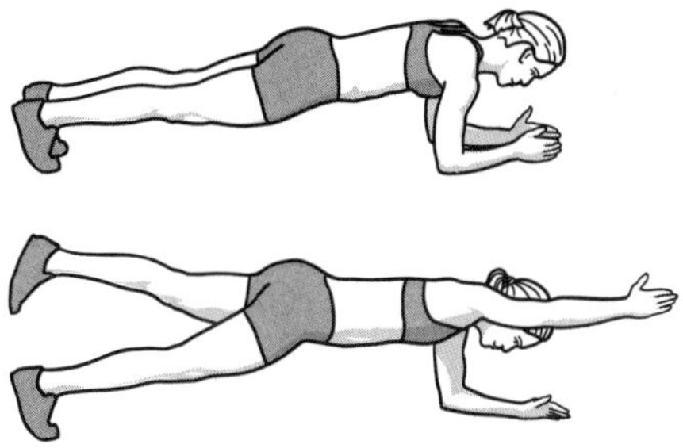

4 Zweipunktunterarmstütz

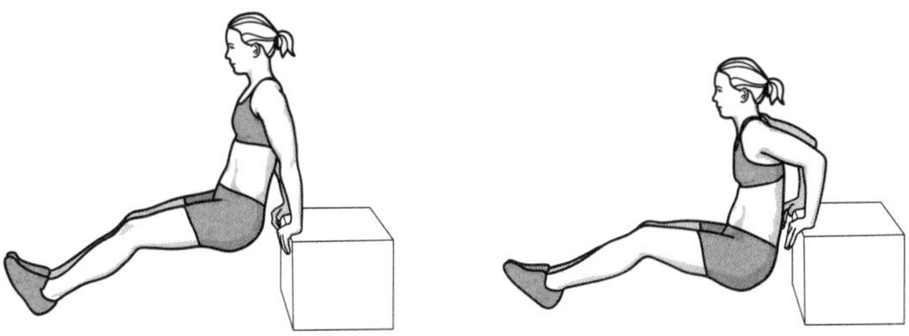

5 Dip

16 Für stabile Knie

Bewegungstempo: langsam bis zügig (3–5 Sekunden)
Dauer: ca. 30 Minuten
Einheiten pro Woche: 1–2

1 2 3

	Übungen	Wiederholungen (Wdh.)/ Belastungszeit (Sek.)	Belastungspause nach jeder Übung in Sekunden	Sätze	Belastungspause nach jedem Satz in Sekunden	Seite
1	Fußwippe	12–15 Wdh.	30–60	2	60–120	17
2	Standwaage	6–8 Wdh. je Seite	30–60	2	60–120	136
3	Abdrücken	12–15 Wdh. je Seite	30–60	2	60–120	138
4	Einbeinige Kniebeuge	10–12 Wdh. je Seite	30–60	2	60–120	135
5	Kräftigung der vorderen Oberschenkelmuskulatur	10–12 Wdh. je Seite	30–60	2	60–120	141
6	Einbeiniges Beckenheben	15–20 Wdh. je Seite	30–60	2	60–120	141

Hinweis: Stärke deine Beinmuskulatur, um Beschwerden langfristig zu vermeiden. Bei Schmerzen solltest du die Ursachen kennen. Häufig auftretende Kniebeschwerden sind Anlass für einen Arztbesuch. Solltest du bei der einen oder anderen Übung unsicher sein, ob sie geeignet ist, spreche dich mit deinem Orthopäden ab. In der Regel hilft eine Kombination aus Verringerung der Muskelspannung, Verbesserung der Beweglichkeit und Kräftigung der Stützmuskulatur.

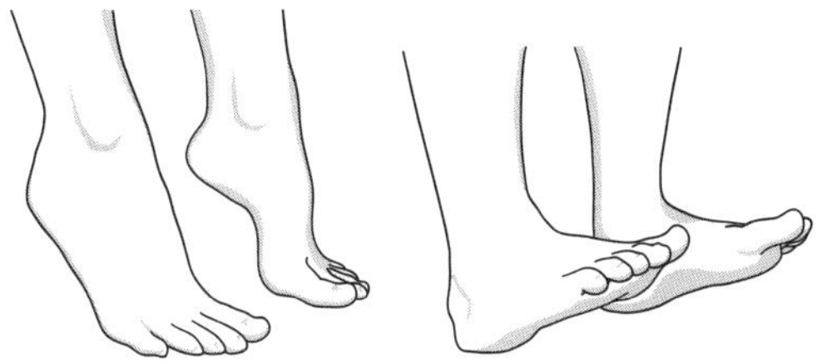

1 Fußwippe

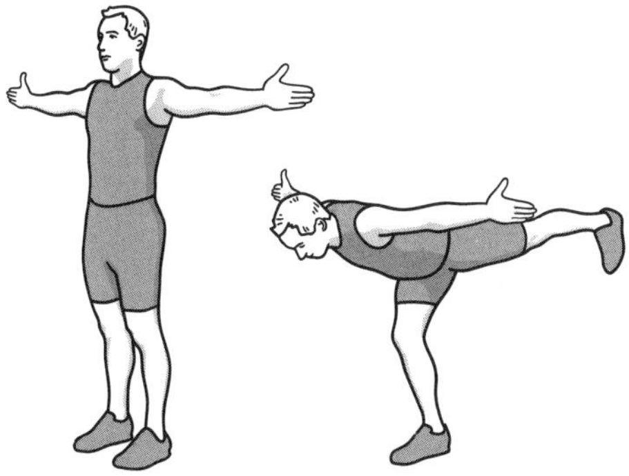

2 Standwaage

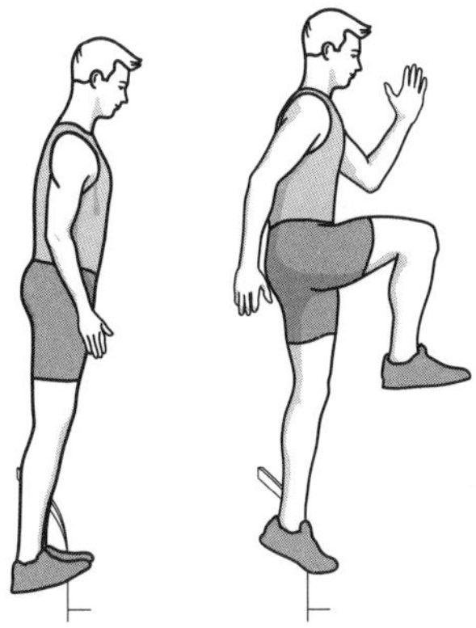

3 Abdrücken

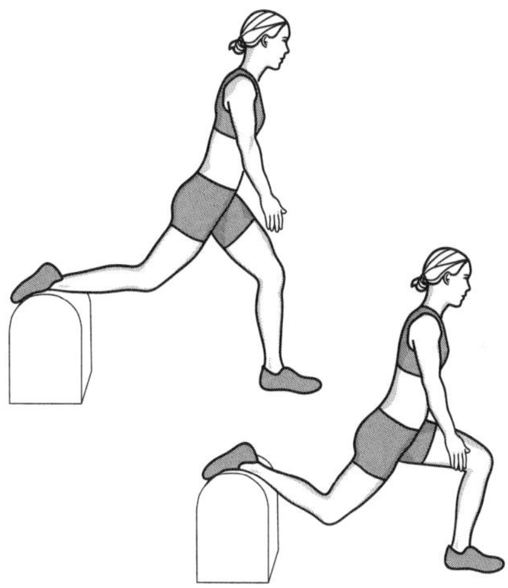

4 Einbeinige Kniebeuge

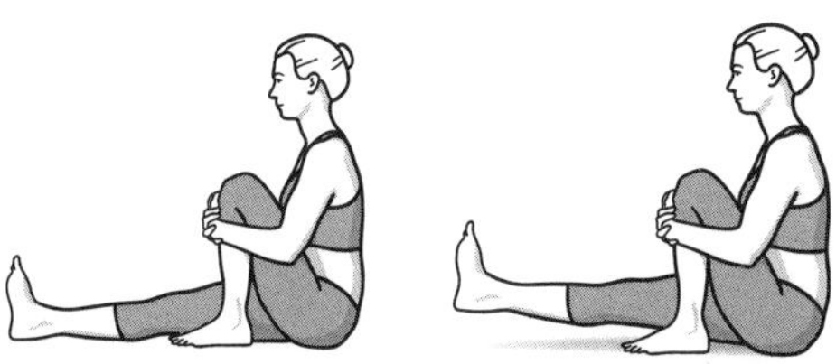

5 Kräftigung der vorderen Oberschenkelmuskulatur

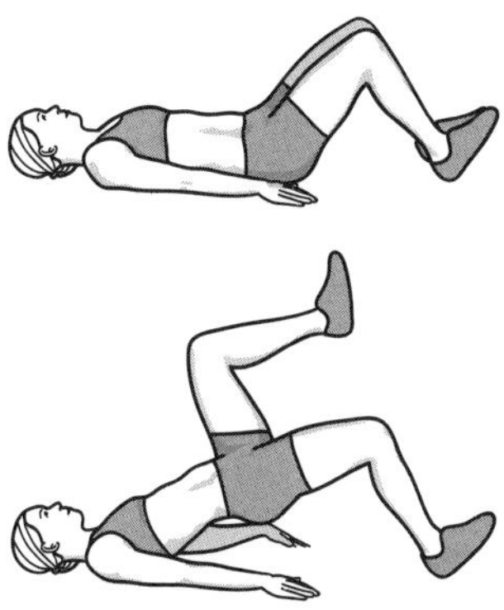

6 Einbeiniges Beckenheben

17 Workout auf der Wiese 1

Bewegungstempo: zügig (3–4 Sekunden)
Dauer: ca. 35 Minuten
Einheiten pro Woche: 1–2

1 **2** 3

	Übungen	Wiederholungen (Wdh.)/ Belastungszeit (Sek.)	Belastungs-pause nach jeder Übung in Sekunden	Sätze	Belastungs-pause nach jedem Satz in Sekunden	Seite
1	Squat Jump	12–15 Wdh.	30–40	2	60–90	144
2	Inchworm	10–12 Wdh.	30–40	2	60–90	16
3	Frog Jump	12–15 Wdh.	40–60	2	60–90	143
4	Brett mit Drehen	12–15 Wdh. je Seite	30–40	2	60–90	134
5	Bergsteiger-Kombi	30 Sek.	30–40	2	60–90	134
6	T-Liegestütz	12–15 Wdh.	30–40	2	60–90	125
7	Beinschere	30 Sek.	30–40	2	60–90	130

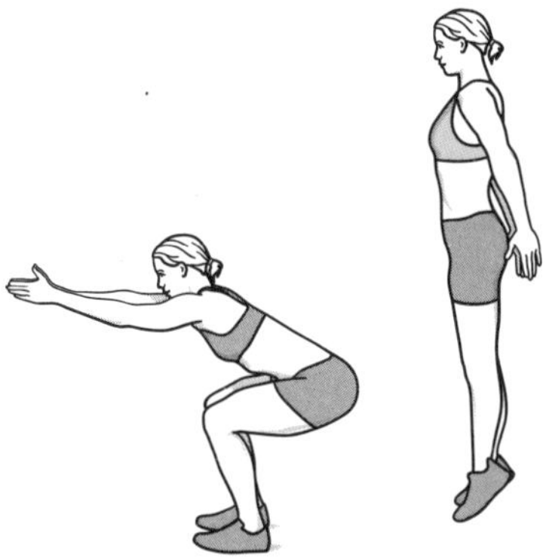

1 Squat Jump

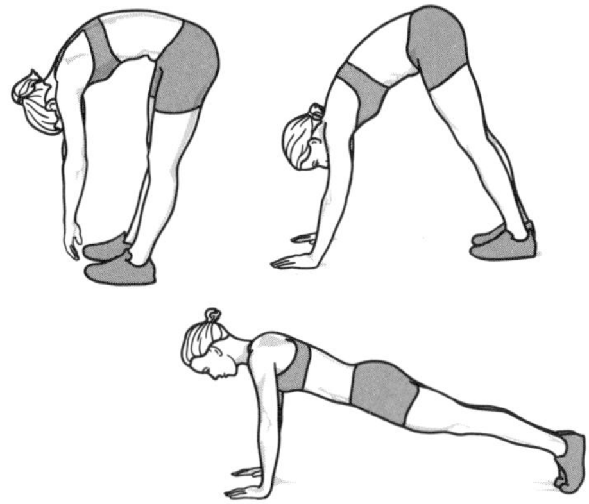

2 Inchworm

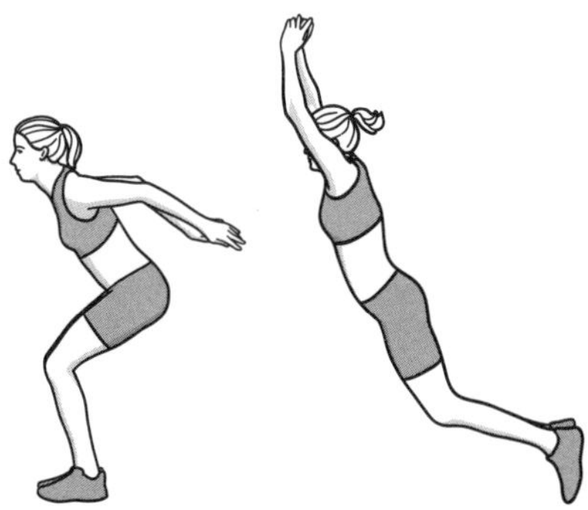

3 Frog Jump

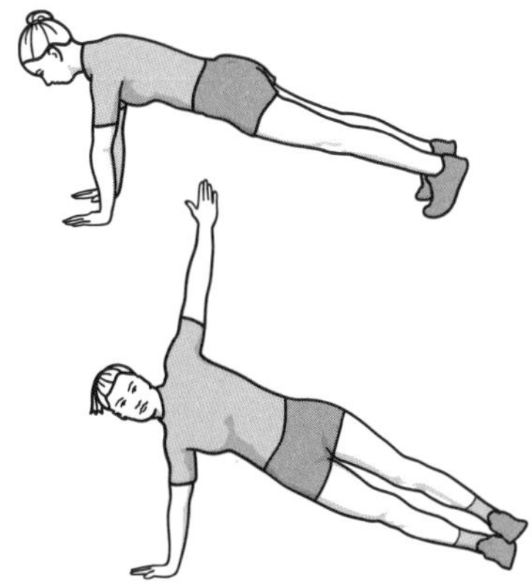

4 Brett mit Drehen

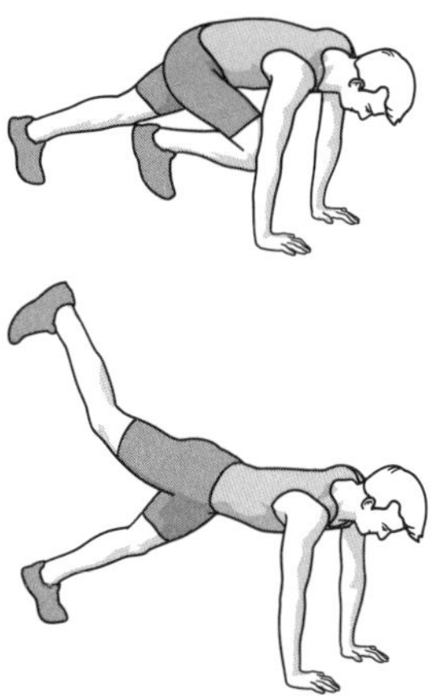

5 Bergsteiger-Kombi

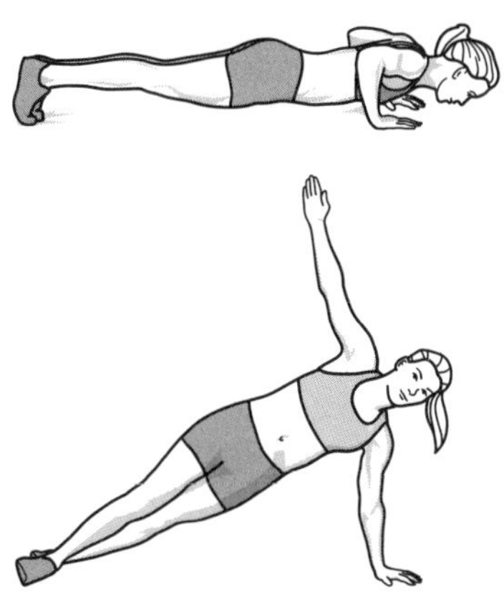

6 T-Liegestütz

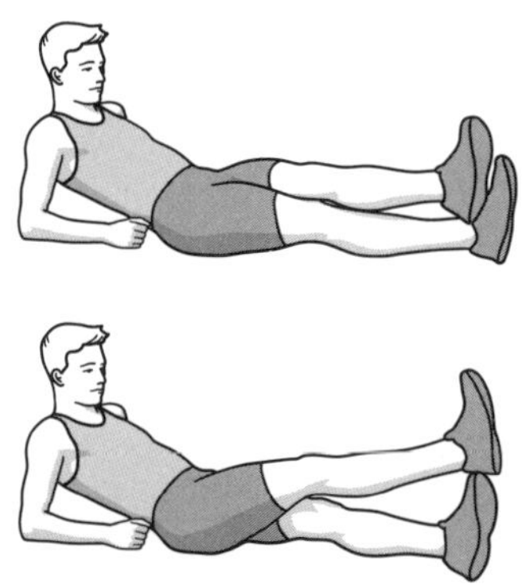

7 Beinschere

18 Workout auf der Wiese 2

Bewegungstempo: schnell bis zügig (3–4 Sekunden)
Dauer: ca. 25 Minuten
Einheiten pro Woche: 2

1 2 3

	Übungen	Wiederholungen (Wdh.)/ Belastungszeit (Sek.)	Belastungspause nach jeder Übung in Sekunden	Sätze	Belastungspause nach jedem Satz in Sekunden	Seite
1	Skatersprünge	12–15 Wdh. je Seite	20–60	2	60–90	15
2	Good Morning	12–15 Wdh.	20–60	2	60–90	126
3	Kräftigung der vorderen Oberschenkelmuskulatur	12–15 Wdh.	20–60	2	60–90	141
4	Walking Push-up	30 Sek.	20–60	2	60–90	125
5	Wadenheben auf einem Bein	15–20 Wdh. je Seite	20–60	2	60–90	139
6	Dynamischer Seitstütz	12–15 Wdh. je Seite	20–60	2	60–90	131

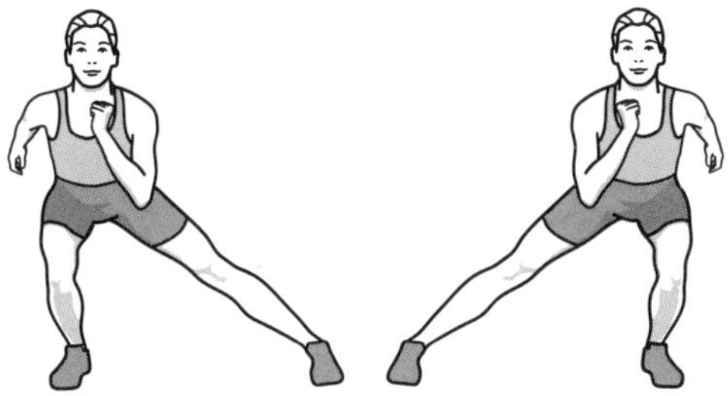

1 Skatersprünge

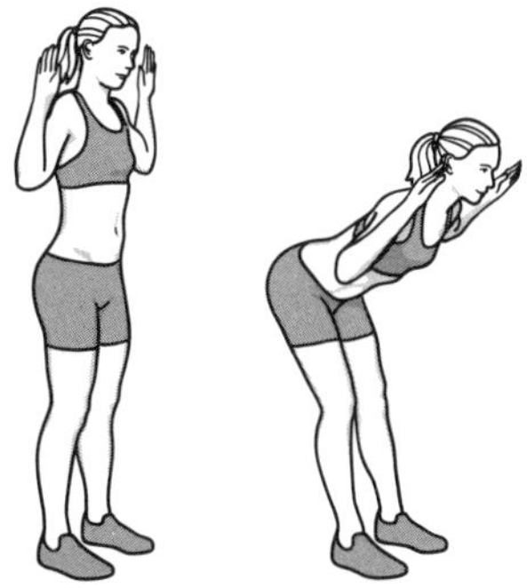

2 Good Morning

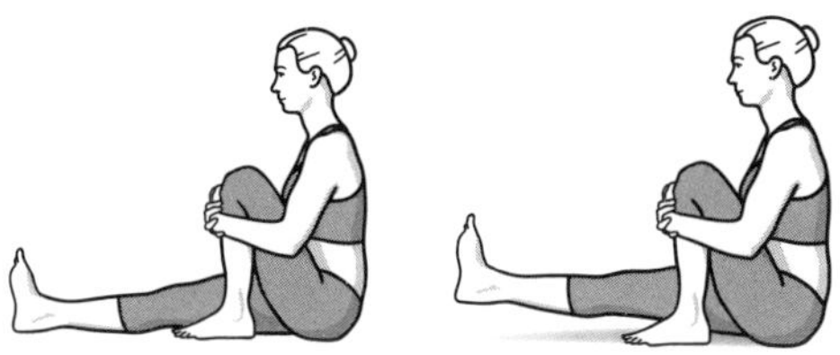

3 Kräftigung der vorderen Oberschenkelmuskulatur

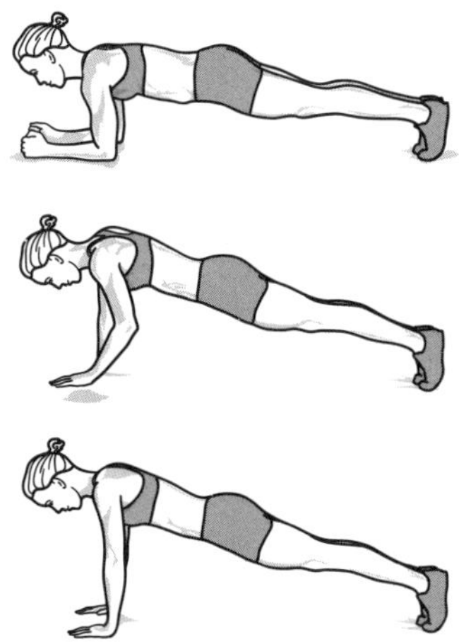

4 Walking Push-up

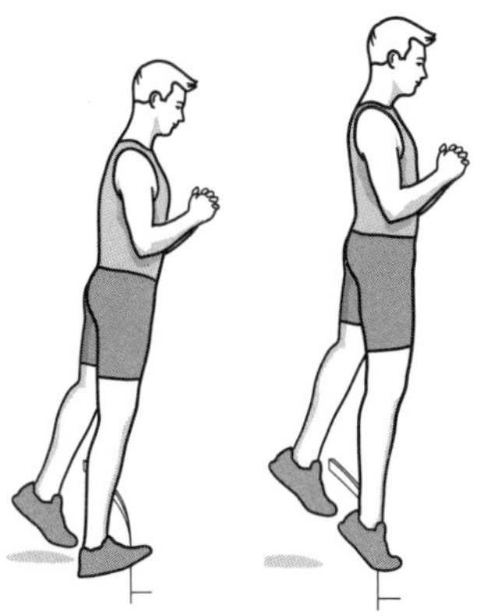

5 Wadenheben auf einem Bein

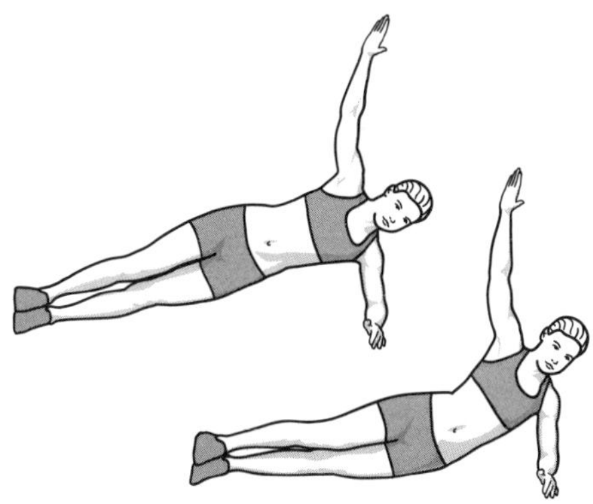

6 Dynamischer Seitstütz

19 Das Parkbank-Workout

Bewegungstempo: zügig bis schnell (2–4 Sekunden)
Dauer: ca. 30 Minuten
Einheiten pro Woche: 1–2

1 **2** 3

	Übungen	Wiederholungen (Wdh.)/ Belastungszeit (Sek.)	Belastungspause nach jeder Übung in Sekunden	Sätze	Belastungspause nach jedem Satz in Sekunden	Seite
1	Box Jump	12–15 Wdh.	20	2	40–60	144
2	Dip	12–15 Wdh.	20	2	40–60	124
3	Step-up	12–15 Wdh. je Seite	20	2	40–60	136
4	Beinschere	15–20 Wdh.	20	2	40–60	130
5	Brücke	10–12 Wdh. je Seite	20	2	40–60	126
6	Geneigter Liegestütz	12–15 Wdh.	20	2	40–60	125

Hinweis: Die Box Jumps werden hier beispielsweise auf einer stabilen Parkbank ausgeführt.

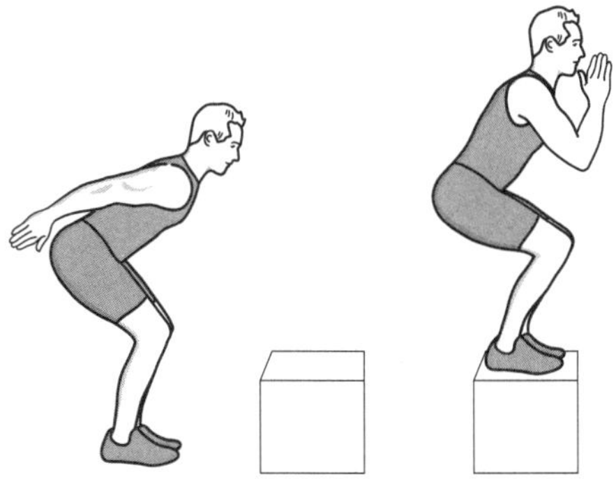

1 Box Jump

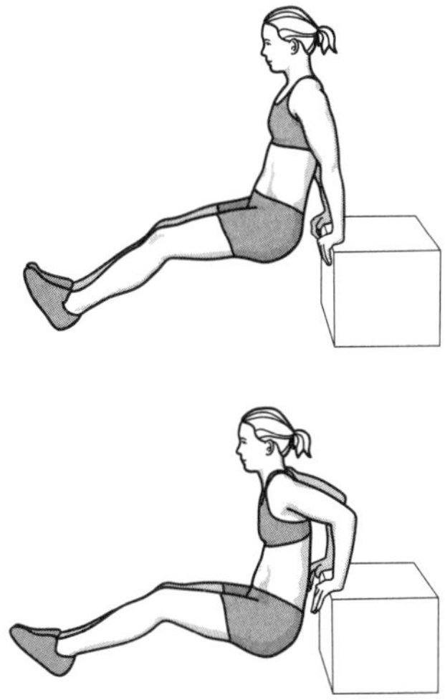

2 Dip

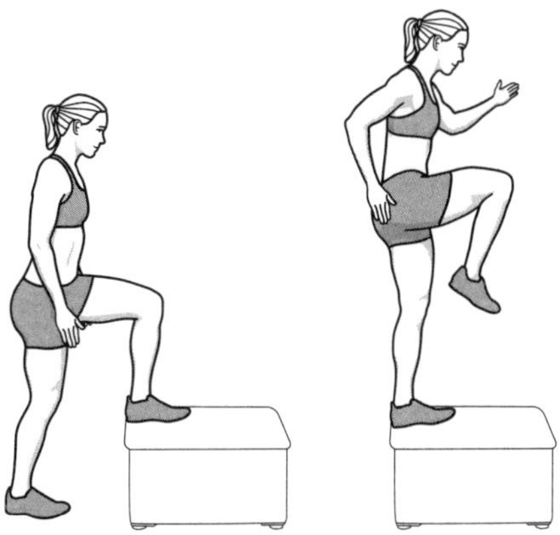

3 Step-up

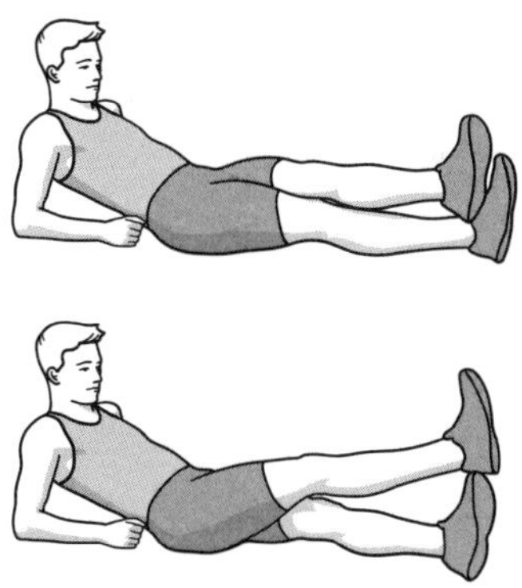

4 Beinschere

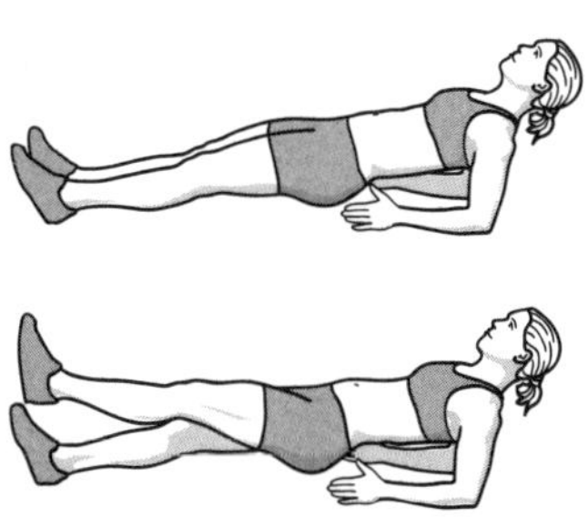

5 Brücke

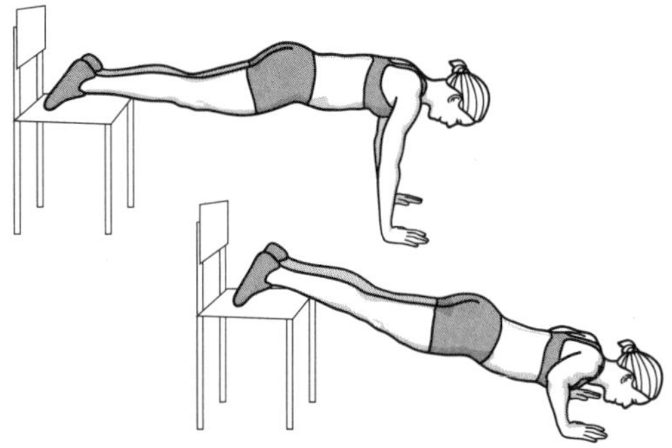

6 Geneigter Liegestütz

20 Für einen gleichmäßigen Laufstil 1

Bewegungstempo: zügig (3–4 Sekunden)
Dauer: ca. 15–30 Minuten
Einheiten pro Woche: 1–2

1 2 3

	Übungen	Wiederholungen (Wdh.)/ Belastungszeit (Sek.)	Belastungspause nach jeder Übung in Sekunden	Sätze	Belastungspause nach jedem Satz in Sekunden	Seite
1	Ausfallschritt mit Wadenkräftigung	20 Wdh.	30–40	1–2	60	137
2	Scherensprung	30 Sek.	30–40	1–2	60	143
3	Einbeinige Kniebeuge	20 Wdh. je Seite	30–40	1–2	60	135
4	Muschel	20 Wdh. je Seite	30–40	1–2	60	140
5	Beckenheben	20 Wdh.	30–40	1–2	60	140

Hinweis: Je besser die Gesäßmuskulatur gekräftigt ist und den Becken- und Hüftbereich stabilisiert, desto gleichmäßiger wird deine Laufbewegung. Außerdem gibt dir dieses Training den notwendigen dynamischen Abdruck, um auch bei Bergläufen Tempo zu machen.

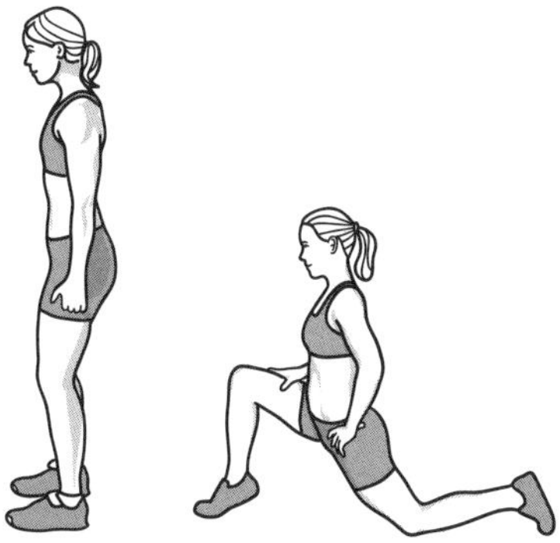

1 Ausfallschritt mit Wadenkräftigung

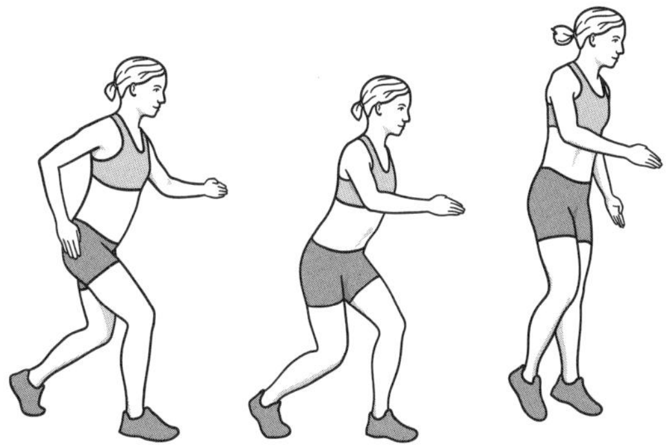

2 Scherensprung

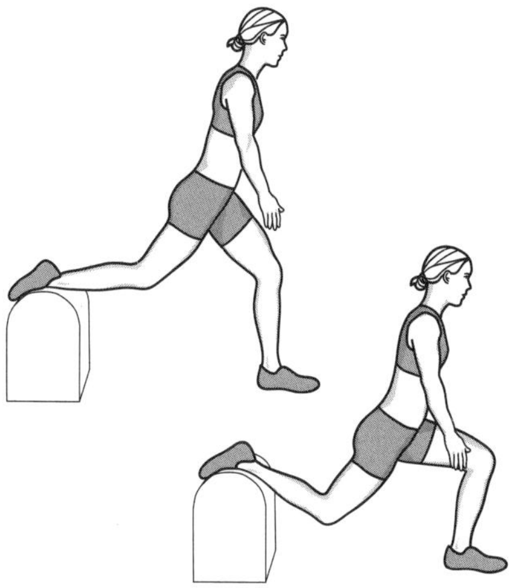

3 Einbeinige Kniebeuge

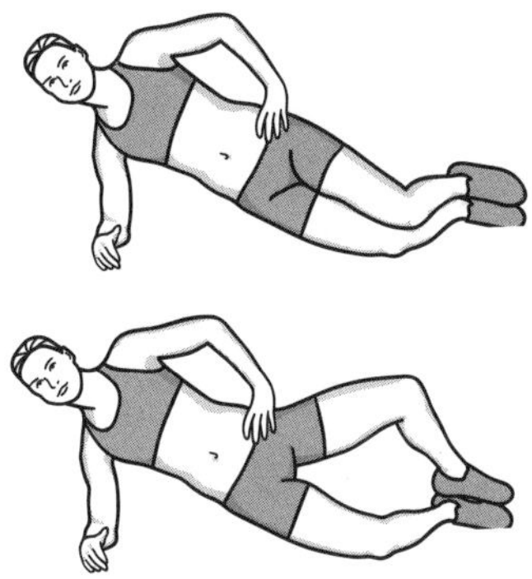

4 Muschel

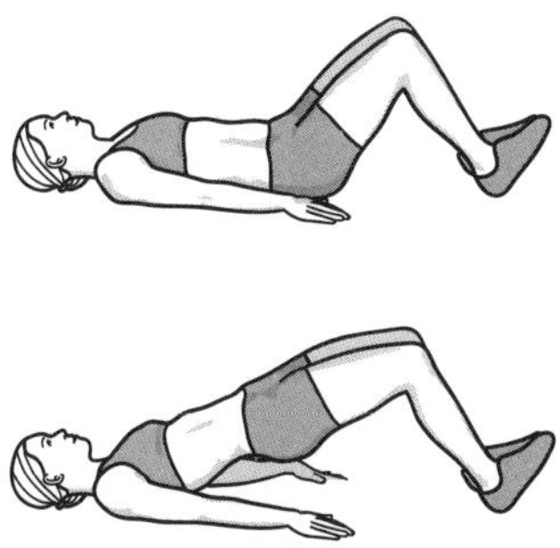

5 Beckenheben

21 Für einen gleichmäßigen Laufstil 2

Bewegungstempo: zügig (3–4 Sekunden)
Dauer: ca. 40 Minuten
Einheiten pro Woche: 2

1 **2** 3

	Übungen	Wiederholungen (Wdh.)/ Belastungszeit (Sek.)	Belastungs-pause nach jeder Übung in Sekunden	Sätze	Belastungs-pause nach jedem Satz in Sekunden	Seite
1	Ausfallschritt mit Wechselsprung	30 Sek.	30	2	60	143
2	Goblet Squat	20 Wdh.	30	2	60	142
3	Unterarmstütz mit alternierendem Beinheben	20 Wdh. je Seite	30	2	60	134
4	Squat Jump	30 Sek.	30–60	2	60	144
5	Seitlicher Ausfallschritt mit gestreckten Armen	20 Wdh.	30	2	60	138
6	Erhöhter Beckenlift	20 Wdh.	30	2	60	141

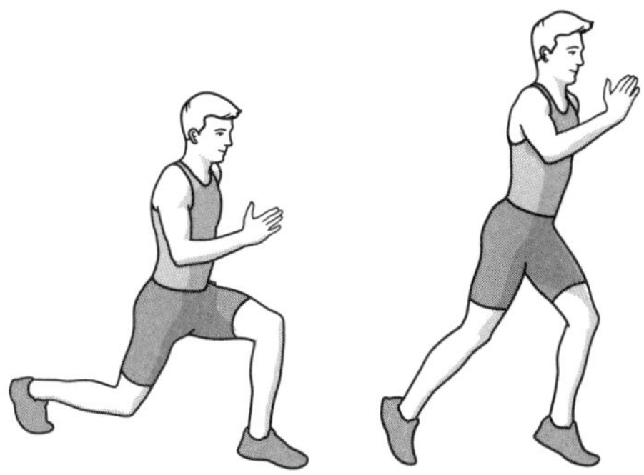

1 Ausfallschritt mit Wechselsprung

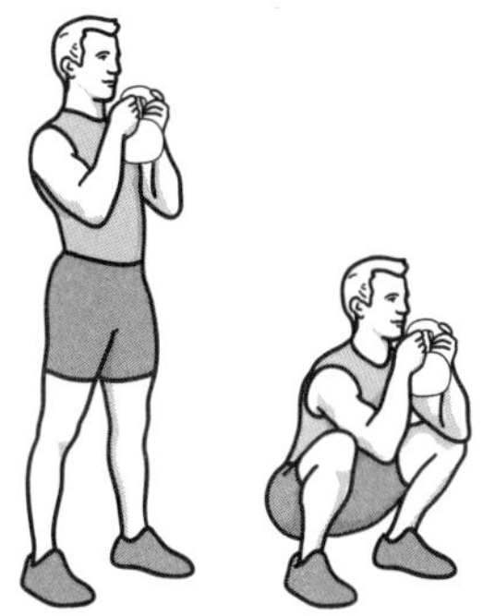

2 Goblet Squat

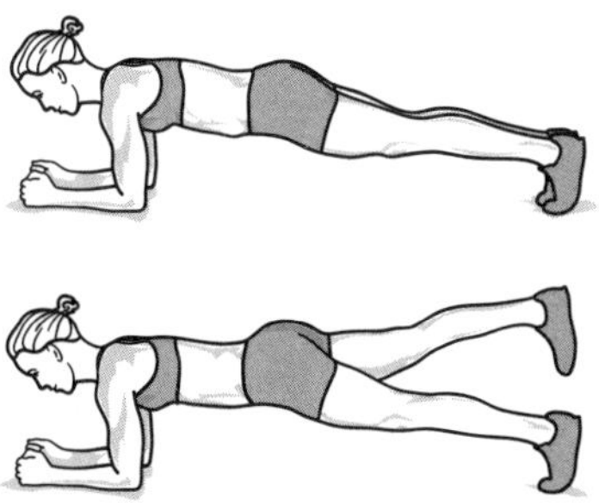

3 Unterarmstütz mit alternierendem Beinheben

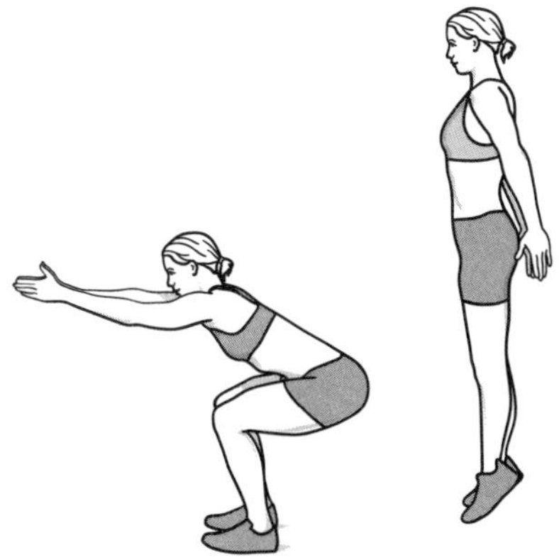

4 Squat Jump

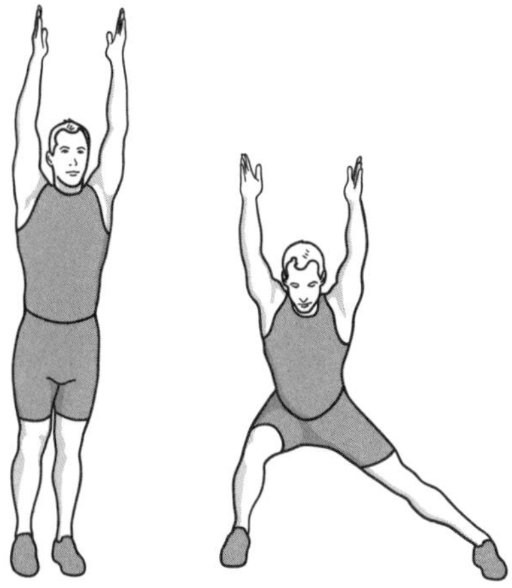

5 Seitlicher Ausfallschritt mit gestreckten Armen

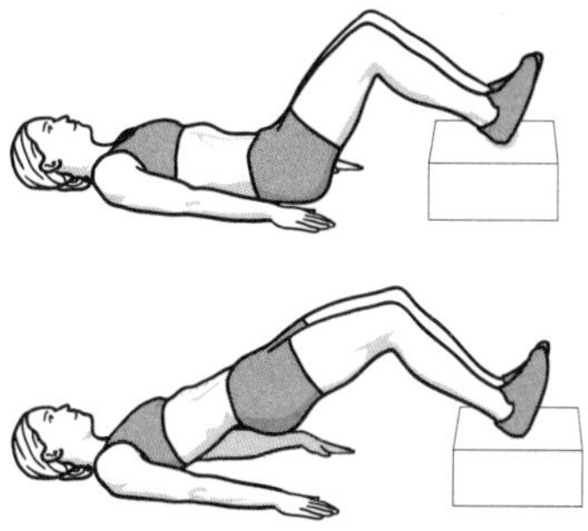

6 Erhöhter Beckenlift

22 Sprungkraft-Workout 1

Bewegungstempo: schnell (2–4 Sekunden)
Dauer: ca. 20–40 Minuten
Einheiten pro Woche: 1–2

1 **2** 3

	Übungen	Wiederholungen (Wdh.)	Belastungs-pause nach jeder Übung in Sekunden	Sätze	Belastungs-pause nach jedem Satz in Sekunden	Seite
1	Burpee	10–12 Wdh.	60–120	1-2	120–180	14
2	Skatersprünge	12–15 Wdh.	60–120	1-2	120–180	15
3	Squat Jump und Tuck Jump	12–15 Wdh.	60–120	1-2	120–180	144
4	Scherensprung	12–15 Wdh.	60–120	1-2	120–180	143

Hinweis: Dieses Intensivtraining verleiht deiner Muskulatur die notwendige Spannung, um schnell aus dem Startblock zu kommen. Überrasche deine Muskeln mit dynamischen Extraübungen. Mit dieser ungewohnten Belastung verbesserst du schnell deine Koordination und Schnellkraft, verfeinerst deine Bewegungsabläufe und ökonomisierst deinen Laufstil. Die Beine und die Rumpfmuskulatur werden ebenfalls gekräftigt, da sie Stabilisationsarbeit leisten müssen. Am besten beginnst du gleich nach dem Aufwärmen mit Koordinationsübungen, um anschließend optimal vorbereitet in die Luft zu gehen. Bei Knie- oder Rückenproblemen solltest du auf dieses Workout verzichten.

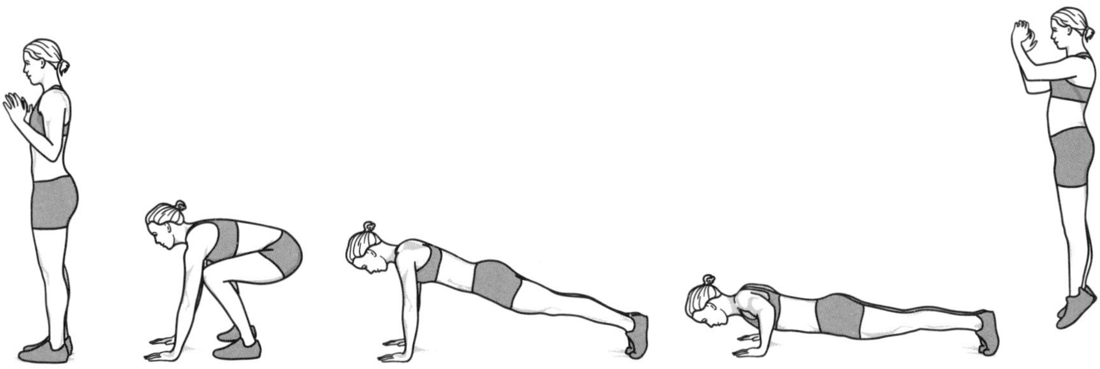

1 Burpee

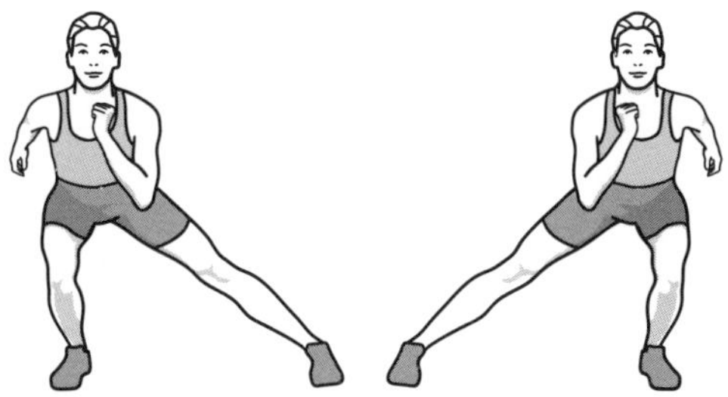

2 Skatersprünge

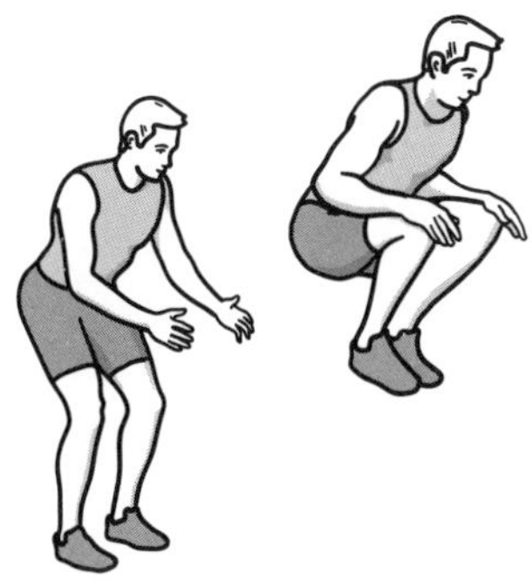

3 Squat Jump und Tuck Jump

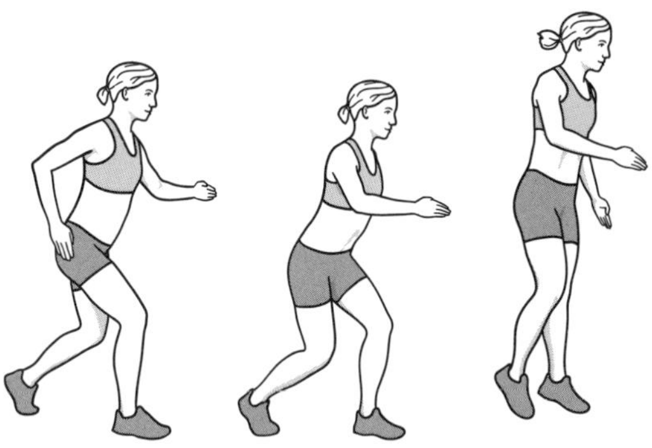

4 Scherensprung

23 Sprungkraft-Workout 2

Bewegungstempo: schnell (2–4 Sekunden)
Dauer: ca. 20–40 Minuten
Einheiten pro Woche: 1–2

1 2 **3**

	Übungen	Wiederholungen (Wdh.)/ Belastungszeit (Sek.)	Belastungs-pause nach jeder Übung in Sekunden	Sätze	Belastungs-pause nach jedem Satz in Sekunden	Seite
1	Burpee	40 Sek.	60–90	1–2	120–180	14
2	Step-up	12–15 Wdh.	60–90	1–2	120–180	136
3	Box Jump	8–10 Wdh.	60–90	1–2	120–180	144
4	Frog Jump	8–10 Wdh.	60–90	1–2	120–180	143
5	T-Liegestütz	max. Wdh. im Wechsel zu jeder Seite	60–90	1–2	120–180	125

Hinweis: Bei dieser Profi-Trainingsmethode wird dein Körper nach einem Sprung (auf eine Bank oder einen Kasten) in der Landephase durch die Muskulatur gebremst. Dabei wird sie gedehnt und speichert die entstehende Energie, um sie anschließend in der Verkürzungsphase – dem Sprung – wieder abzugeben. Deine Bewegungen werden dadurch kraftvoller, schneller und dynamischer. Läufer, die dieses sogenannte plyometrische Training für sechs Wochen konsequent in ihr Training eingebaut haben, konnten ihre Leistung um vier Prozent steigern. Schau dich also rechtzeitig nach einem neuen Laufpartner um!

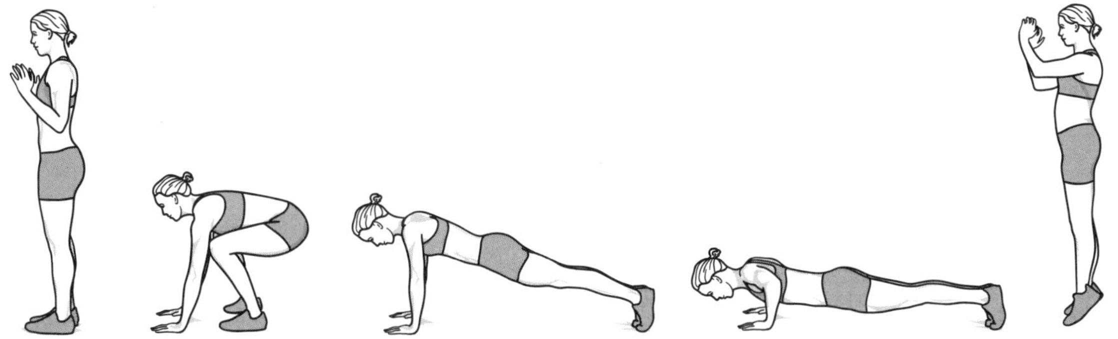

1 Burpee

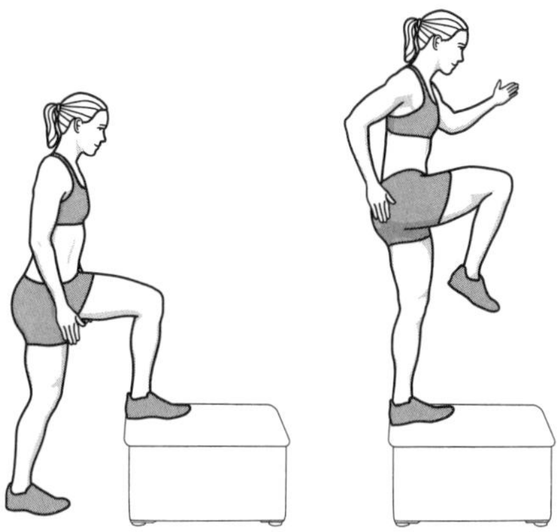

2 Step-up

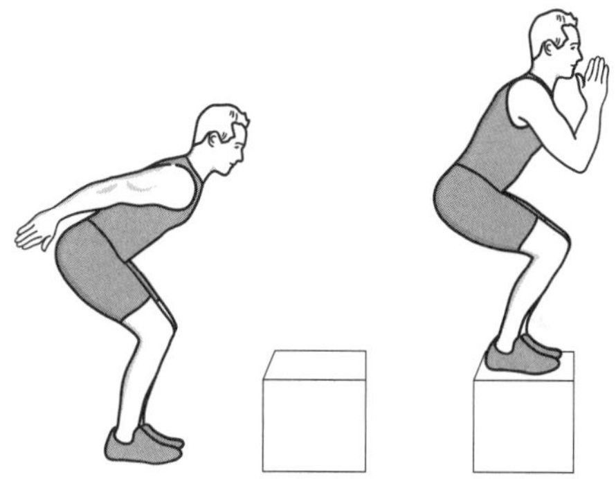

3 Box Jump

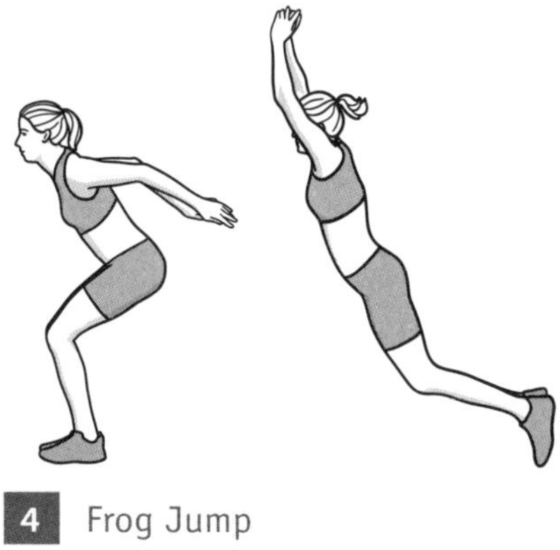

4 Frog Jump

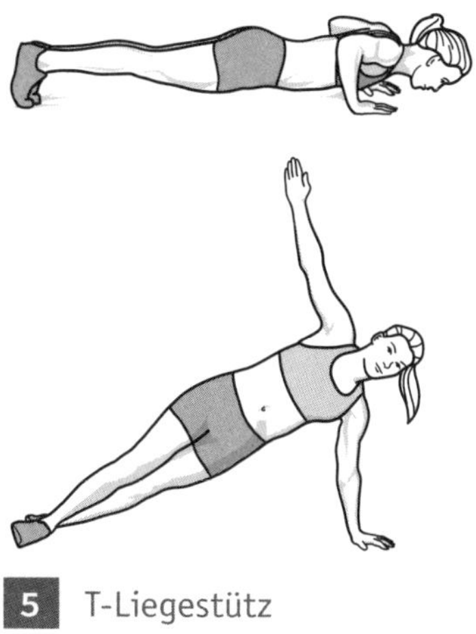

5 T-Liegestütz

24 Das Sofa-Workout für Läufer

Bewegungstempo: langsam bis zügig (3–5 Sekunden)
Dauer: ca. 25–50 Minuten
Einheiten pro Woche: 2–3

1 2 3

	Übungen	Wiederholungen (Wdh.)/ Belastungszeit (Sek.)	Belastungs-pause nach jeder Übung in Sekunden	Sätze	Belastungs-pause nach jedem Satz in Sekunden	Seite
1	Bergsteiger	30–40 Sek.	30–60	2–3	60	133
2	Einbeinige Kniebeuge	12–15 Wdh.	30–60	2–3	60	135
3	Beinschere	12–15 Wdh.	30–60	2–3	60	130
4	Squat mit Beinheben	15–20 Wdh.	30–60	2–3	60	135
5	Dip	12–15 Wdh.	30–60	2–3	60	124
6	Wechselseitiges Beinstrecken	15–20 Wdh.	30–60	2–3	60	131

Hinweis: Wer das Sofa zum Abstützen oder in der Ausgangsposition als instabilen Untergrund nutzt, gestaltet sein Training ein klein wenig schwerer. Je kleiner oder instabiler die Unterstützungsfläche ist, desto mehr steigt der Anspruch an die Stabilisation. Hunderte von unbewussten Muskelkontraktionen lösen dafür die nötigen Ausgleichsbewegungen aus, um Stabilität und Balance zu halten. Insbesondere die oft vernachlässigten tiefer liegenden Muskelschichten werden so hervorragend mittrainiert. Denn es sind gerade die kleinen und auf den ersten Blick nicht sichtbaren Muskelgruppen, die für eine aufrechte Haltung und einen sauberen Bewegungsablauf sorgen. Führe den Bergsteiger, die einbeinige Kniebeuge und die Dips mit deinem Sofa als Stützfläche aus.

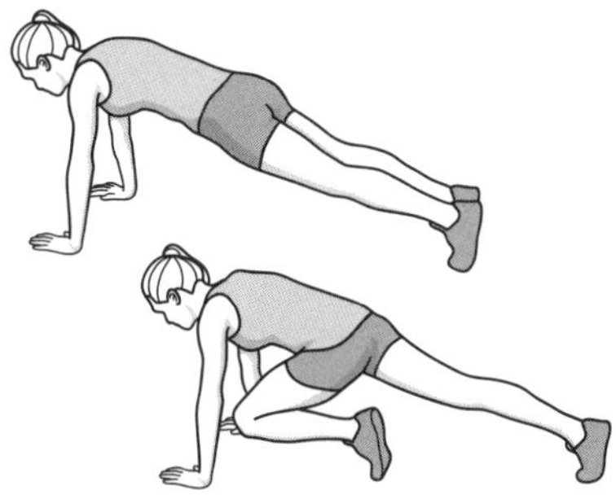

1 Bergsteiger

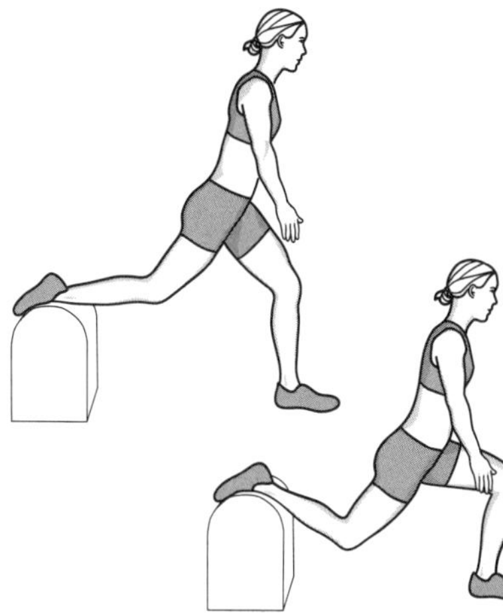

2 Einbeinige Kniebeuge

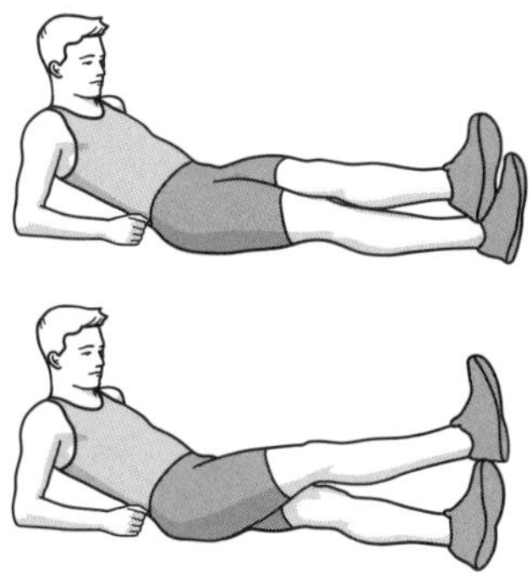

3 Beinschere

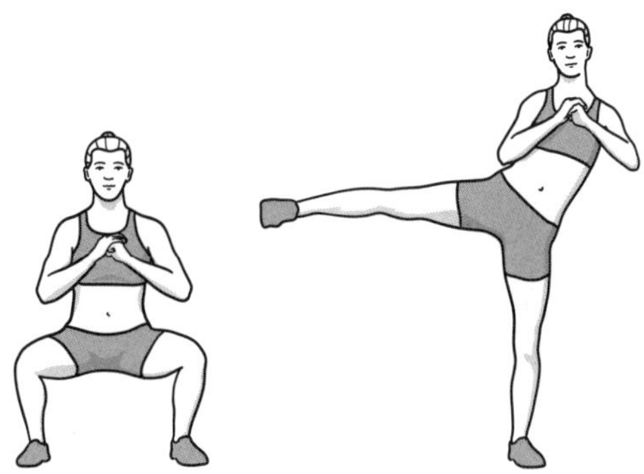

4 Squat mit Beinheben

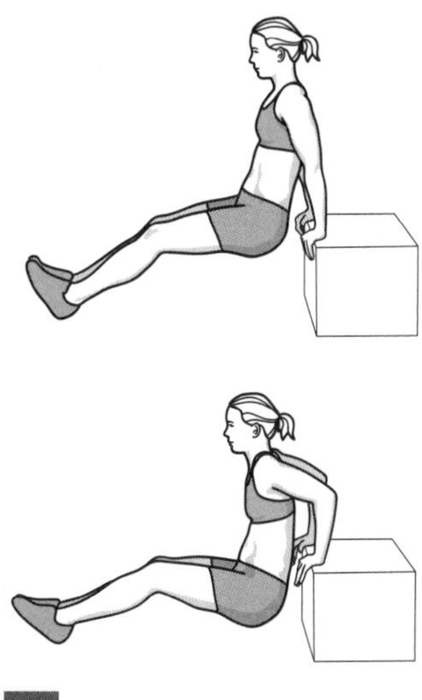

5 Dip

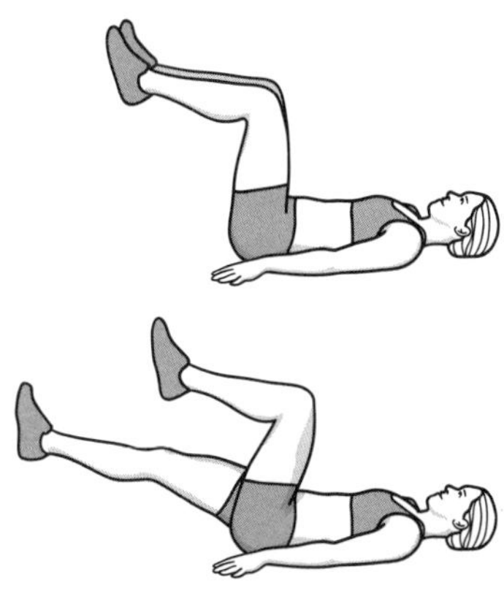

6 Wechselseitiges Beinstrecken

25 Kraft für Läuferbeine 1

Bewegungstempo: zügig (3–4 Sekunden)
Dauer: ca. 30 Minuten
Einheiten pro Woche: 2

1 2 3

	Übungen	Wiederholungen (Wdh.)	Belastungspause nach jeder Übung in Sekunden	Sätze	Belastungspause nach jedem Satz in Sekunden	Seite
1	Scherensprung	12–15 Wdh.	30–60	2	60–120	143
2	Squat	15 Wdh.	30–60	2	60–120	135
3	Seitlicher Ausfallschritt mit gestreckten Armen	20 Wdh. je Seite	30–60	2	60–120	138
4	Schienbeinübung	20 Wdh.	30–60	2	60–120	139
5	Wadenheben	20 Wdh.	30–60	2	60–120	139
6	Seitliche Rumpfstabilisation mit Adduktorenkräftigung	20 Wdh. je Seite	30–60	2	60–120	132
7	Muschel	20 Wdh. je Seite	30–60	2	60–120	140

Hinweis: Die Abduktoren sind wichtige Stabilisatoren der Beinachse. Oft sind die Gegenspieler – die Adduktoren – stärker ausgebildet. Um Disbalancen zu vermeiden, lohnt es sich, die Abduktoren besonders intensiv zu trainieren.

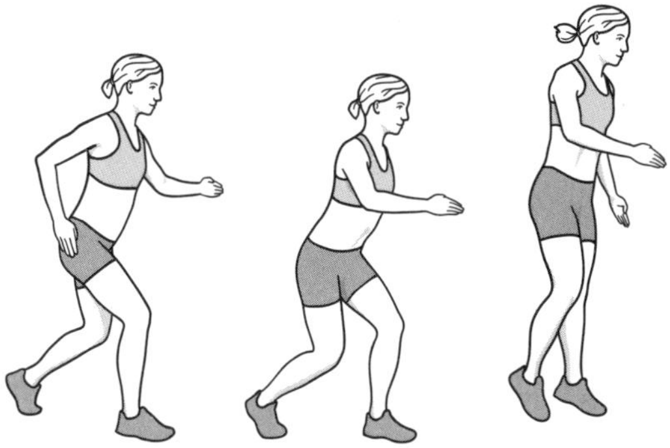

1 Scherensprung

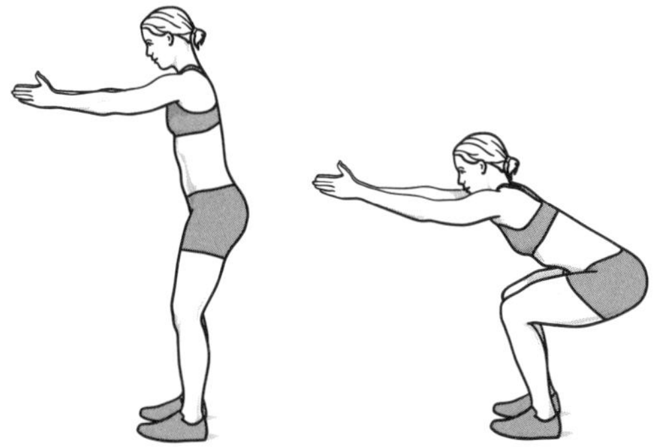

2 Squat

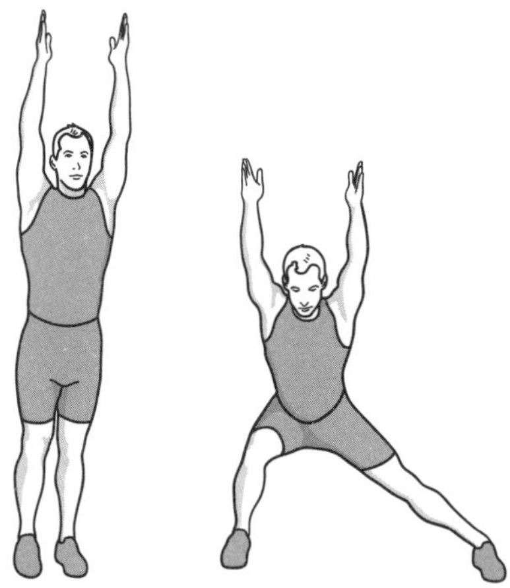

3 Seitlicher Ausfallschritt mit gestreckten Armen

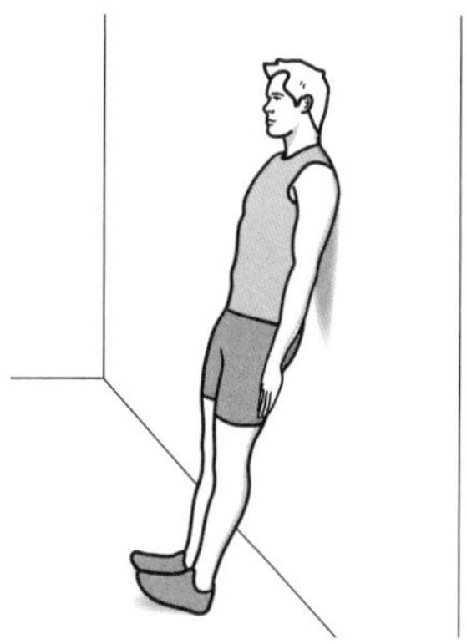

4 Schienbeinübung

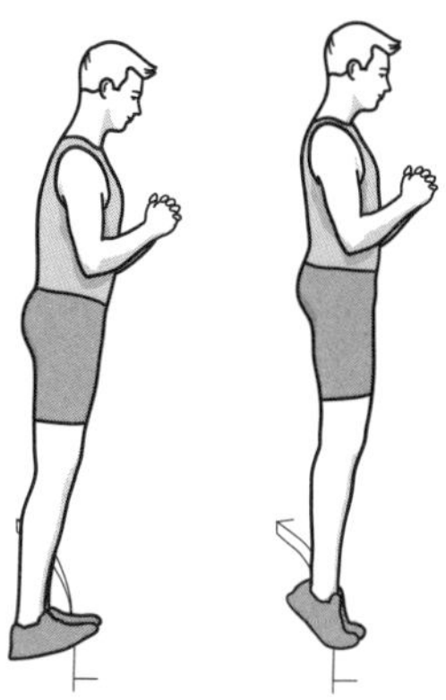

5 Wadenheben

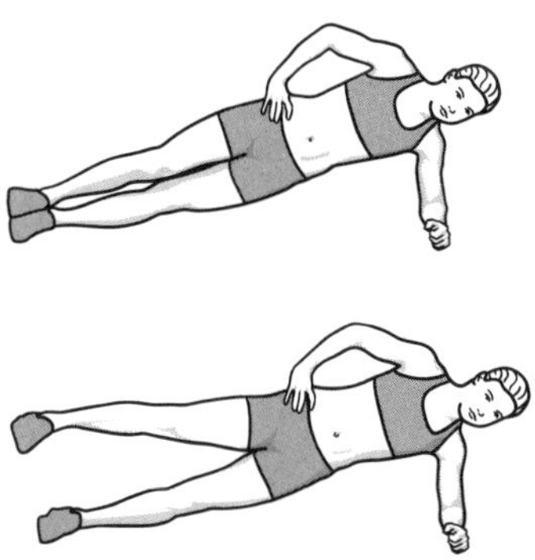

6 Seitliche Rumpfstabilisation mit Adduktorenkräftigung

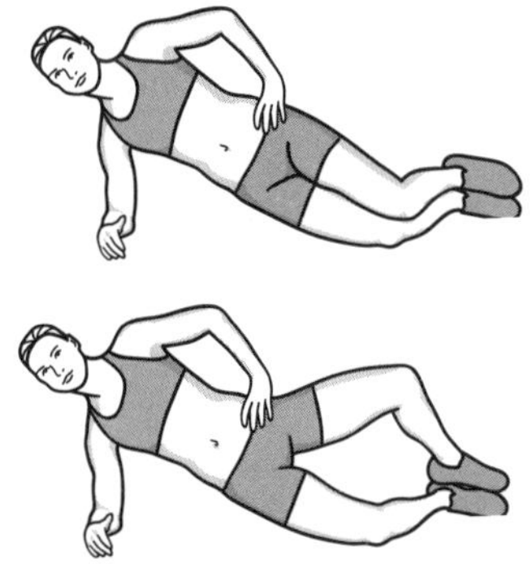

7 Muschel

26 Kraft für Läuferbeine 2

Bewegungstempo: zügig (3–4 Sekunden)
Dauer: ca. 30–60 Minuten
Einheiten pro Woche: 2

1 2 3

	Übungen	Wiederholungen (Wdh.)	Belastungspause nach jeder Übung in Sekunden	Sätze	Belastungspause nach jedem Satz in Sekunden	Seite
1	Ausfallschritt mit Wechselsprung	15 Wdh.	30–60	2–3	60–120	143
2	Step-up	15 Wdh. je Seite	30–60	2–3	60–120	136
3	Abdrücken	20 Wdh. je Seite	30–60	2–3	60–120	138
4	Squat mit Beinheben	20 Wdh.	30–60	2–3	60–120	135
5	Wadenheben	20 Wdh.	30–60	2–3	60–120	139
6	Muschel	20 Wdh. je Seite	30–60	2–3	60–120	140
7	Adduktoren-Lift	20 Wdh. je Seite	30–60	2–3	60–120	140

Hinweis: Eine gut gekräftigte Beinbeugemuskulatur (ischiocrurale Muskulatur), die etwa beim Ausfallschritt trainiert wird, spielt eine entscheidende Rolle für Läufer: Sie unterstützt die aktive Abdrückbewegung des Fußes beim Laufen.

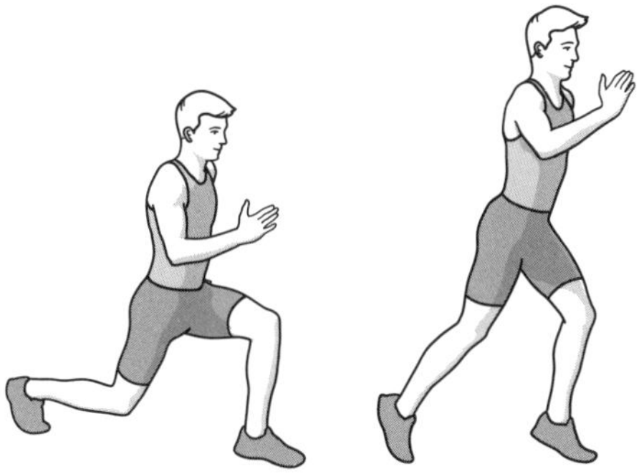

1 Ausfallschritt mit Wechselsprung

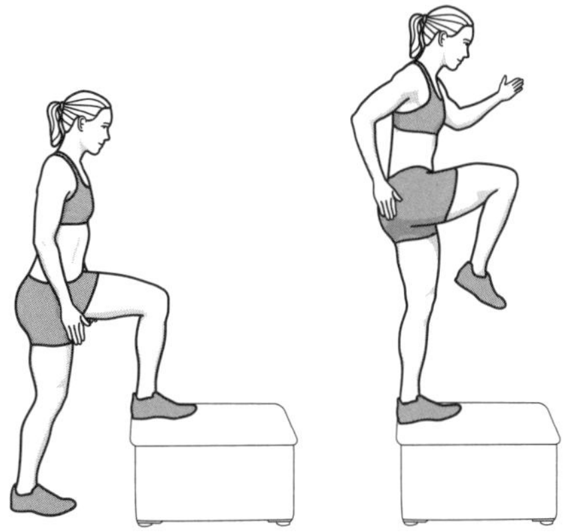

2 Step-up

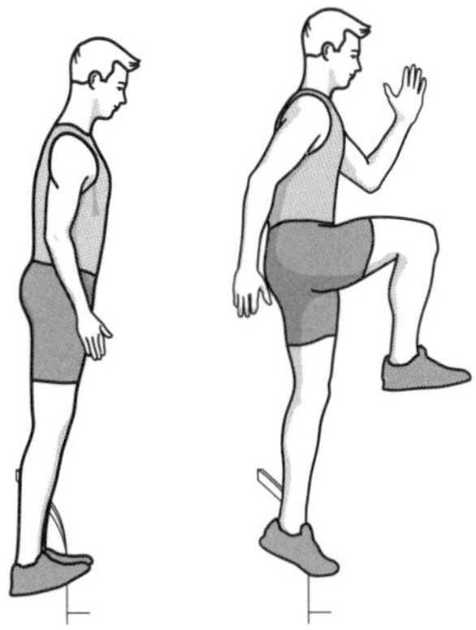

3 Abdrücken

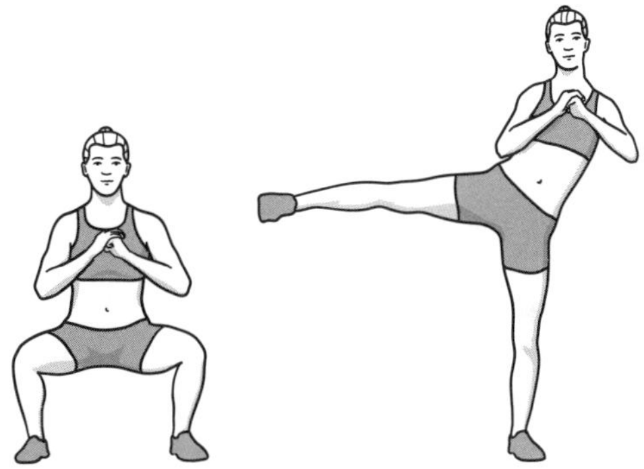

4 Squat mit Beinheben

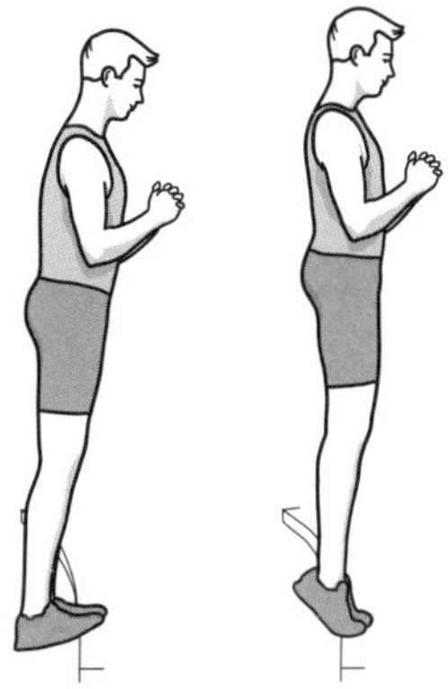

5 Wadenheben

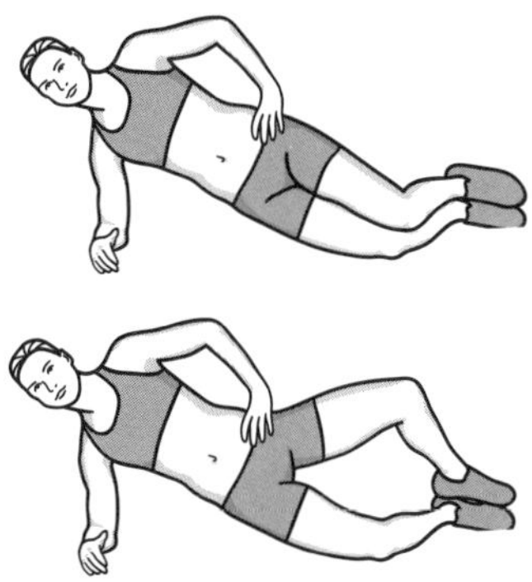

6 Muschel

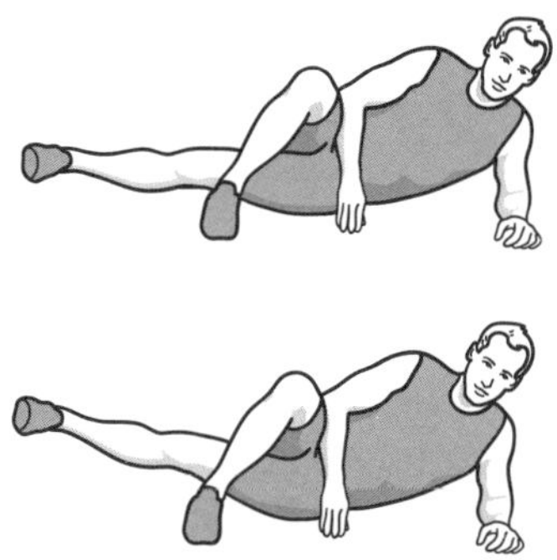

7 Adduktoren-Lift

27 Für fitte Füße

Bewegungstempo: langsam bis zügig (3–5 Sekunden)
Dauer: ca. 20 Minuten
Einheiten pro Woche: 1–2

1 2 3

	Übungen	Wiederholungen (Wdh.)	Belastungspause nach jeder Übung in Sekunden	Sätze	Belastungspause nach jedem Satz in Sekunden	Seite
1	Fußwippe	15–20 Wdh.	30	2	30–60	17
2	Standwaage	10–15 Wdh.	30	2	30–60	136
3	Wadenheben auf einem Bein	10–15 Wdh. je Seite	30	2	30–60	139
4	Abdrücken	10–15 Wdh. je Seite	30	2	30–60	138
5	Handtuchkrallen	10–12 Wdh.	30	2	30–60	142
6	Zehenanheben	10–12 Wdh.	30	2	30–60	142

Hinweis: Die komplexe Anatomie unserer Füße setzt sich aus jeweils 26 Knochen, 60 Muskeln und über 100 Bändern und Sehnen zusammen, die darauf ausgelegt sind, die bei jedem Schritt entstehende Energie bestmöglich abzufedern. Leider funktioniert diese Dämpfung bei den meisten nicht mehr optimal und verkümmert zusehends. Gesonderte Übungen helfen, die Fußstatik durch ein optimales Zusammenspiel der genannten Strukturen wiederherzustellen – am besten das Workout oder einzelne Übungen ein- bis zweimal die Woche in das Training integrieren. Übrigens: Eine gestärkte Fußmuskulatur reduziert die Rotationsbewegungen des Knies und verhindert so Schmerzen.

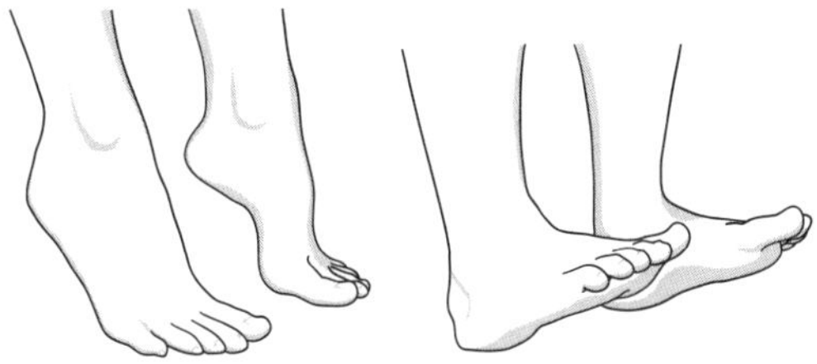

1 Fußwippe

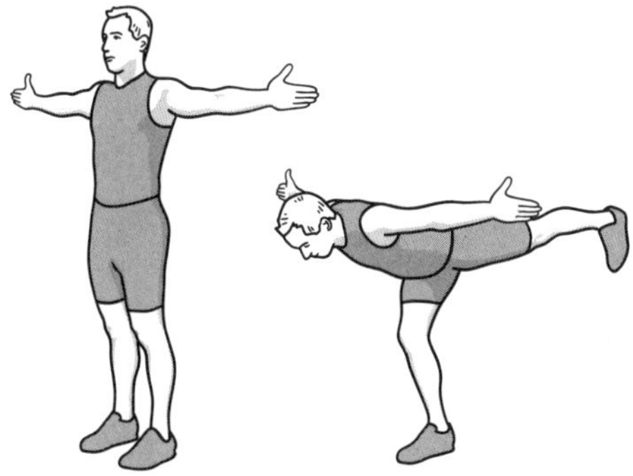

2 Standwaage

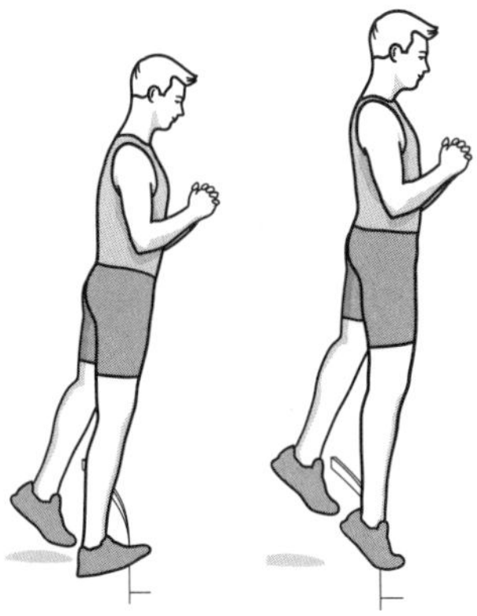

3 Wadenheben auf einem Bein

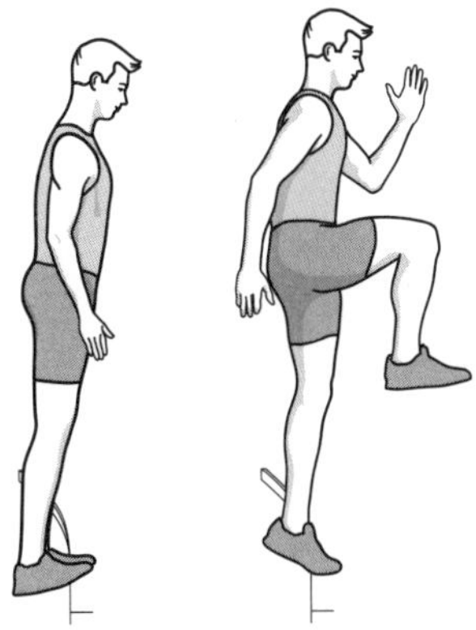

4 Abdrücken

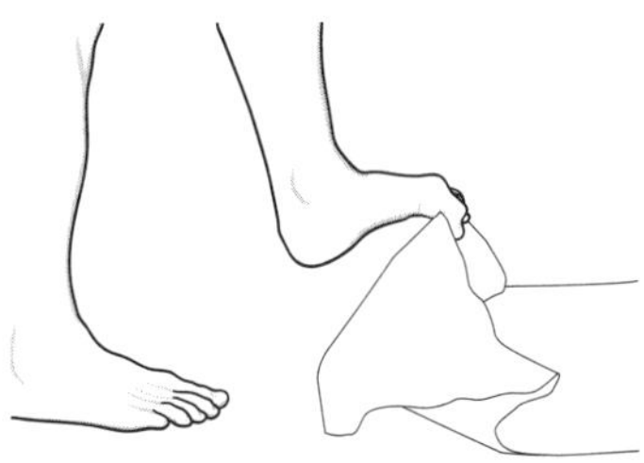

5 Handtuchkrallen

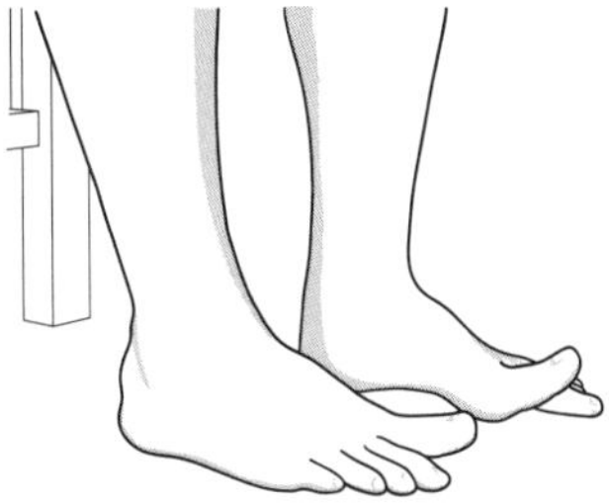

6 Zehenanheben

28 Outdoor-Workout für Läufer

Bewegungstempo: zügig (3–4 Sekunden)
Dauer: ca. 30 Minuten
Einheiten pro Woche: 2

1 **2** 3

	Übungen	Wiederholungen (Wdh.)	Belastungspause nach jeder Übung in Sekunden	Sätze	Belastungspause nach jedem Satz in Sekunden	Seite
1	Standwaage	15 Wdh. je Seite	60	2	60–90	136
2	Einbeinige Kniebeuge	15 Wdh. je Seite	60	2	60–90	135
3	Wadenheben	20 Wdh. je Seite	60	2	60–90	139
4	Umgekehrtes Rudern	20 Wdh.	60	2	60–90	127
5	Geneigter Liegestütz	20 Wdh. je Seite	60	2	60–90	125
6	Beidseitiges Strecken	20 Wdh.	60	2	60–90	130

Tipps: Nutze Bänke, Geländer, Klettergerüste auf Spielplätzen oder Äste zum Training, und deine Laufstrecke wird zum Workout-Parcours:

- Stelle dich für die einbeinige Kniebeuge auf die Stufe eines Klettergerüstes und halte dich mit den Händen etwa auf Brusthöhe fest.
- Eine Treppe mit Geländer ist ideal für das Wadenheben.
- Für das umgekehrte Rudern eignet sich ein tiefer Ast oder ein Geländer.
- Setze deine Füße auf einer Bank oder einem Baumstamm ab, um den Trainingswinkel beim Liegestütz zu variieren.

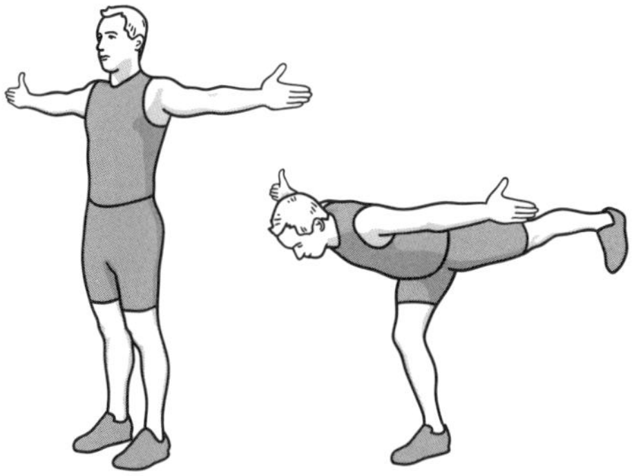

1 Standwaage

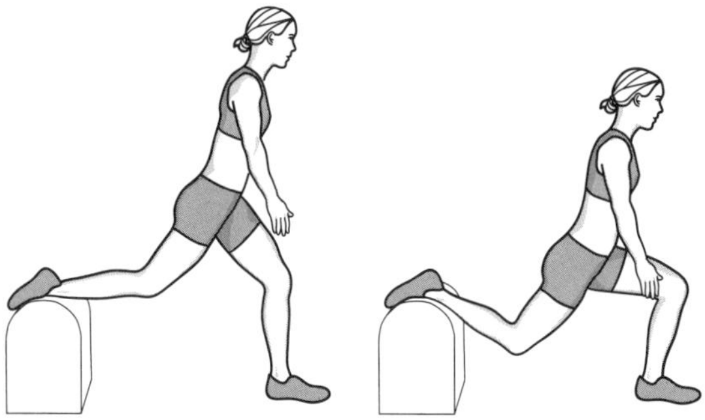

2 Einbeinige Kniebeuge

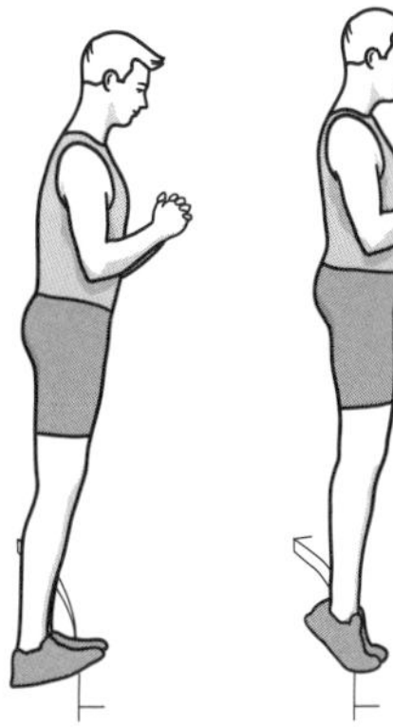

3 Wadenheben

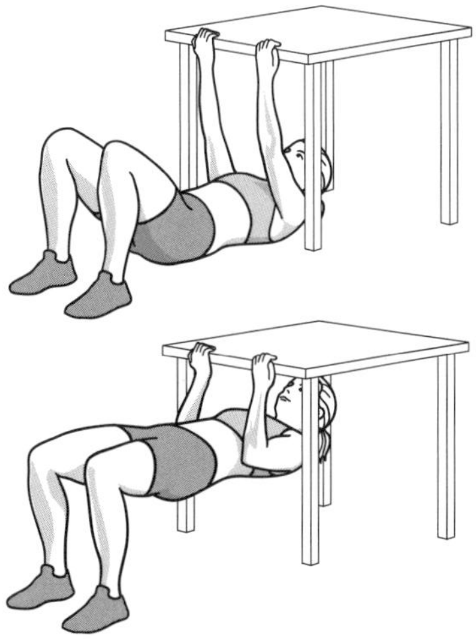

4 Umgekehrtes Rudern

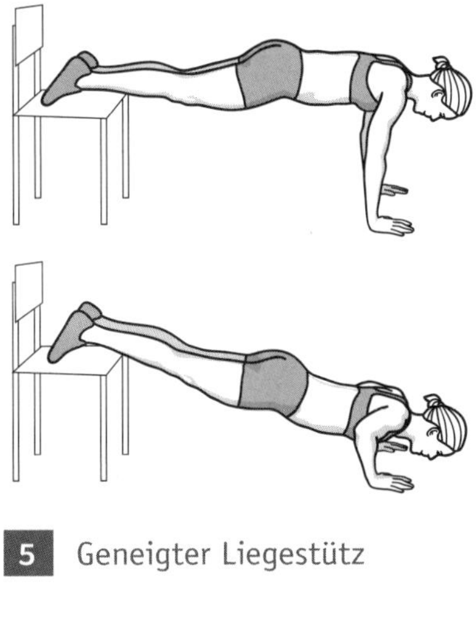

5 Geneigter Liegestütz

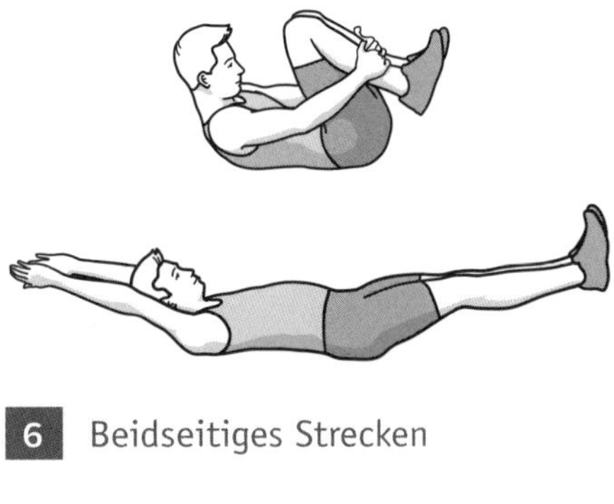

6 Beidseitiges Strecken

29 Tabata für Läufer 1

Bewegungstempo: kontrolliert schnell (2–4 Sekunden)
Dauer: ca. 4 Minuten
Einheiten pro Woche: 2

1 **2** 3

	Übungen	Belastungszeit in Sekunden	Belastungspause nach jeder Übung in Sekunden	Sätze	Belastungspause nach jedem Satz in Sekunden	Seite
1	Scherensprung	20	10	1	/	143
2	Squat mit Beinheben	20	10	1	/	135
3	Adduktoren-Lift	20	10	1	/	140
4	Beckenheben	20	10	1	/	140
5	Walking Push-up	20	10	1	/	125
6	Brücke	20	10	1	/	126
7	Rumpftwist	20	10	1	/	129
8	Dynamischer Seitstütz	20	10	1	/	131

Hinweise

- Beim Tabata-Intervalltraining – einer speziellen Form des HIIT (High-Intensity-Intervall-Training) – wechseln sich Übungen mit 20 Sekunden Belastung gefolgt von 10 Sekunden Pause ab.
- Lade dir für dein Zirkeltraining einen Tabata-Timer auf dein Smartphone. Hier kannst du individuell Wiederholungszahl, Dauer der einzelnen Übungen und schließlich die Gesamtdauer des Workouts einstellen.
- Plane noch Zeit für das Warm-up und Cool-down ein.

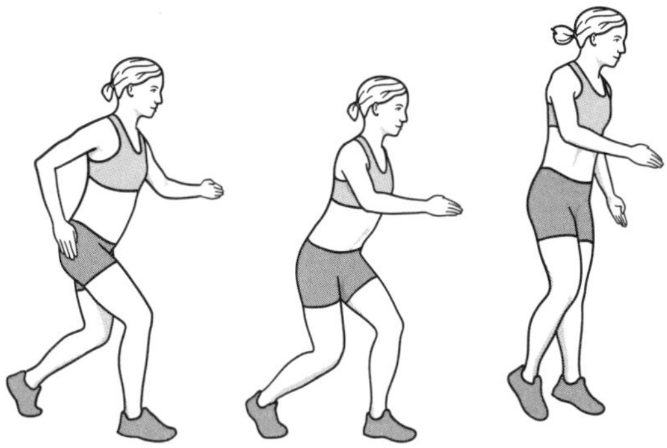

1 Scherensprung

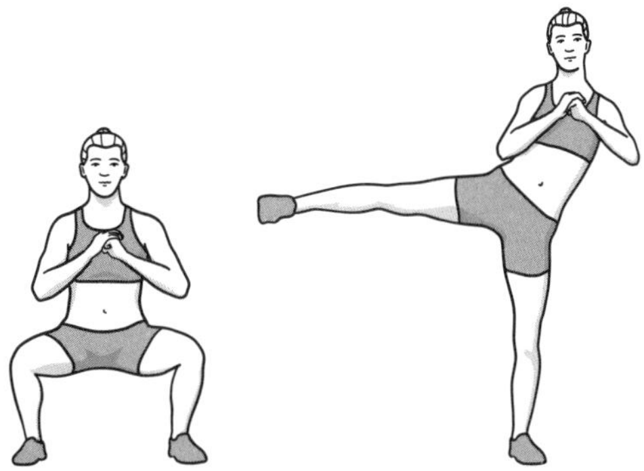

2 Squat mit Beinheben

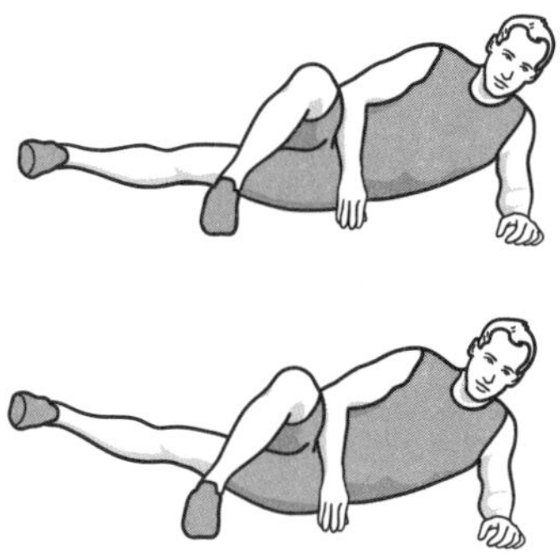

3 Adduktoren-Lift

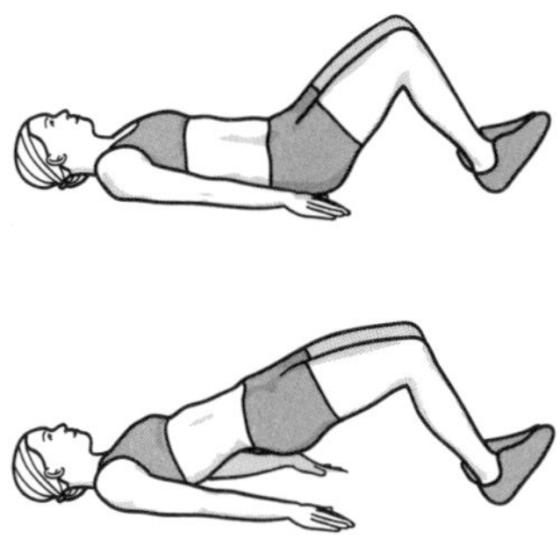

4 Beckenheben

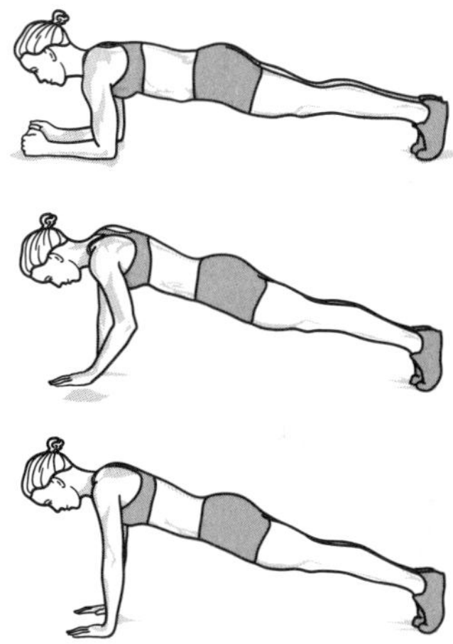

5 Walking Push-up

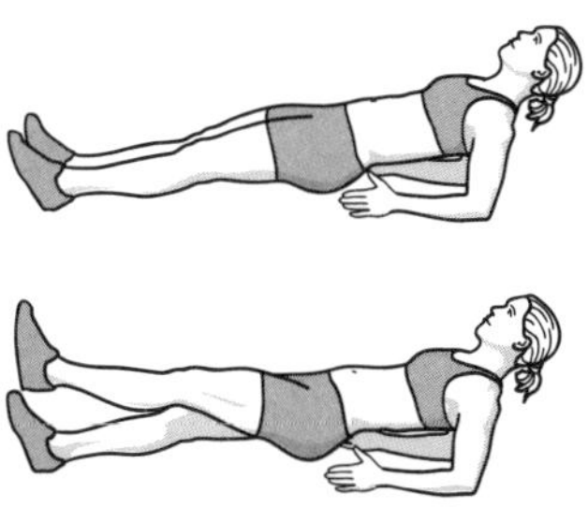

6 Brücke

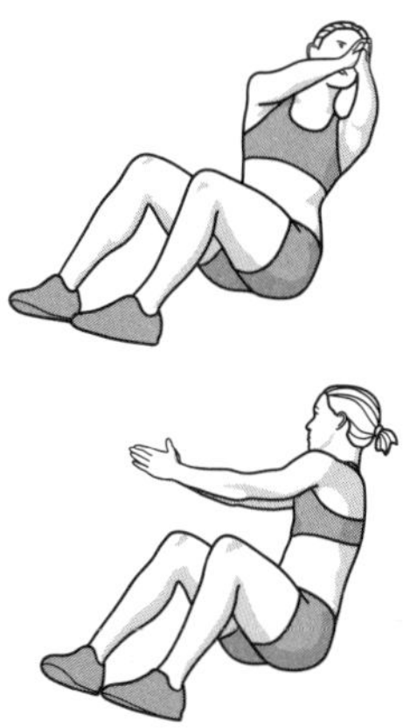

7 Rumpftwist

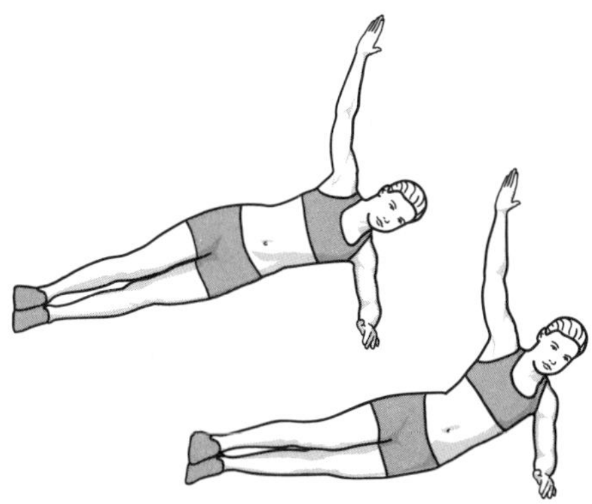

8 Dynamischer Seitstütz

30 Tabata für Läufer 2

Bewegungstempo: kontrolliert schnell (2–4 Sekunden)
Dauer: ca. 5–19 Minuten
Einheiten pro Woche: 2

1 **2** 3

	Übungen	Belastungszeit in Sekunden	Belastungspause nach jeder Übung in Sekunden	Sätze	Belastungspause nach jedem Satz in Sekunden	Seite
1	Squat Jump	20	10	1–3	60–120	144
2	Ausfallschritt über Kreuz	20 je Seite	10	1–3	60–120	137
3	Bergsteiger diagonal	20	10	1–3	60–120	133
4	Muschel	20	10	1–3	60–120	140
5	Gesäß-Kick	20 je Seite	10	1–3	60–120	140
6	Unterarmstütz mit alternierendem Beinheben	20	10	1–3	60–120	134
7	Schwimmer	20	10	1–3	60–120	126
8	Käfer	20	10	1–3	60–120	133

Hinweise

- 20 Sekunden Belastung pro Übung, anschließend 10 Sekunden lang pausieren.
- Gib 1 bis 3 Sätze Vollpower – in jeder Übung!
- Die Pause nach jedem Satz beträgt 1 bis 2 Minuten.
- Plane noch Zeit für das Warm-up und Cool-down ein.

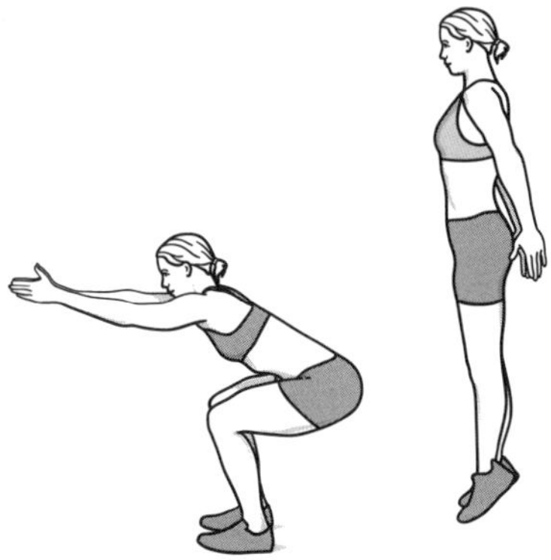

1 Squat Jump

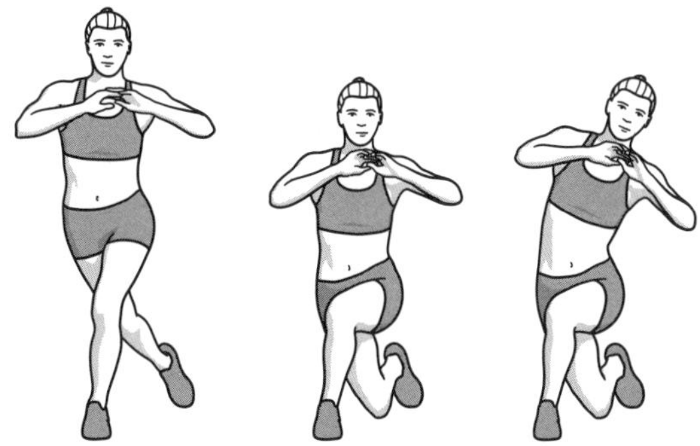

2 Ausfallschritt über Kreuz

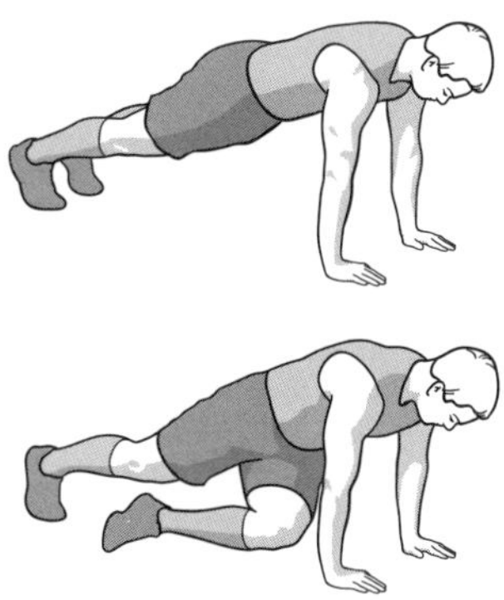

3 Bergsteiger diagonal

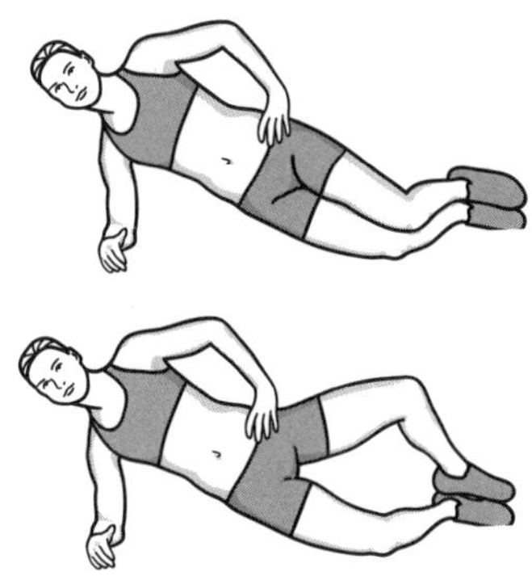

4 Muschel

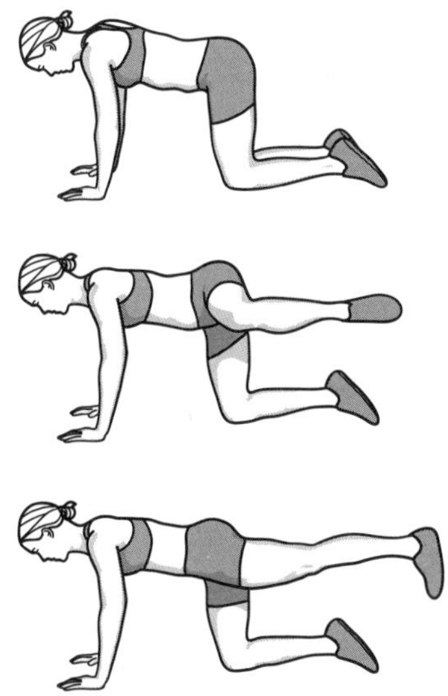

5 Gesäß-Kick

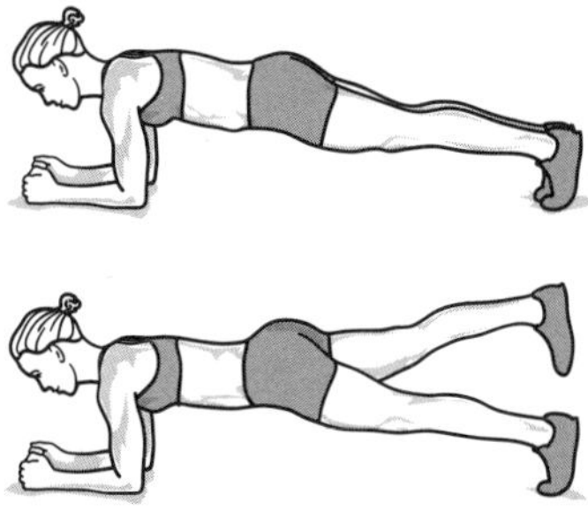

6 Unterarmstütz mit alternierendem Beinheben

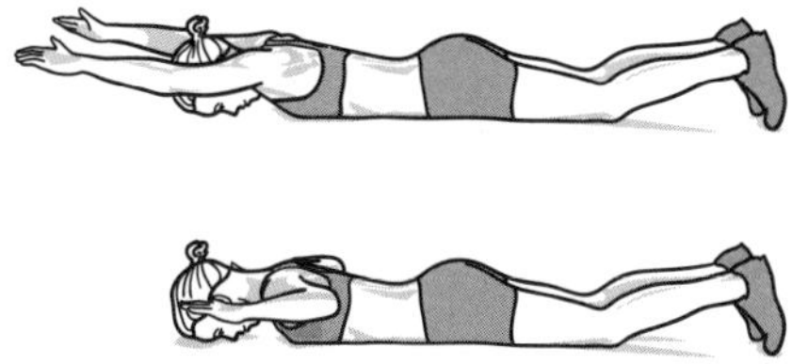

7 Schwimmer

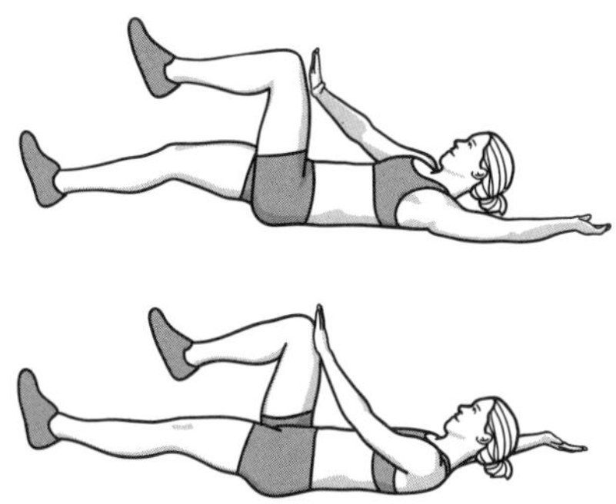

8 Käfer

31 Tabata für Läufer 3

Bewegungstempo: kontrolliert schnell (2–4 Sekunden)
Dauer: ca. 6–20 Minuten
Einheiten pro Woche: 2

1 2 **3**

	Übungen	Belastungszeit in Sekunden	Belastungspause nach jeder Übung in Sekunden	Runden	Belastungspause nach jedem Satz in Sekunden	Seite
1	Frog Jump	20	10	1–3	60–120	143
2	Step-up	20 je Seite	10	1–3	60–120	136
3	Seitlicher Ausfallschritt mit gestreckten Armen	20	10	1–3	60–120	138
4	Profi-Seitstütz	20	10	1–3	60–120	132
5	Beinschere	20	10	1–3	60–120	130
6	Einbeiniger Hip Thrust	20 je Seite	10	1–3	60–120	142
7	T-Liegestütz	20 je Seite	10	1–3	60–120	125
8	Reverse Crunch	20	10	1–3	60–120	129

Hinweise: Gas geben! Ziehe die Übungen so schnell wie möglich durch, ohne dabei eine saubere Technik zu vernachlässigen. Wichtig ist, dass deine Pulsfrequenz oben bleibt. Erholen kannst du dich nach dem Workout.

- 20 Sekunden Belastung pro Übung, anschließend 10 Sekunden lang pausieren.
- 1 bis 3 Sätze Vollpower geben!
- Die Pause nach jedem Satz beträgt 1 bis 2 Minuten.
- Plane noch Zeit für das Warm-up und Cool-down ein.

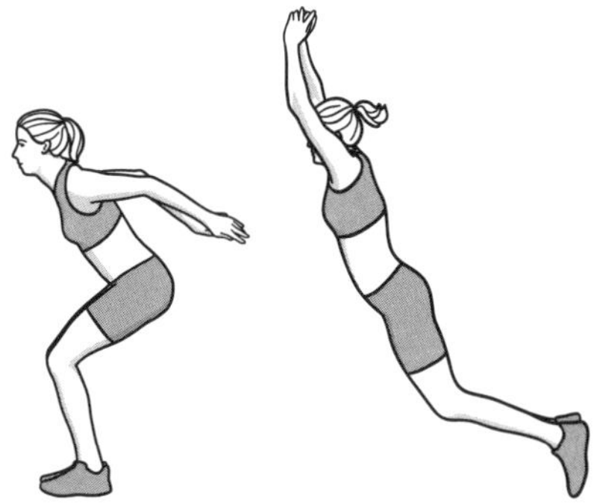

1 Frog Jump

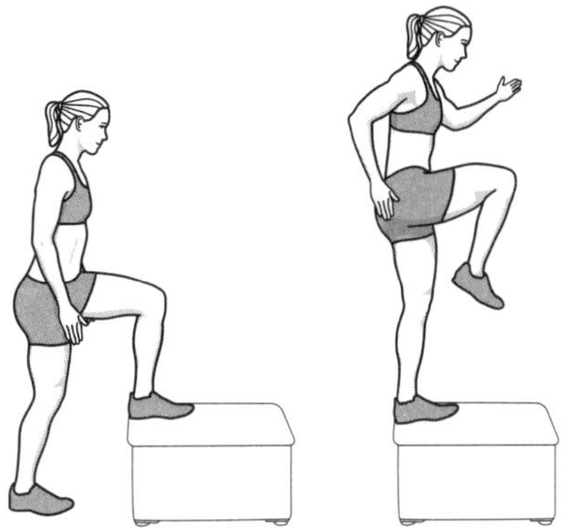

2 Step-up

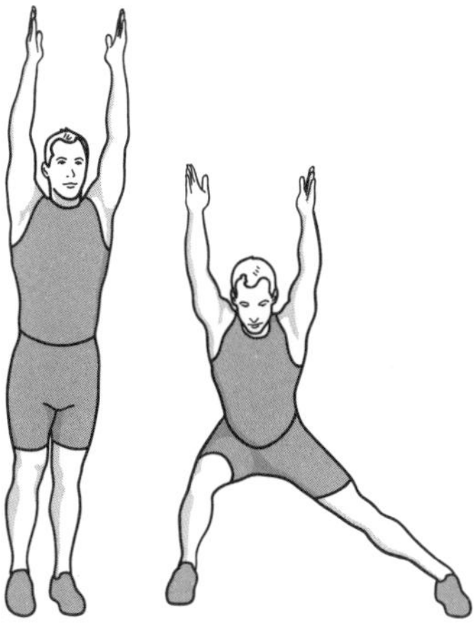

3 Seitlicher Ausfallschritt mit gestreckten Armen

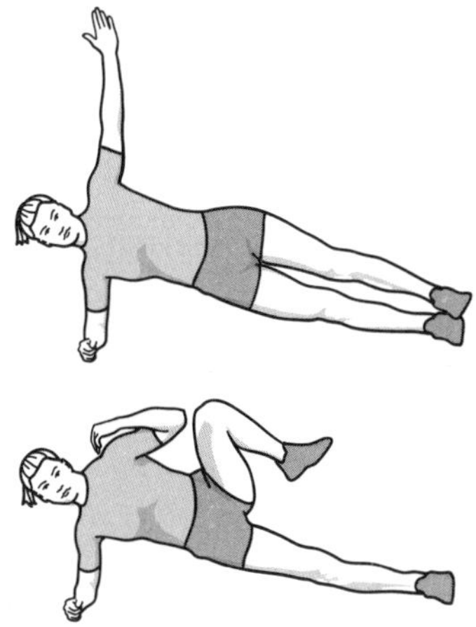

4 Profi-Seitstütz

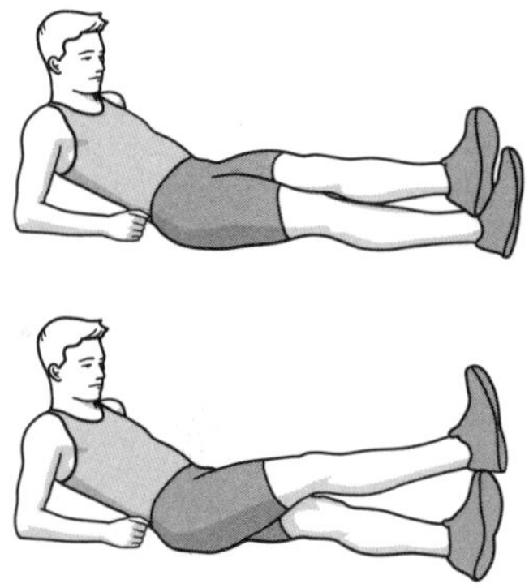

5 Beinschere

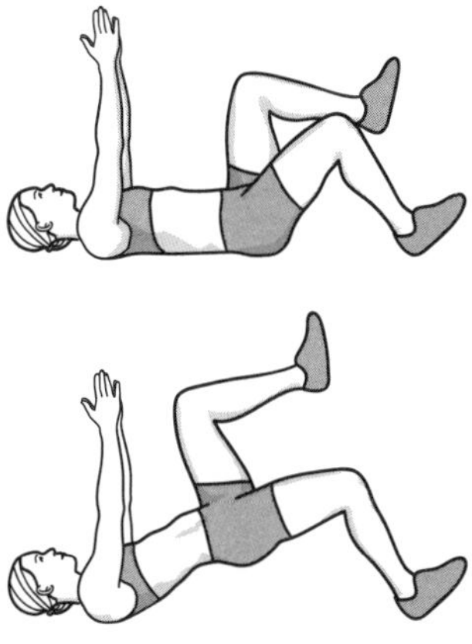

6 Einbeiniger Hip Thrust

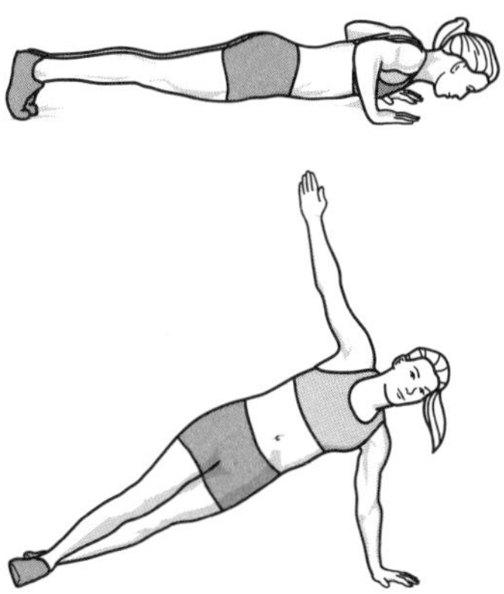

7 T-Liegestütz

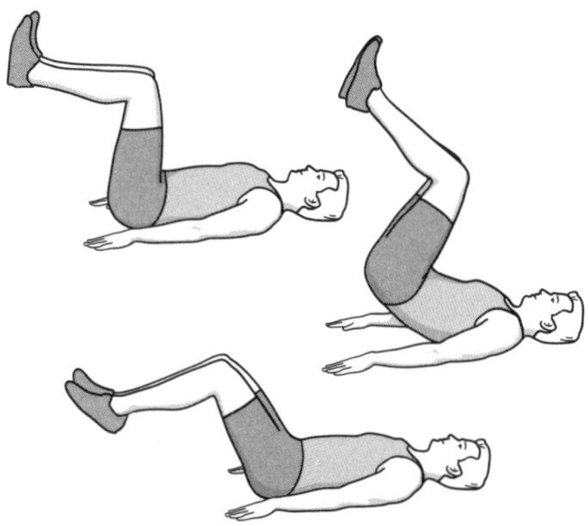

8 Reverse Crunch

32 Für Bergläufer

Bewegungstempo: zügig (3–4 Sekunden)
Dauer: ca. 30–60 Minuten
Einheiten pro Woche: 1–2

1 **2** 3

	Übungen	Wiederholungen (Wdh.)/ Belastungszeit (Sek.)	Belastungspause nach jeder Übung in Sekunden	Sätze	Belastungspause nach jedem Satz in Sekunden	Seite
1	Einbeinige Kniebeuge	12–15 Wdh. je Seite	30–60	2–3	60–120	135
2	Good Morning	15 Wdh.	30–60	2–3	60–120	126
3	Squat Jump	30 Sek.	30–60	2–3	60–12	135
4	Abdrücken	12–15 Wdh.	30-60	2-3	60–120	138
5	Wadenheben auf einem Bein	15–20 Wdh. je Seite	30–60	2–3	60–120	139
6	Ausfallschritt mit Knie-Lift	15–20 Wdh. je Seite	30–60	2–3	60–120	138
7	Hüftheben	20 Wdh. je Seite	30–60	2–3	60–120	139
8	Brett mit Drehen	12–15 Wdh. je Seite	30–60	2–3	60–120	134

Hinweise

- Wer im Sport in neue Leistungsbereiche vorstoßen will, muss seinen Trainingsalltag regelmäßig ändern. Auf flacher Strecke gehen die meisten Sportler nicht an ihre Leistungsgrenze, bergauf dagegen kommt die Anstrengung von ganz allein. Profis nutzen daher gezielt das Training am Berg, um neue Reize für Kraft und Ausdauer zu setzen. Hügelläufe sind das perfekte Krafttraining für die Beine und vielleicht die effektivste Art des Tempotrainings. Du musst das Knie höher führen, dich kräftig aus dem Fußgelenk abdrücken und dann konsequent das Bein durchstrecken.
- Besonders gefordert ist hier die Gesäßmuskulatur. Ebenso werden die hintere Oberschenkelmuskulatur gemeinsam mit dem Rückenstrecker deutlich mehr beansprucht als im ebenen Gelände. Die stärkere Beugung im Sprunggelenk beim Bergauflaufen führt zusätzlich zu verstärkten Zugkräften, die auf die Achillessehne und Wadenmuskulatur wirken.

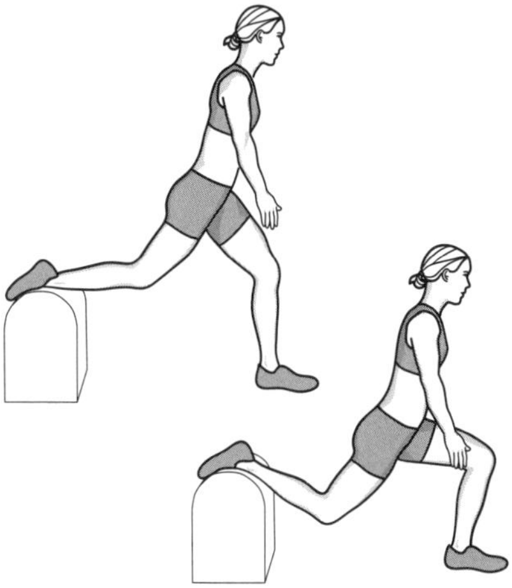

1 Einbeinige Kniebeuge

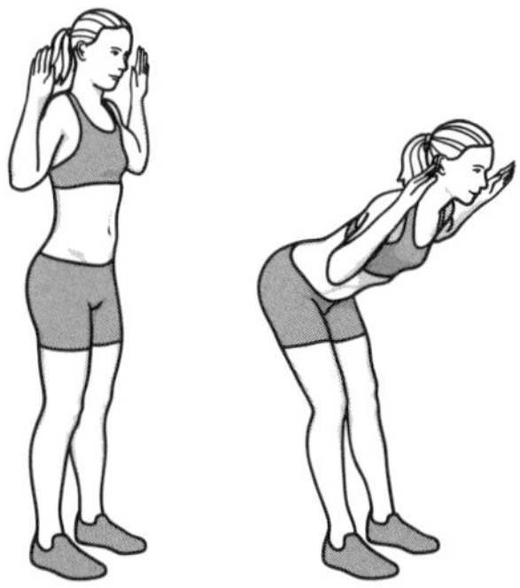

2 Good Morning

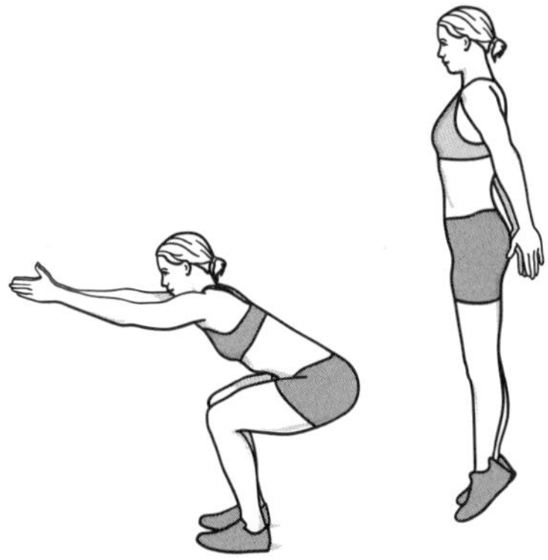

3 Squat Jump

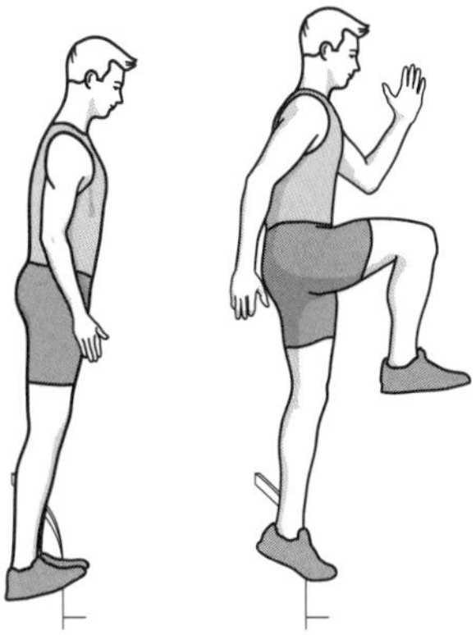

4 Abdrücken

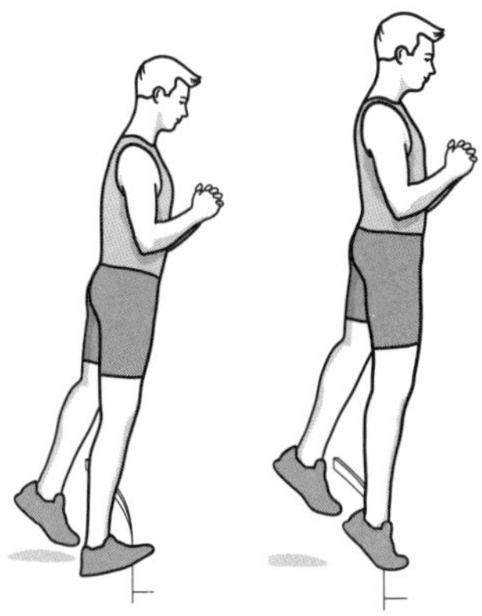

5 Wadenheben auf einem Bein

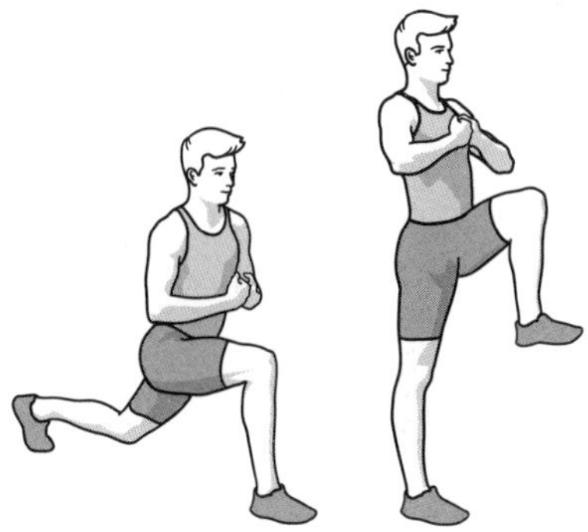

6 Ausfallschritt mit Knie-Lift

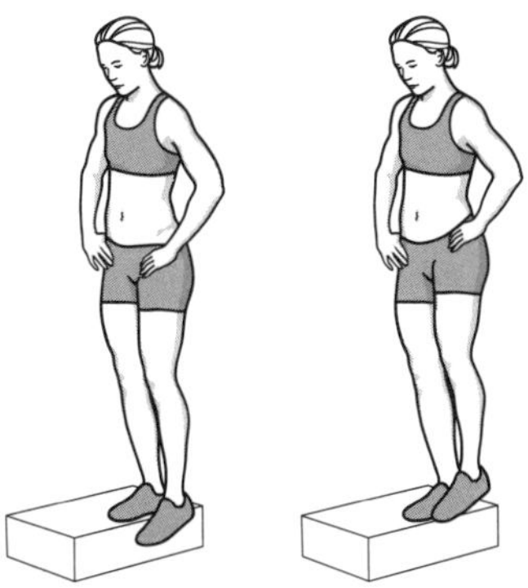

7 Hüftheben

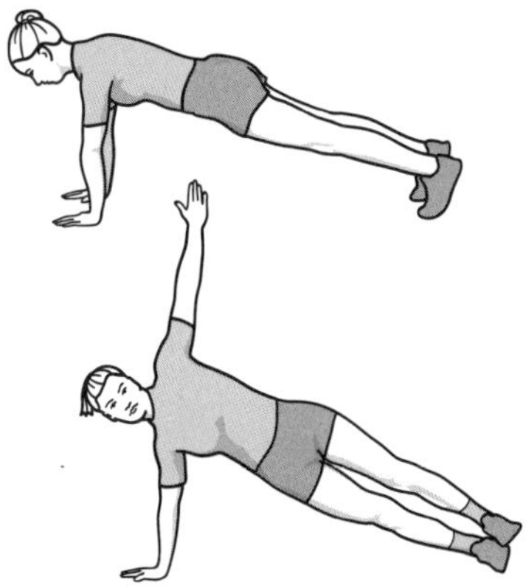

8 Brett mit Drehen

33 7-Minuten-Workout

Bewegungstempo: schnell bis zügig (3–4 Sekunden)
Dauer: ca. 7 Minuten
Einheiten pro Woche: 2–3

1 **2** 3

	Übungen	Belastungszeit in Sekunden	Belastungspause nach jeder Übung in Sekunden	Sätze	Seite
1	Ausfallschritt mit Knie-Lift	30	10	1	138
2	Einbeinige Kniebeuge	30	10	1	135
3	Schienbeinübung	30	10	1	139
4	Wadenheben	30	10	1	139
5	Adduktoren-Lift	30	10	1	140
6	Muschel	30	10	1	140
7	Vierfüßler-Crunch	30	10	1	127
8	Beckenheben	30	10	1	140
9	Schwimmer	30	10	1	126
10	Reverse Crunch	30	10	1	129

Hinweise

- Führe jede Übung 30 Sekunden lang zügig und konzentriert aus, atme 10 Sekunden durch und absolviere gleich die nächste Übung.
- Plane noch Zeit für das Warm-up und Cool-down ein.

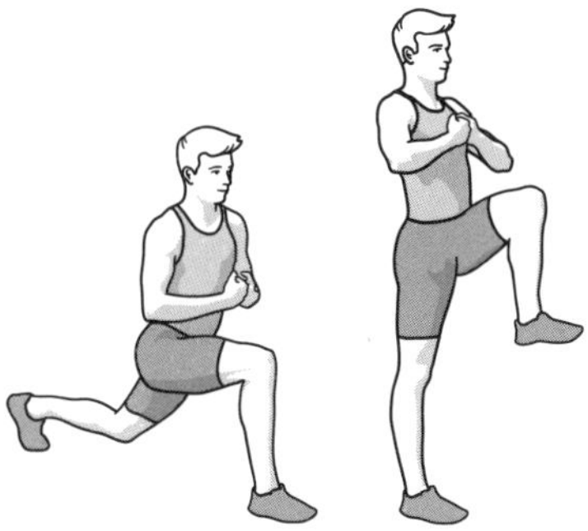

1 Ausfallschritt mit Knie-Lift

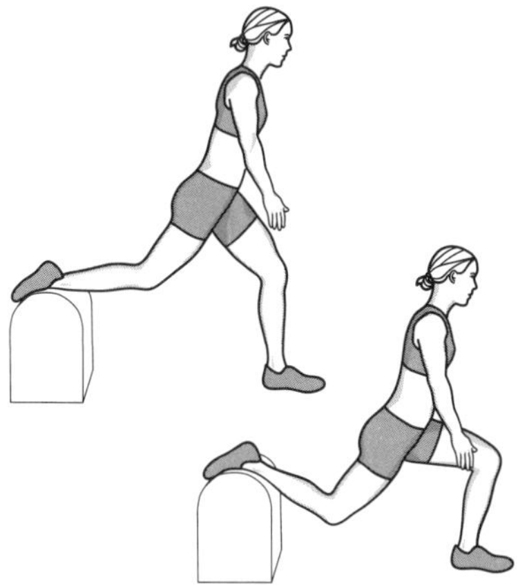

2 Einbeinige Kniebeuge

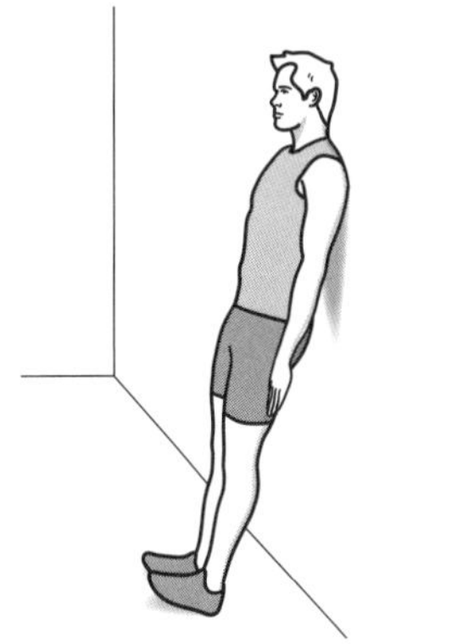

3 Schienbeinübung

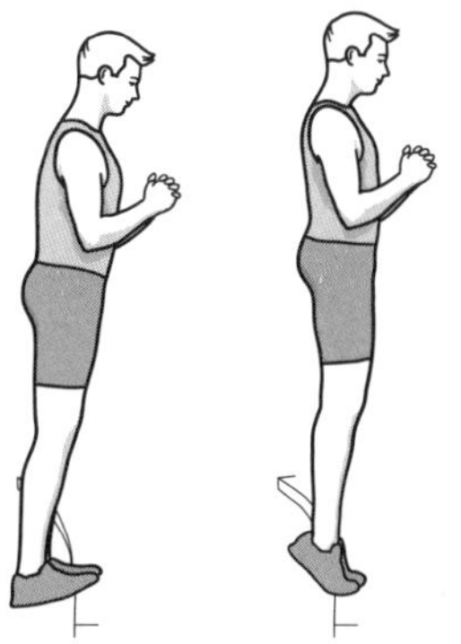

4 Wadenheben

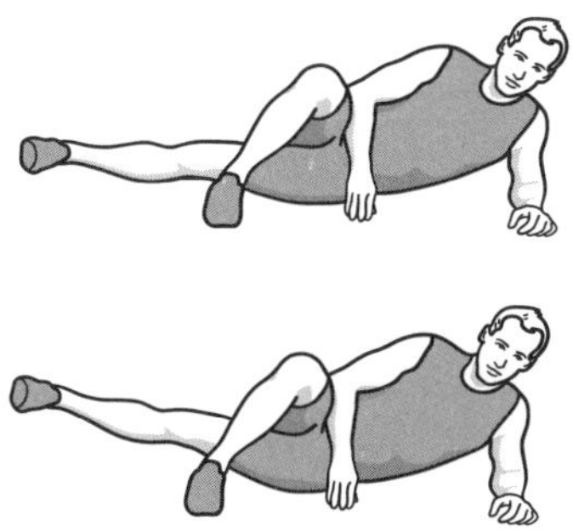

5 Adduktoren-Lift

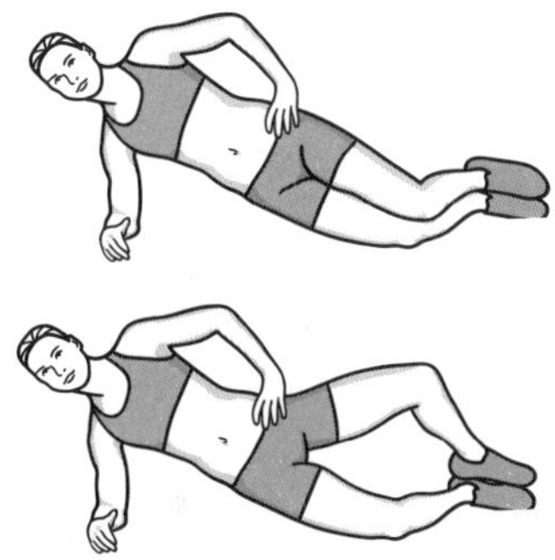

6 Muschel

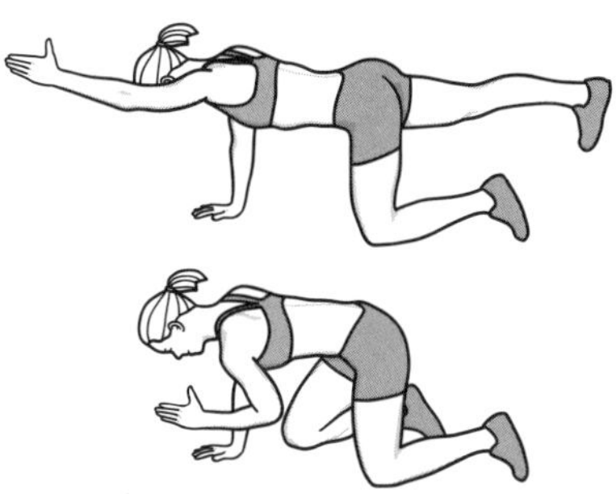

7 Vierfüßler-Crunch

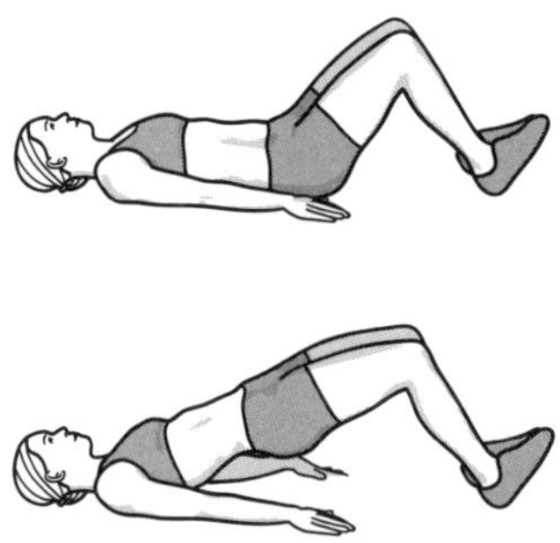

8 Beckenheben

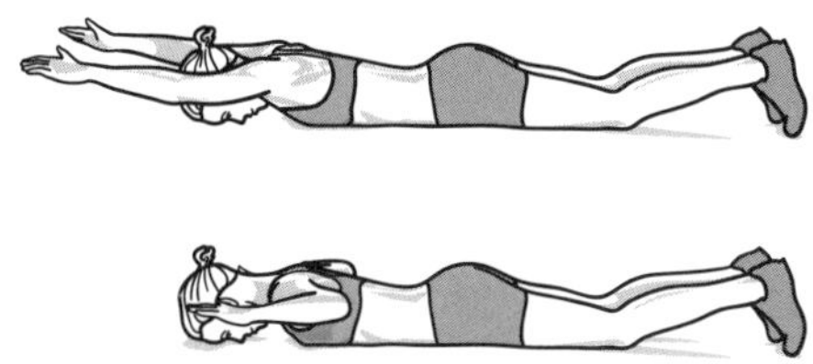

9 Schwimmer

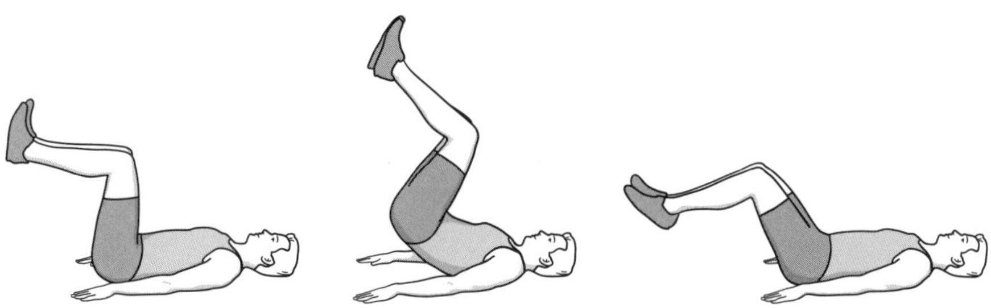

10 Reverse Crunch

34 HIIT-Workout 1

Bewegungstempo: schnell bis zügig (3–4 Sekunden)
Dauer: ca. 20–40 Minuten
Einheiten pro Woche: 1–2

1 2 3

	Übungen	Belastungszeit in Sekunden	Belastungs-pause nach jeder Übung in Sekunden	Sätze	Belastungspau-se nach jedem Satz in Sekun-den	Seite
1	Seitlicher Ausfallschritt mit gestreckten Armen	20–30	30	1–2	120–180	138
2	Scherensprung	20–30	30	1–2	120–180	143
3	Ausfallschritt mit Wadenkräftigung	20–30	30	1–2	120–180	137
4	Gesäß-Kick	20–30 je Seite	30	1–2	120–180	140
5	Muschel	20–30 je Seite	30	1–2	120–180	140
6	Beckenheben	20–30	30	1–2	120–180	140
7	Beinschere	20–30	30	1–2	120–180	130

Hinweise

- Das sogenannte HIIT (High-Intensity-Intervall-Training oder auf Deutsch hochintensives Intervalltraining) stellt ein kurzes und sehr intensives Training dar, bei dem du deine Muskulatur innerhalb kürzester Zeit erschöpfst. Dabei werden zwischen den Übungen kleine Cardio-Einheiten eingebaut, um den Kreislauf noch weiter zu fordern. Du strengst dich in mehreren Intervallen kurz, aber gewaltig an. Der Fokus liegt darauf, in den aufeinanderfolgenden Übungen jeweils unterschiedliche Muskelgruppen zu belasten. Absolviere die Übungen dabei immer nach dem AMRAP-Prinzip – *as many reps (repetitions) as possible*. Gib alles und versuche, in der vorgegebenen Zeit so viele korrekte Wiederholungen wie möglich zu schaffen. Solltest du einmal nicht mehr können, sammle dich kurz und mache dann direkt weiter.
- Jede Übung 20 bis 30 Sekunden lang ausführen (gegebenenfalls je Seite), dann 30 Sekunden Pause einlegen und die nächste Übung anschließen.
- Absolviere 1 bis 3 Sätze.
- Pausiere nach jedem Satz 2 bis 3 Minuten.

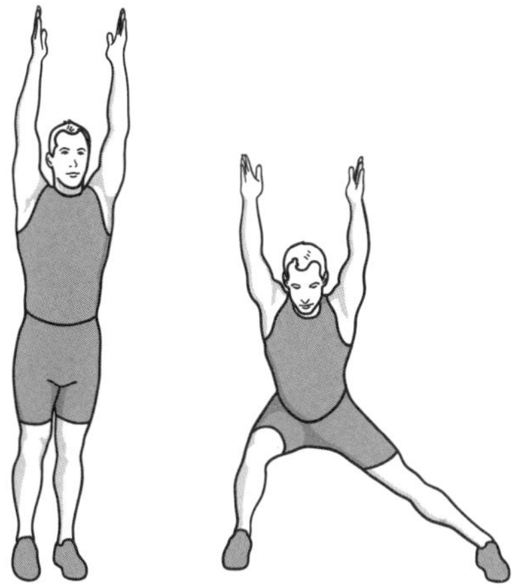

1 Seitlicher Ausfallschritt mit gestreckten Armen

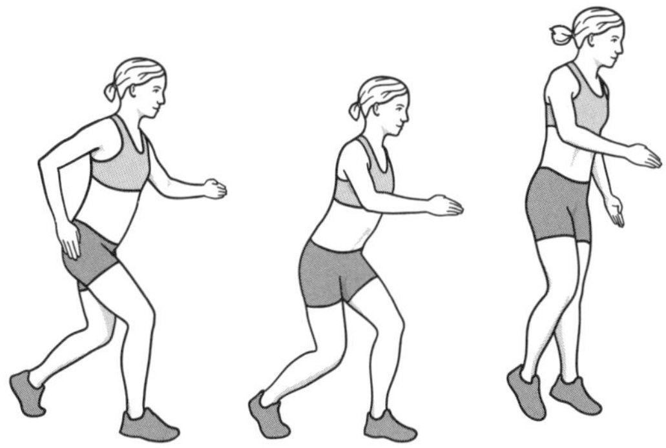

2 Scherensprung

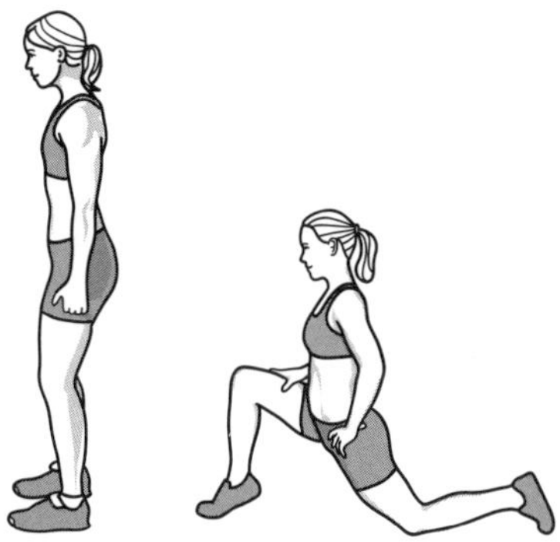

3 Ausfallschritt mit Wadenkräftigung

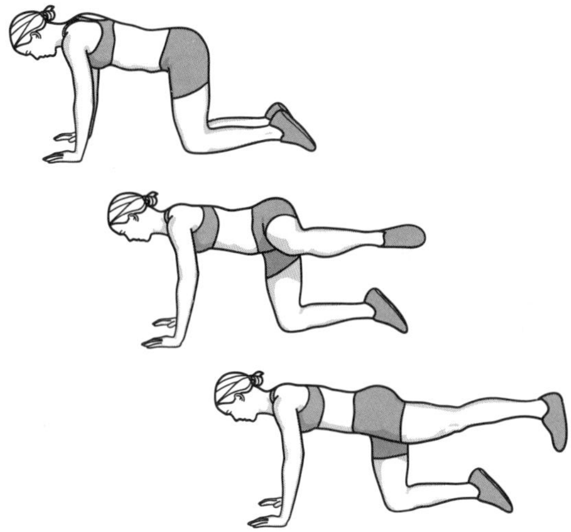

4 Gesäß-Kick

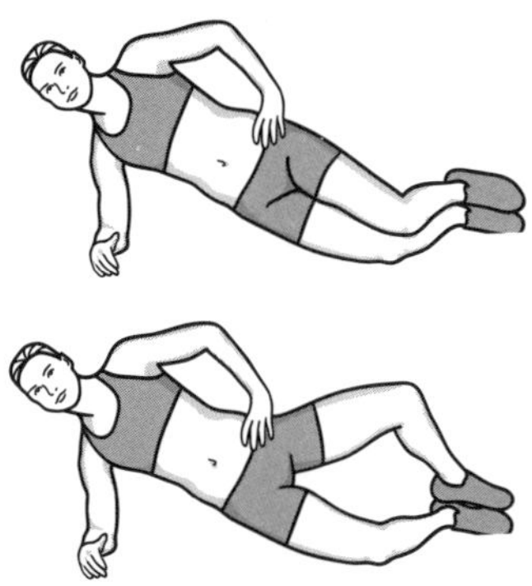

5 Muschel

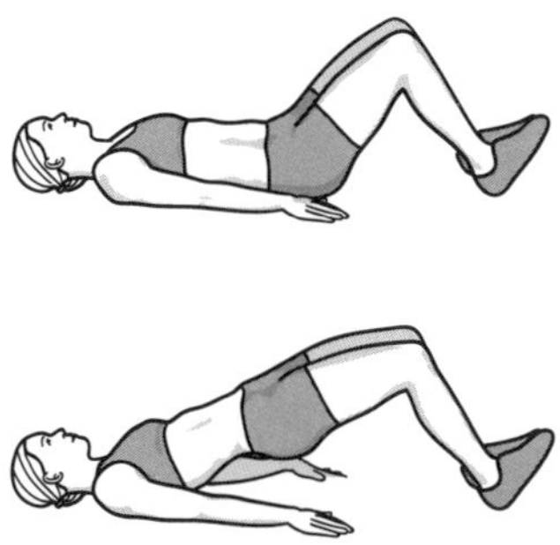

6 Beckenheben

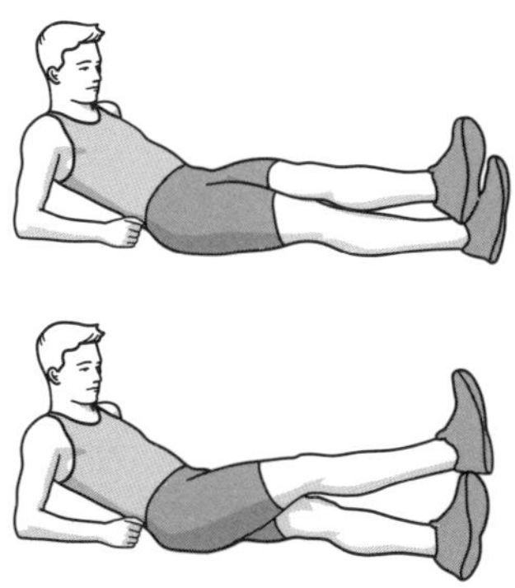

7 Beinschere

35 HIIT-Workout 2

Bewegungstempo: schnelle bis zügig (3–4 Sekunden)
Dauer: ca. 20–40 Minuten
Einheiten pro Woche: 2

1 **2** 3

	Übungen	Belastungszeit in Sekunden	Belastungspause nach jeder Übung in Sekunden	Sätze	Belastungspause nach jedem Satz in Sekunden	Seite
1	Skatersprünge	30–40	30	1–2	120–180	15
2	Seitstütz mit Knie-Lift	30–40	30	1–2	120–180	132
3	Squat Jump	30–40	30	1–2	120–180	144
4	Bergsteiger	30–40	30	1–2	120–180	133
5	Step-up	30–40	30	1–2	120–180	136
6	Erhöhter Beckenlift	30–40	30	1–2	120–180	141
7	Squat	30–40	30	1–2	120–180	135
8	Reverse Crunch	30–40	30	1–2	120–180	129

Hinweise

- Führe jede Übung 30 bis 40 Sekunden lang aus, lege 30 Sekunden Pause ein und schließe die nächste Übung an.
- Absolviere 1 bis maximal 3 Sätze.
- Pausiere nach jedem Satz 2 bis 3 Minuten.
- Bei hochintensivem Intervalltraining (HIIT) sind die Belastungsphasen länger als beim Tabata-Training.

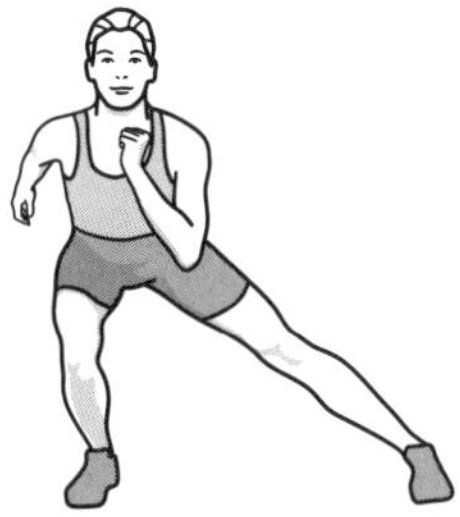

1 Skatersprünge

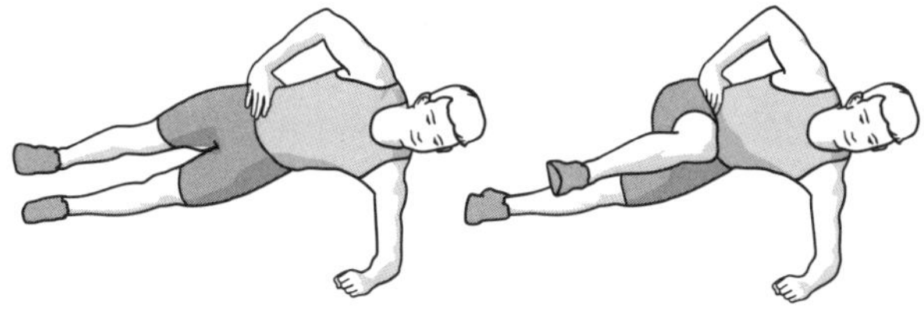

2 Seitstütz mit Knie-Lift

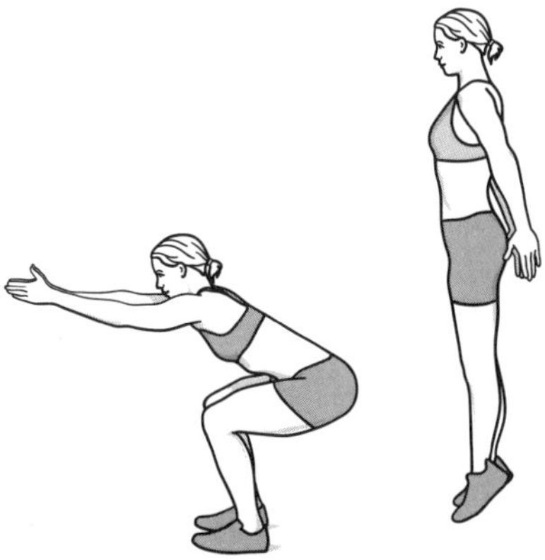

3 Squat Jump

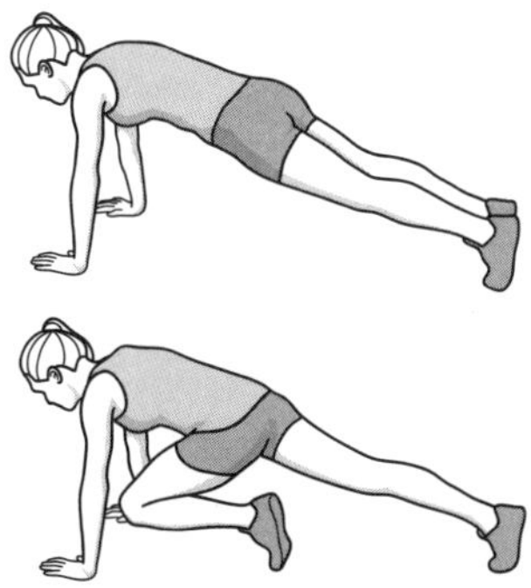

4 Bergsteiger

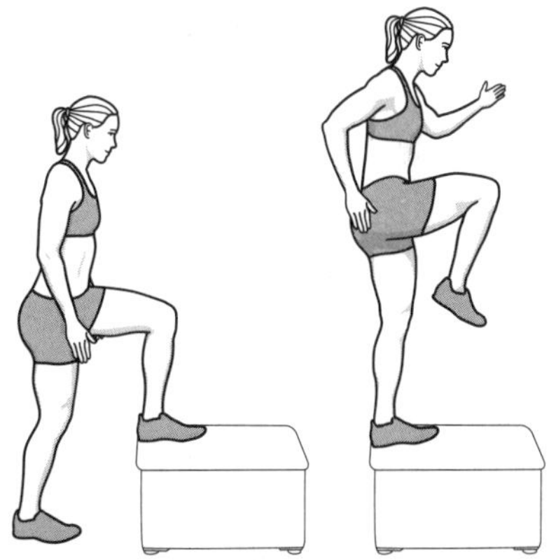

5 Step-up

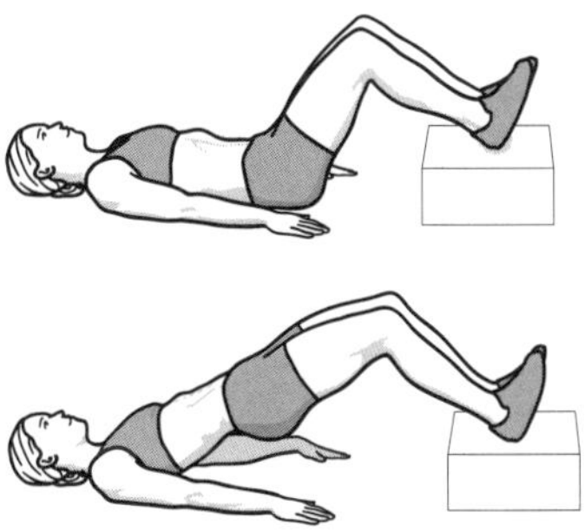

6 Erhöhter Beckenlift

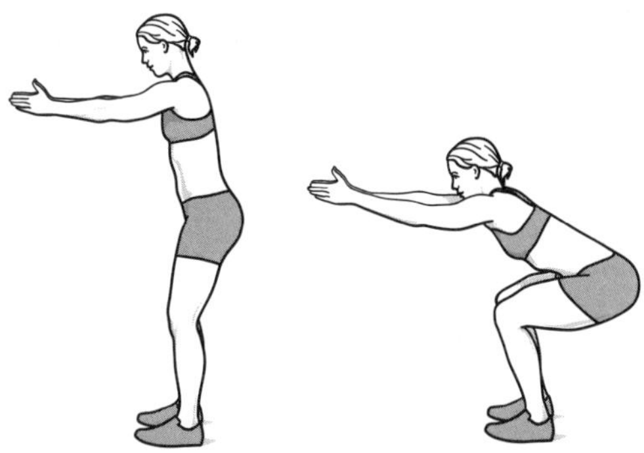

7 Squat

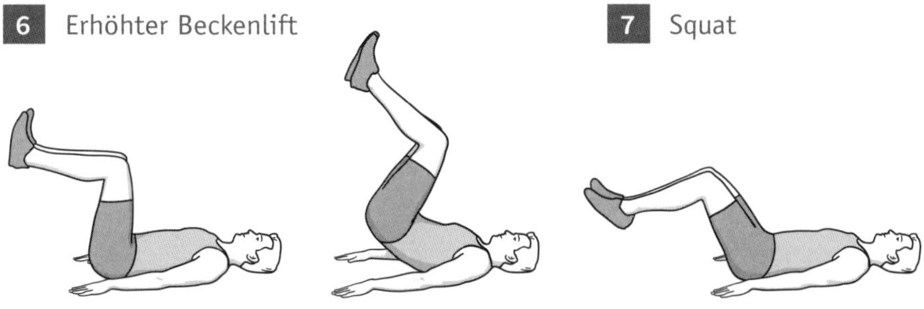

8 Reverse Crunch

36 HIIT-Workout 3

Bewegungstempo: kontrolliert schnell (2–4 Sekunden)
Dauer: ca. 20–40 Minuten
Einheiten pro Woche: 2

1 2 **3**

	Übungen	Belastungszeit in Sekunden	Belastungs-pause nach jeder Übung in Sekunden	Runden	Belastungspause nach jedem Satz in Sekunden	Seite
1	Burpee	30–40	30	1–2	120–240	14
2	Krabben-Kick	30–40	30	1–2	120–240	126
3	Goblet Squat	30–40	30	1–2	120–240	142
4	Einbeiniges Beckenheben	30–40	30	1–2	120–240	141
5	Bergsteiger diagonal	30–40 je Seite	30	1–2	120–240	133
6	Käfer	30–40	30	1–2	120–240	133
7	Profi-Seitstütz	30–40 je Seite	30	1–2	120–240	132
8	Ausfallschritt im Wechselsprung	30–40	30	1–2	120–240	143

Hinweise

- Führe jede Übung 30 bis 40 Sekunden lang aus (gegebenenfalls je Seite), lege dann 30 Sekunden Pause ein und schließe die nächste Übung an.
- Absolviere 1 bis 3 Sätze.
- Pausiere nach jedem Satz 2 bis 4 Minuten.

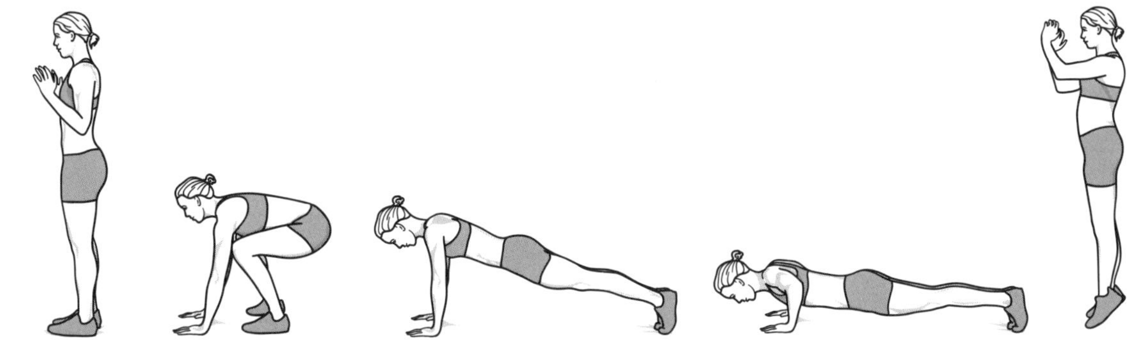

1 Burpee

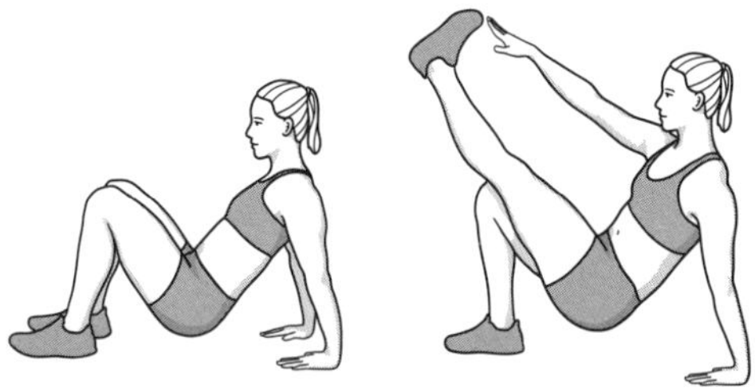

2 Krabben-Kick

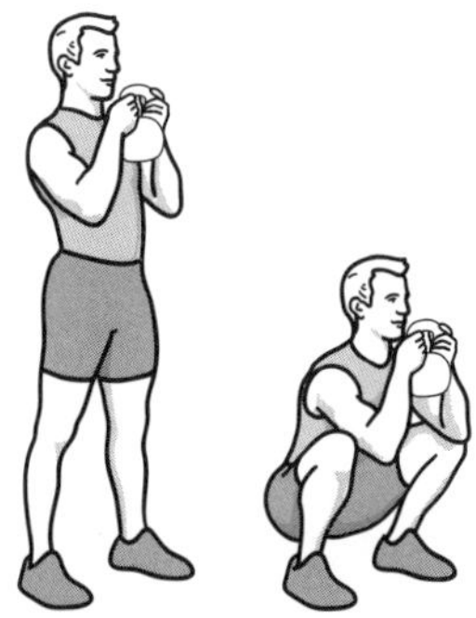

3 Goblet Squat

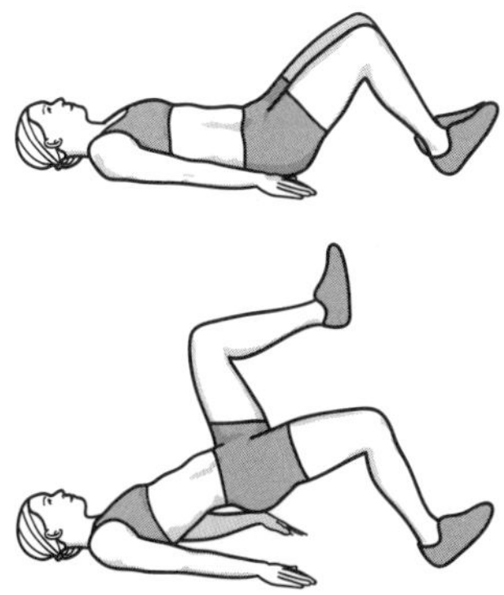

4 Einbeiniges Beckenheben

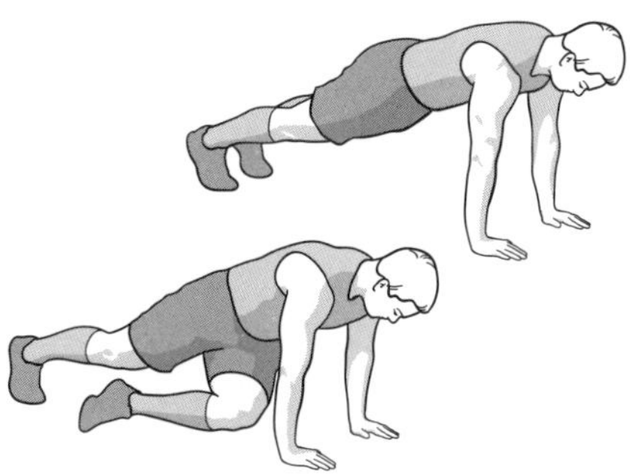

5 Bergsteiger diagonal

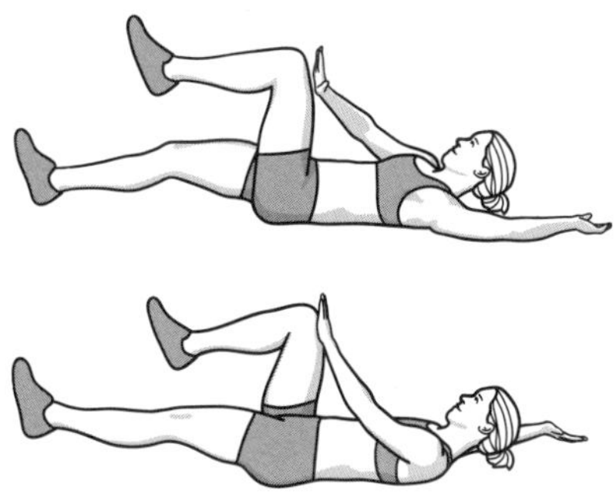

6 Käfer

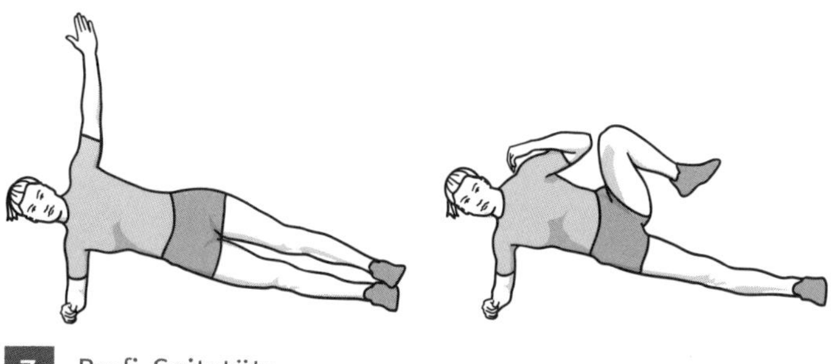

7 Profi-Seitstütz

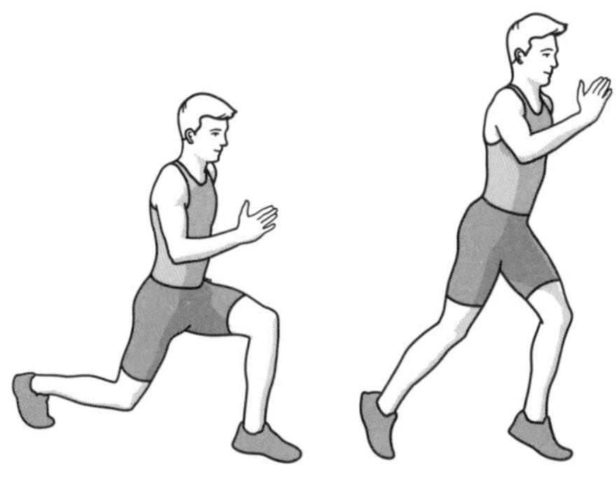

8 Ausfallschritt im Wechselsprung

37 Zirkeltraining 1

Bewegungstempo: kontrolliert schnell (2–4 Sekunden)
Dauer: ca. 20–40 Minuten
Einheiten pro Woche: 1–2

1 **2** 3

	Übungen	Belastungszeit in Sekunden	Belastungspause nach jeder Übung in Sekunden	Sätze	Belastungspause nach jedem Satz in Sekunden	Seite
1	Burpee	30–40	20–30	1–2	120–240	14
2	Unterarmstütz mit alternierendem Beinheben	30–40	20–30	1–2	120–240	134
3	Ausfallschritt mit Knie-Lift	30–40	20–30	1–2	120–240	138
4	Walking Push-up	30–40	20–30	1–2	120–240	125
5	Lat-Rudern	30–40	20–30	1–2	120–240	127
6	Bergsteiger diagonal	30–40	20–30	1–2	120–240	133
7	Dip	30–40	20–30	1–2	120–240	124
8	Rumpf-Twist	30–40	20–30	1–2	120–240	129

Hinweise

- Auch hier absolvierst du die Übungen nacheinander, dazwischen gibt es nur eine kurze Verschnaufpause, so gewinnst du Kraft, Koordination und Beweglichkeit. Das wiederum hilft dir, deinen Laufstil weiter zu verbessern und dich vor Verletzungen zu schützen.
- Bei den einzelnen Übungen arbeitest du nach dem AMRAP-Prinzip – *as many reps (repetitions) as possible*. Das heißt, du gibst bei jeder Übung alles und versuchst, in der vorgegebenen Zeit so viele korrekte Wiederholungen wie möglich zu schaffen.
- Absolviere 1 bis 3 Sätze.
- Pausiere nach jedem Satz 2 bis 4 Minuten.

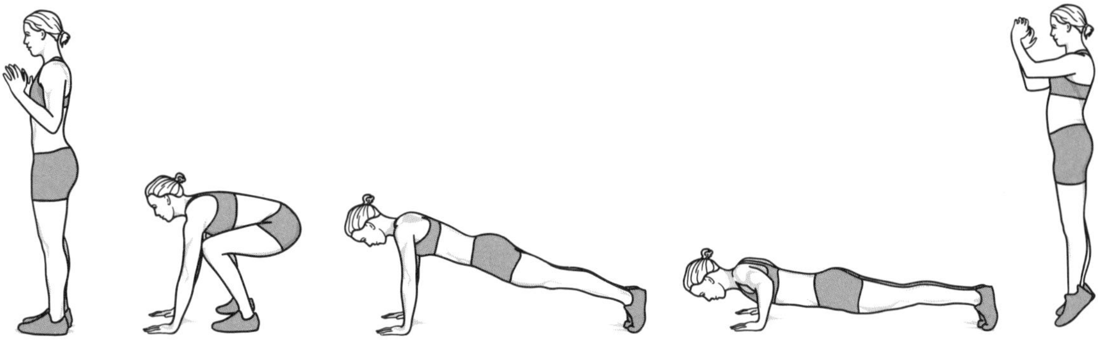

1 Burpee

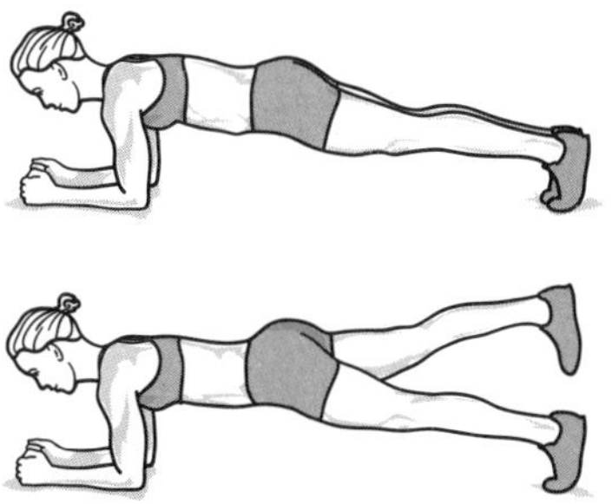

2 Unterarmstütz mit alternierendem Beinheben

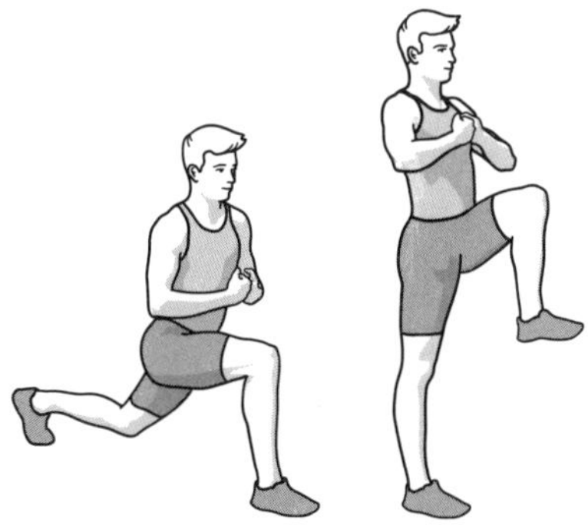

3 Ausfallschritt mit Knie-Lift

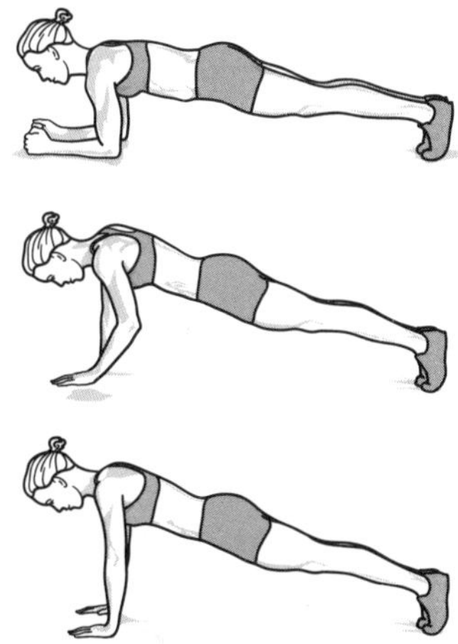

4 Walking Push-up

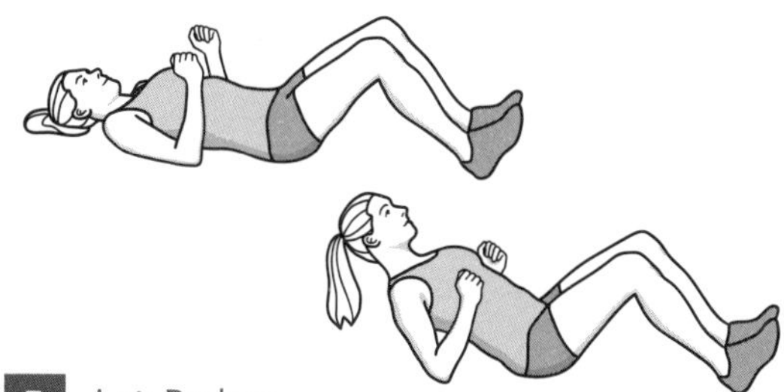

5 Lat-Rudern

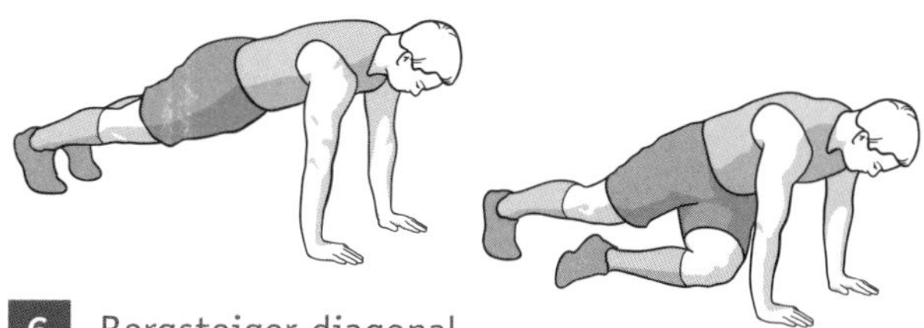

6 Bergsteiger diagonal

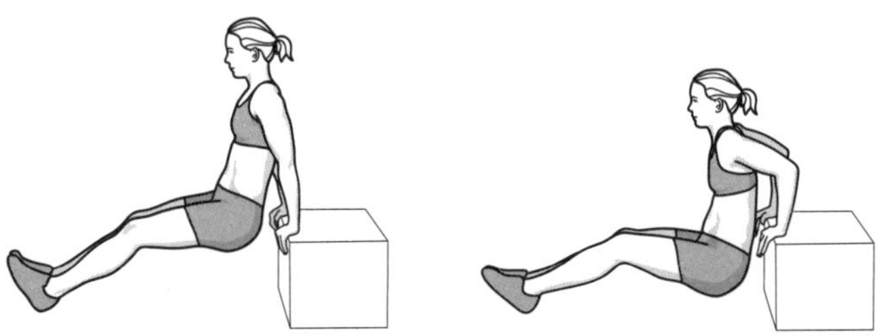

7 Dip

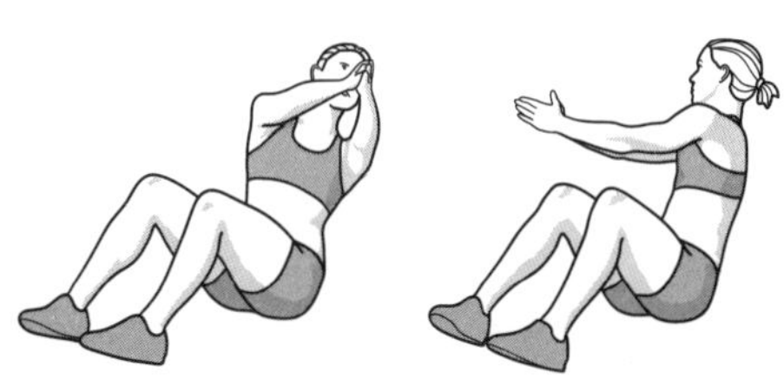

8 Rumpf-Twist

38 Zirkeltraining 2

Bewegungstempo: kontrolliert schnell (2–4 Sekunden)
Dauer: ca. 23–50 Minuten
Einheiten pro Woche: 2

1 **2** 3

	Übungen	Belastungszeit in Sekunden	Belastungs-pause nach jeder Übung in Sekunden	Runden	Belastungspau-se nach jedem Satz in Sekun-den	Seite
1	Wall Drill	30–40	20–30	1–2	120–240	138
2	Squat mit Beinheben	30–40	20–30	1–2	120–240	135
3	Muschel	30–40 je Seite	20–30	1–2	120–240	140
4	Unterarmstütz mit alternierendem Beinheben	30–40	20–30	1–2	120–240	134
5	Einbeiniges Beckenheben	30–40 je Seite	20–30	1–2	120–240	141
6	Liegestütz	30–40	20–30	1–2	120–240	124
7	Paddeln in Bauchlage	30–40	20–30	1–2	120–240	127
8	Rumpftwist	30–40	20–30	1–2	120–240	129
9	Käfer	30–40	20–30	1–2	120–240	133

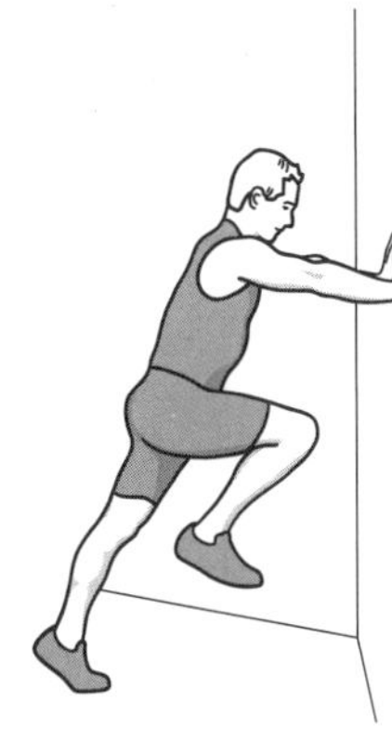

1 Wall Drill

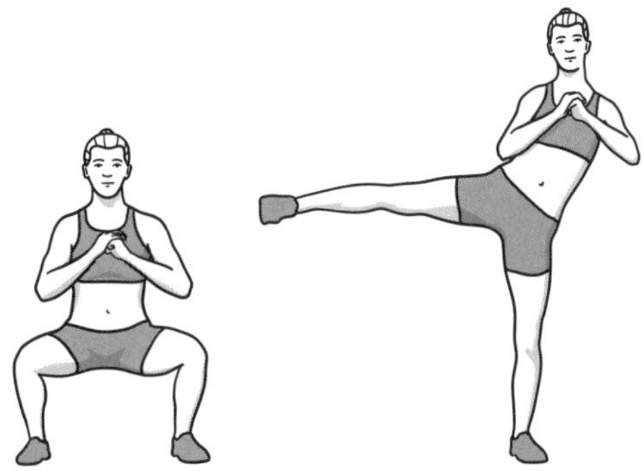

2 Squat mit alternierendem Beinheben

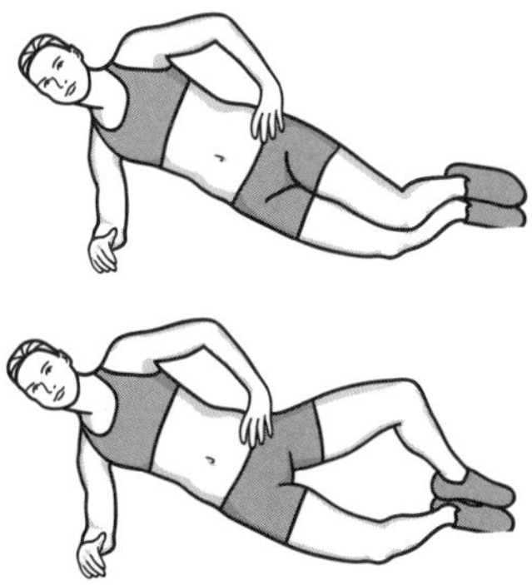

3 Muschel

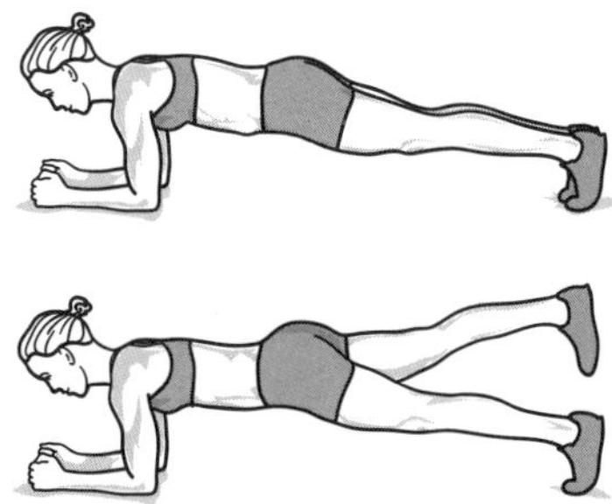

4 Unterarmstütz mit alternierendem Beinheben

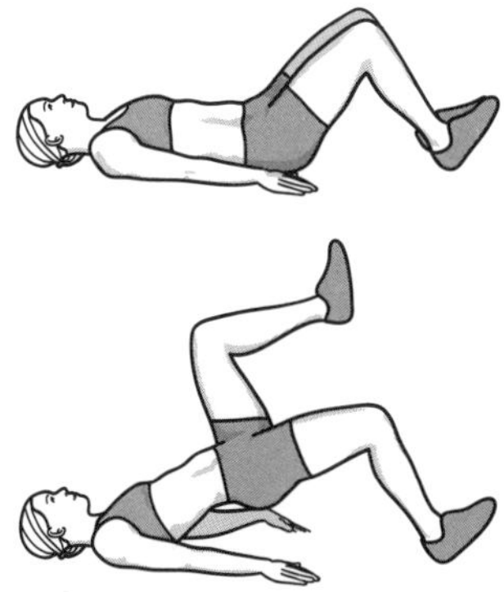

5 Einbeiniges Beckenheben

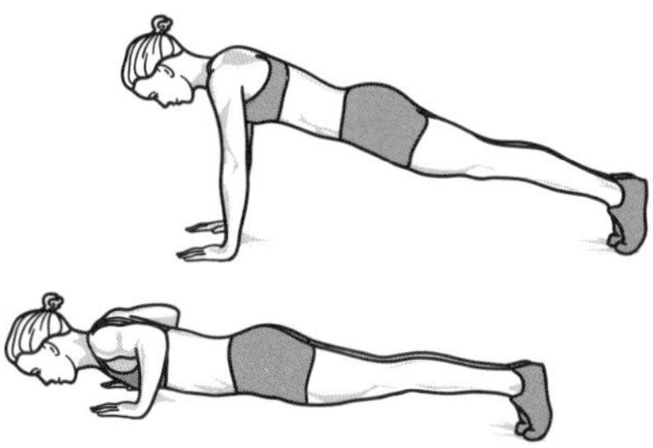

6 Liegestütz

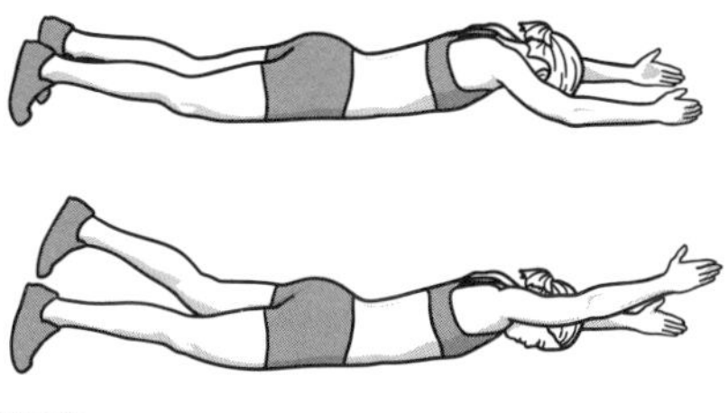

7 Paddeln in Bauchlage

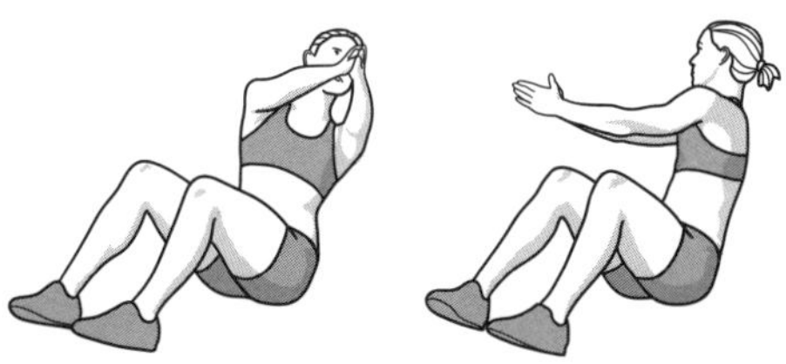

8 Rumpftwist

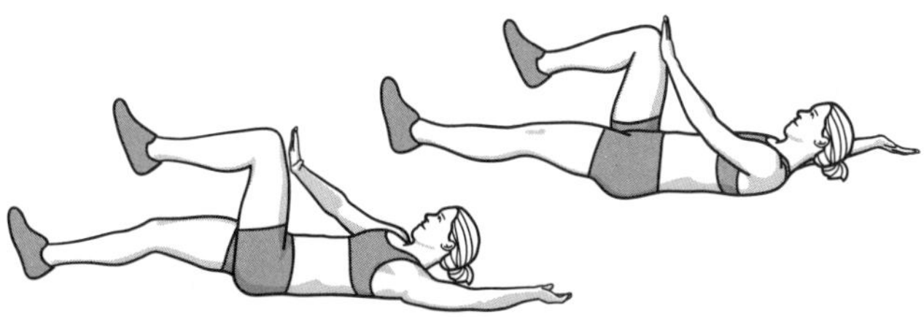

9 Käfer

39 Functional Training 1

Bewegungstempo: langsam bis zügig (3–5 Sekunden)
Dauer: ca. 20–40 Minuten
Einheiten pro Woche: 1–2

1 2 3

	Übungen	Wiederholungen (Wdh.)/ Belastungszeit (Sek.)	Belastungs-pause nach jeder Übung in Sekunden	Sätze	Belastungs-pause nach jedem Satz in Sekunden	Seite
1	Burpee	12–15 Wdh.	30–60	1–2	60–120	14
2	Inchworm	12–15 Wdh.	30–60	1–2	60–120	16
3	Ausfallschritt mit Wechselsprung	15–20 Wdh. je Seite	30–60	1–2	60–120	143
4	Brett mit Drehen	12–15 Wdh. je Seite	30–60	1–2	60–120	134
5	Bergsteiger diagonal	30 Sek.	30–60	1–2	60–120	133
6	Brücke	12–15 Wdh.	30–60	1–2	60–120	126
7	Käfer	12–15 Wdh. je Seite	30–60	1–2	60–120	133

Hinweis: Beim Functional Training ähnelt das Workout natürlichen Bewegungsabläufen. Dabei erzeugen deine Muskeln durch das Zusammenspiel komplexe Bewegungen. Die so gewonnene Kraft kann auch bei deinen Läufen gewinnbringend eingesetzt werden, da sie gleichzeitig die Koordination unterschiedlicher Muskelgruppen fördert. Deine Bewegungsintelligenz wird geschult und Schwachstellen und Fehlhaltungen werden reduziert. Das Ziel lautet: Nicht nur schnell Muskeln aufbauen, sondern auch Koordination, Schnellkraft, Geschmeidigkeit, Ausdauer, Reaktionsvermögen und Flexibilität verbessern.

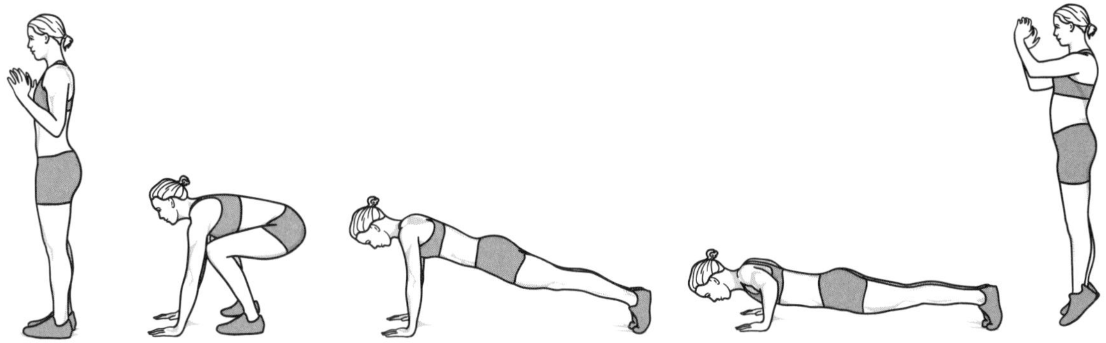

1 Burpee

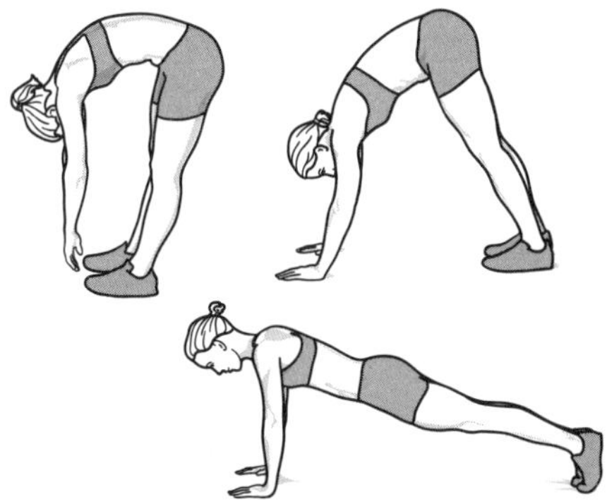

2 Inchworm

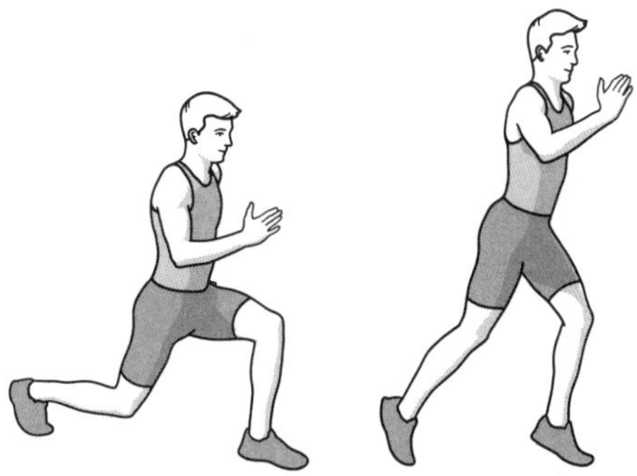

3 Ausfallschritt mit Wechselsprung

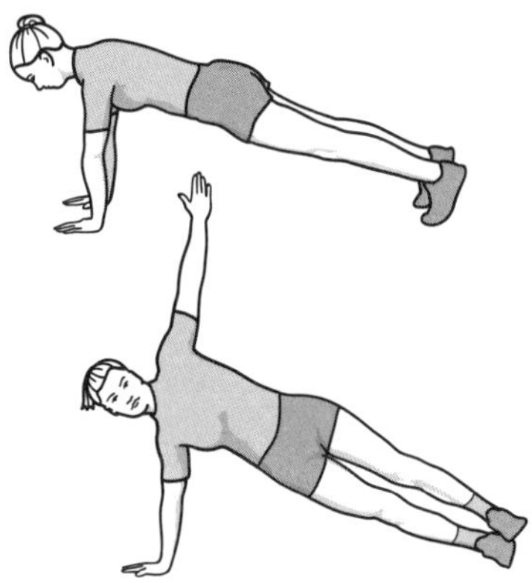

4 Brett mit Drehen

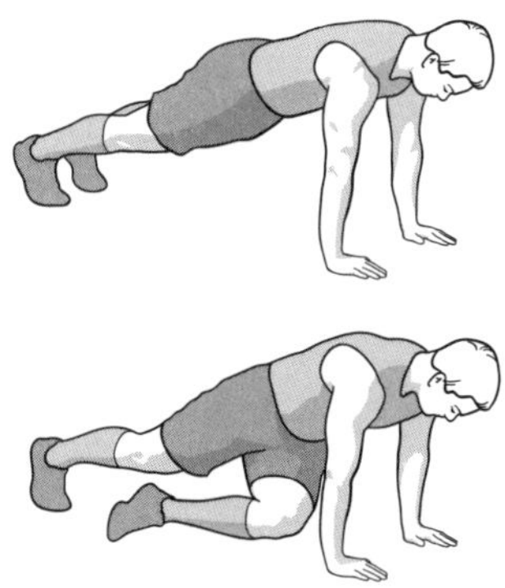

5 Bergsteiger diagonal

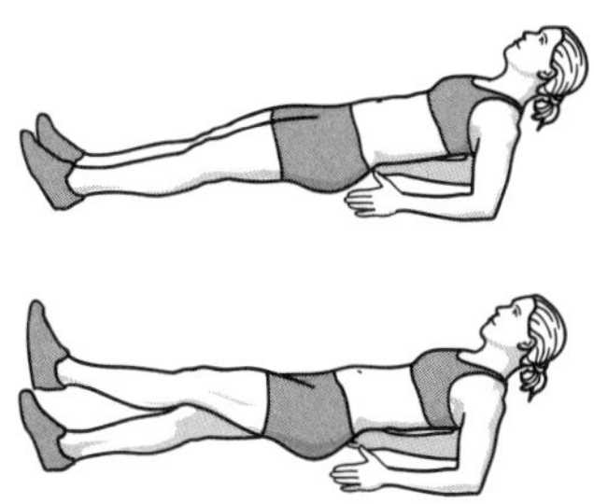

6 Brücke

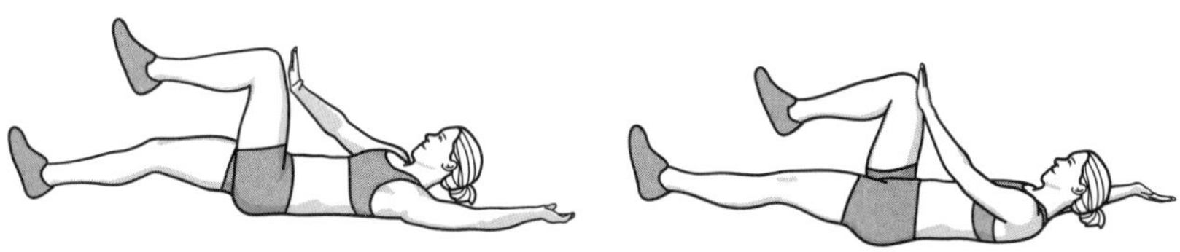

7 Käfer

40 Functional Training 2

Bewegungstempo: zügig (2–4 Sekunden)
Dauer: ca. 30 Minuten
Einheiten pro Woche: 2

1 **2** 3

	Übungen	Wiederholungen (Wdh.)/ Belastungszeit (Sek.)	Belastungspause nach jeder Übung in Sekunden	Sätze	Belastungspause nach jedem Satz in Sekunden	Seite
1	Ausfallschritt über Kreuz	12–15 Wdh. je Seite	40–60	2	60–120	137
2	Box Jump	12–15 Wdh.	40–60	2	60–120	144
3	Standwaage	15–20 Wdh. je Seite	40–60	2	60–120	136
4	Bergsteiger-Kombi	30 Sek.	40–60	2	60–120	134
5	Krabben-Kick	30 Sek.	40–60	2	60–120	126
6	Käfer	30 Sek.	40–60	2	60–120	133
7	Zweipunkt-unterarmstütz	5–8 Wdh.	40–60	2	60–120	134

Tipp: Der Ausfallschritt ist eine ideale Übung für Läufer: Das Bewegungsmuster ist einfach, und korrekt ausgeführt werden in einem Bewegungsablauf gleich mehrere wichtige Muskelgruppen der Beine trainiert: der große Gesäßmuskel sowie die rückwärtige und die vordere Oberschenkelmuskulatur – genau die Muskeln, die für schnelle Läufe am wichtigsten sind.

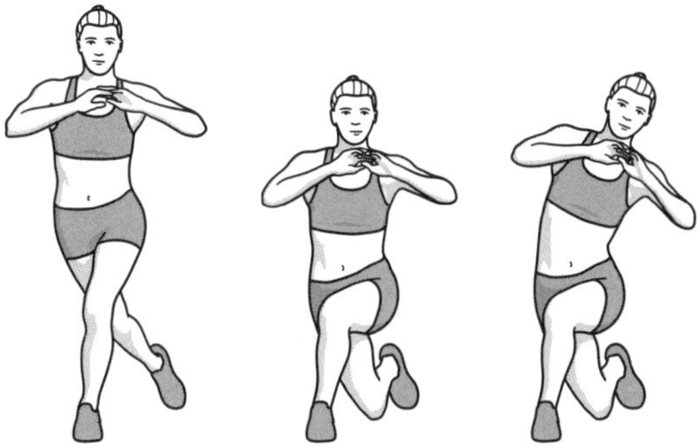

1 Ausfallschritt über Kreuz

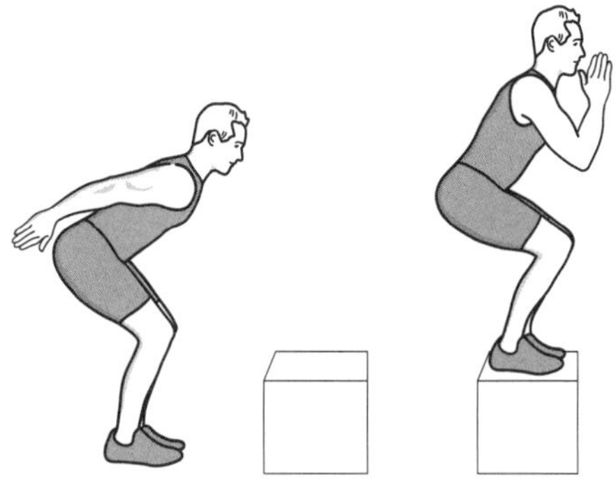

2 Box Jump

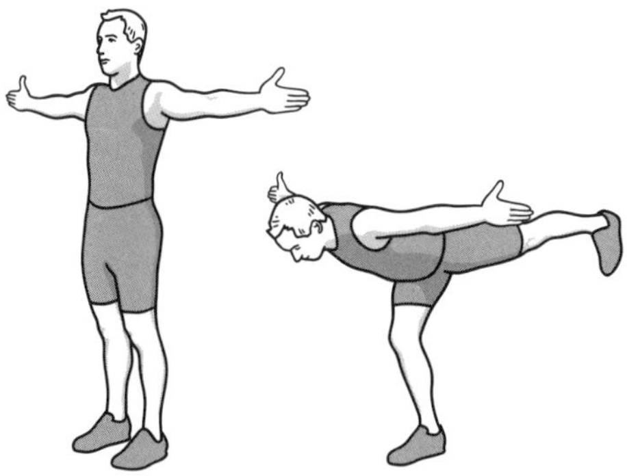

3 Standwaage

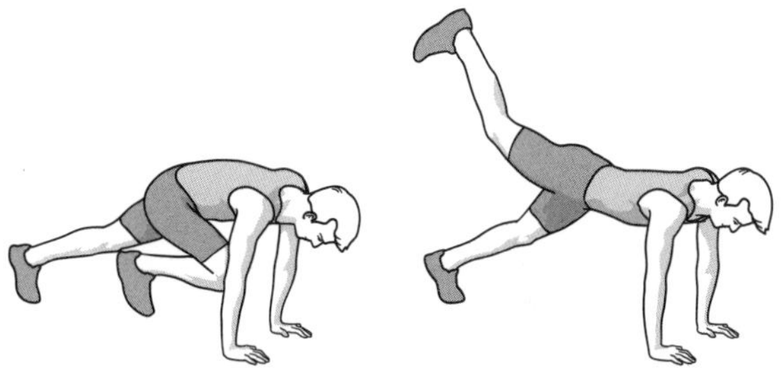

4 Bergsteiger-Kombi

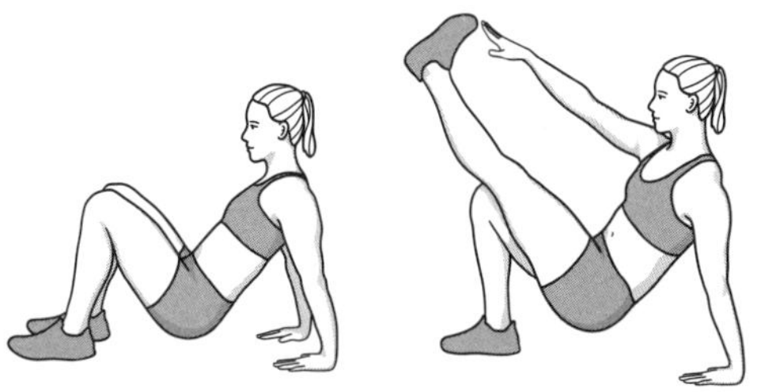

5 Krabben-Kick

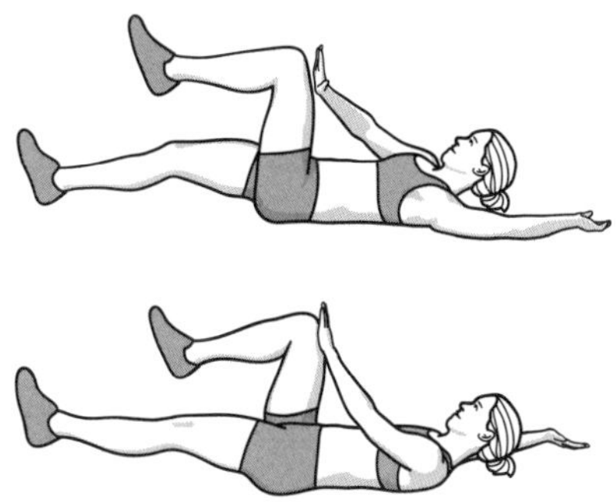

6 Käfer

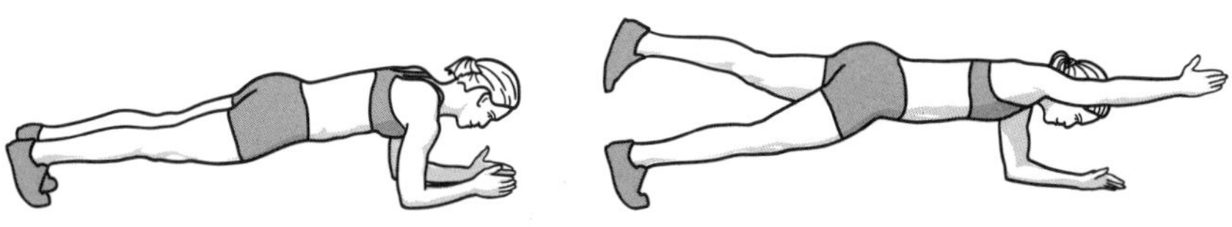

7 Zweipunktunterarmstütz

41 Functional Training 3

Bewegungstempo: kontrolliert schnell (2–4 Sekunden)
Dauer: ca. 30 Minuten
Einheiten pro Woche: 2

1 2 3

	Übungen	Wiederholungen (Wdh.)/ Belastungszeit (Sek.)	Belastungspause nach jeder Übung in Sekunden	Sätze	Belastungspause nach jedem Satz in Sekunden	Seite
1	Ausfallschritt mit Wechselsprung	30 Sek.	30–60	2	60–120	143
2	Standing Leg and Arm Extension	12–15 Wdh. je Seite	30–60	2	60–120	136
3	Frog Jump	10–12Wdh.	60–120	2	60–120	143
4	Seitlicher Ausfallschritt mit gestreckten Armen	12–15 Wdh. je Seite	30–60	2	60–120	138
5	Bergsteiger diagonal	30 Sek.	30–60	2	60–120	133
6	Vierfüßler-Crunch	12–15 Wdh. je Seite	30–60	2	60–120	127
7	Beidseitiges Strecken	12–15 Wdh.	30–60	2	60–120	130
8	Seitstütz und Knie-Lift	12–15 Wdh. je Seite	30–60	2	60–120	132

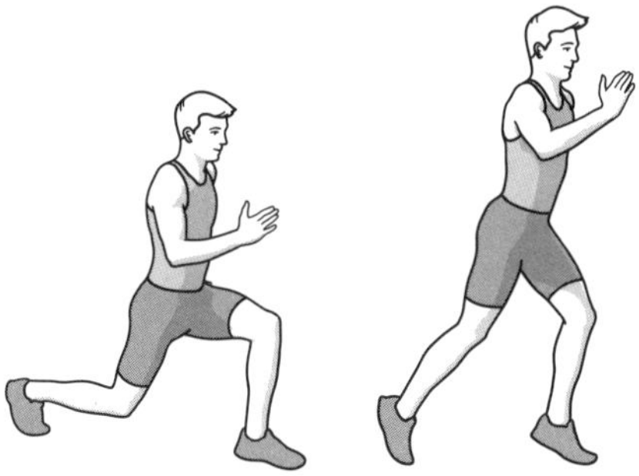

1 Ausfallschritt mit Wechselsprung

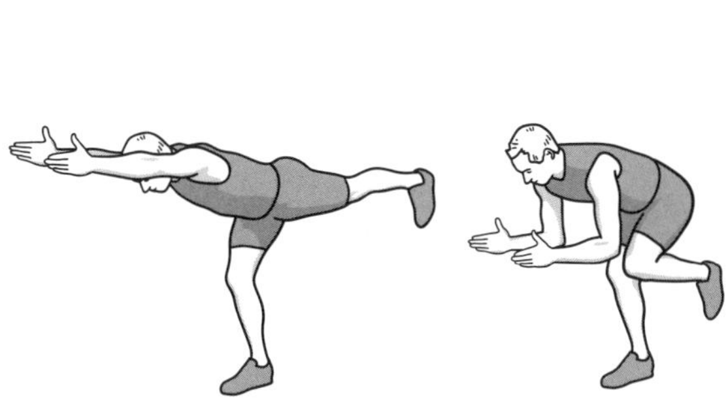

2 Standing Leg and Arm Extension

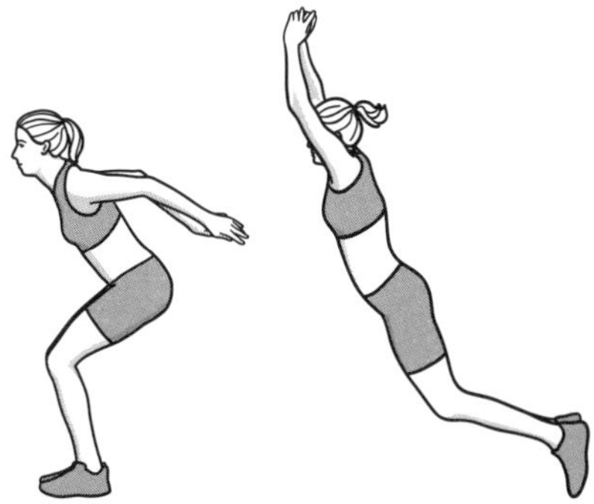

3 Frog Jump

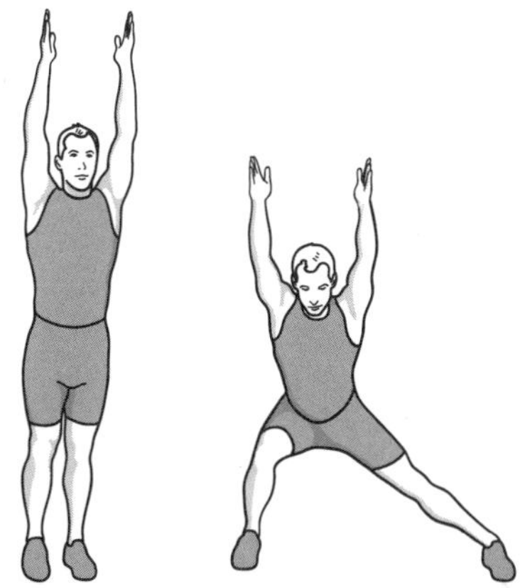

4 Seitlicher Ausfallschritt mit gestreckten Armen

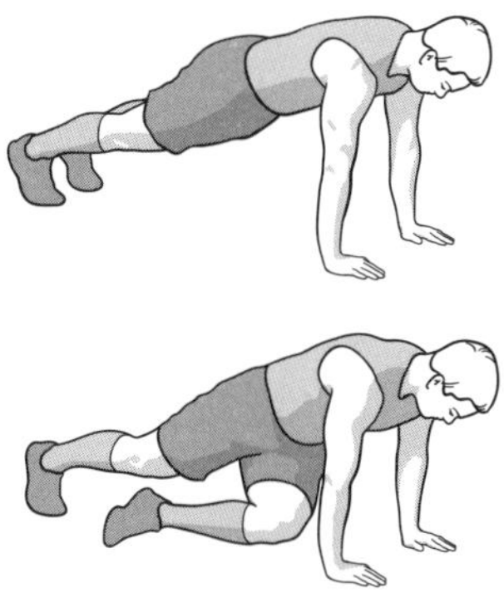

5 Bergsteiger diagonal

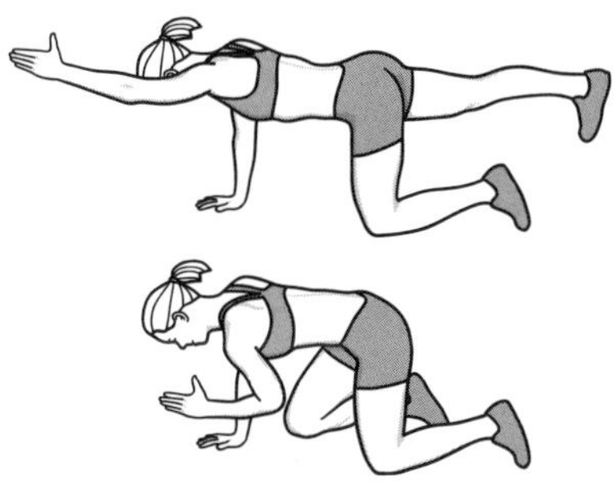

6 Vierfüßler-Crunch

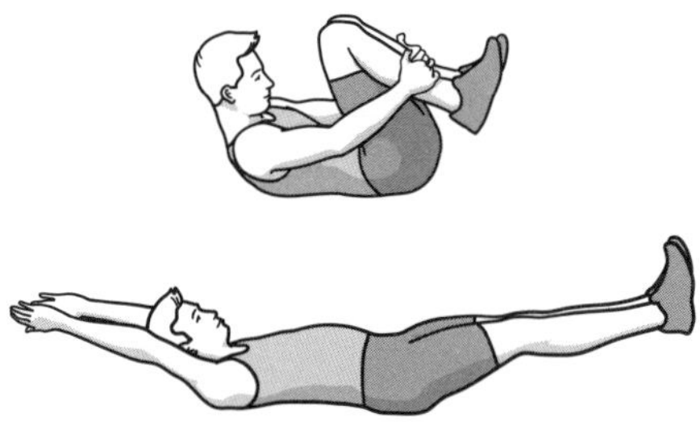

7 Beidseitiges Strecken

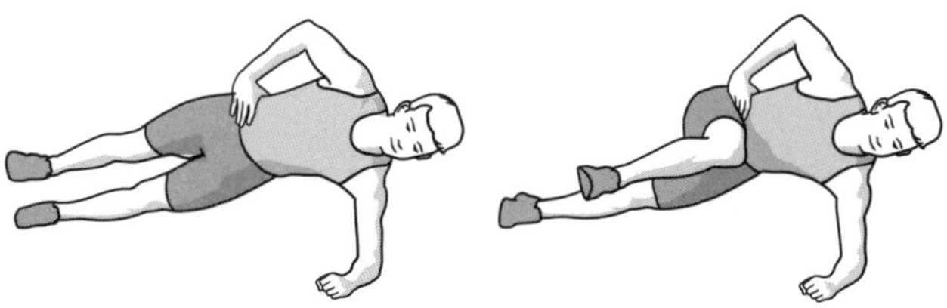

8 Seitstütz und Knie-Lift

42 Mehr Kraft und Stabilität

Bewegungstempo: langsam bis zügig (3–5 Sekunden)
Dauer: ca. 35 Minuten
Einheiten pro Woche: 1–2

1 **2** 3

	Übungen	Wiederholungen (Wdh.)/ Belastungszeit (Sek.)	Belastungs-pause nach jeder Übung in Sekunden	Sätze	Belastungspau-se nach jedem Satz in Sekun-den	Seite
1	Ausfallschritt mit Rotation	12–15 Wdh. je Seite	30–60	2	60–120	137
2	Seitlicher Ausfallschritt mit gestreckten Armen	12–15 Wdh. je Seite	30–60	2	60–120	138
3	Squat mit Beinheben	15–20 Wdh.	30–60	2	60–120	135
4	Wadenheben auf einem Bein	12–15 Wdh. je Seite	30–60	2	60–120	139
5	Bergsteiger diagonal	30 Sek.	30–60	2	60–120	133
6	Seitstütz und Knie-Lift	12–15 Wdh. je Seite	30–60	2	60–120	132
7	Einbeiniges Beckenheben	12–15 Wdh. je Seite	30–60	2	60–120	141
8	Zweipunkt-unterarmstütz	5–8 Wdh.	30–60	2	60–120	134

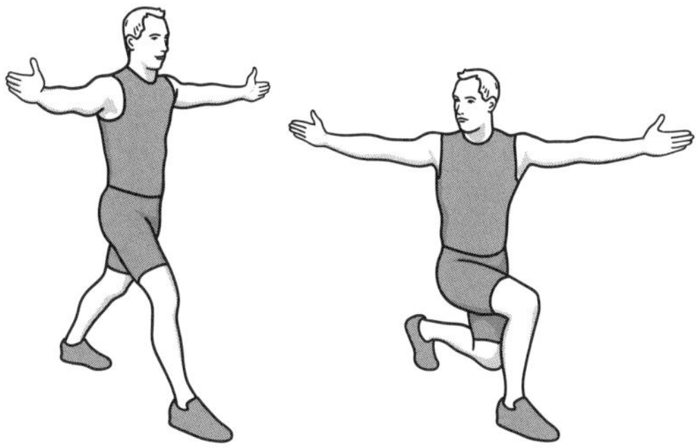

1 Ausfallschritt mit Rotation

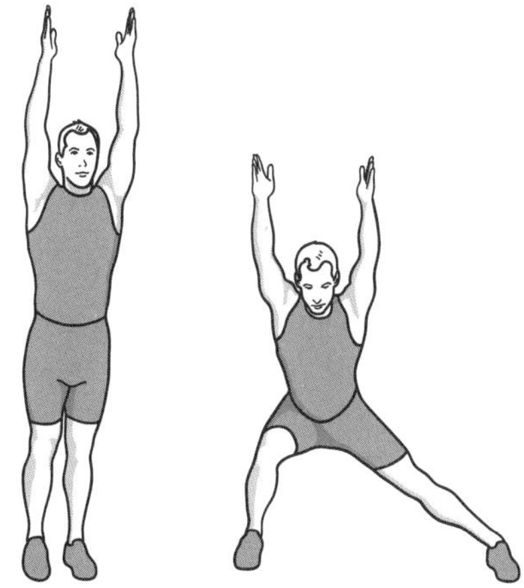

2 Seitlicher Ausfallschritt mit gestreckten Armen

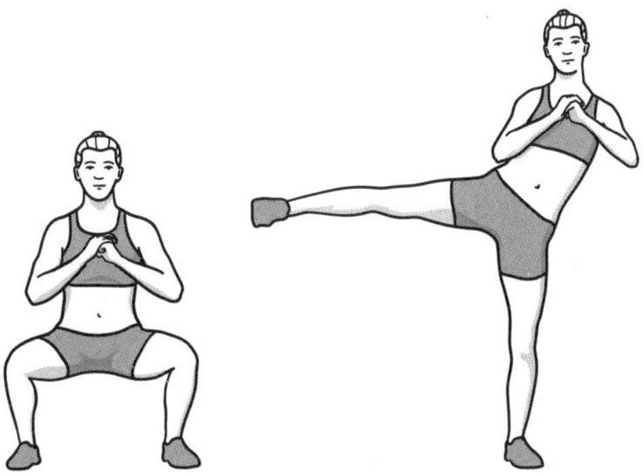

3 Squat mit Beinheben

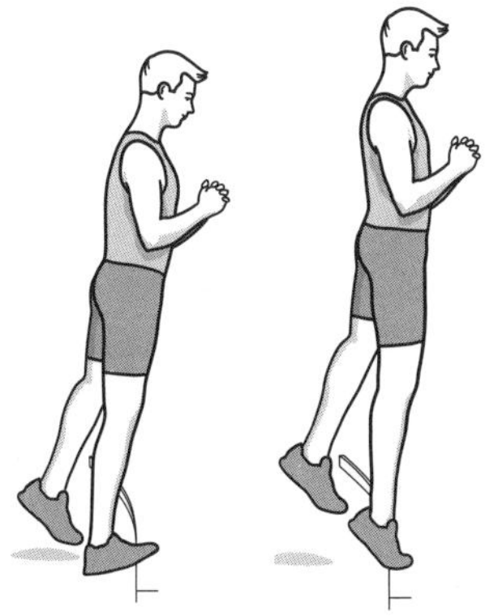

4 Wadenheben auf einem Bein

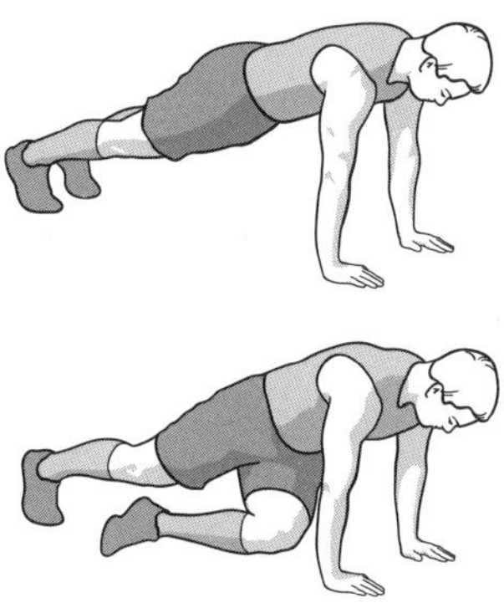

5 Bergsteiger diagonal

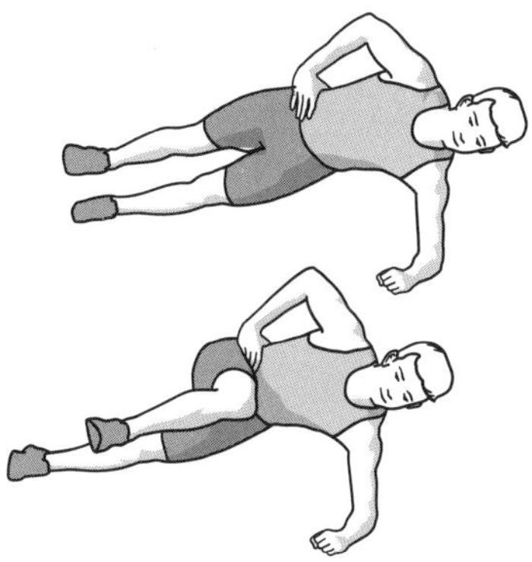

6 Seitstütz und Knie-Lift

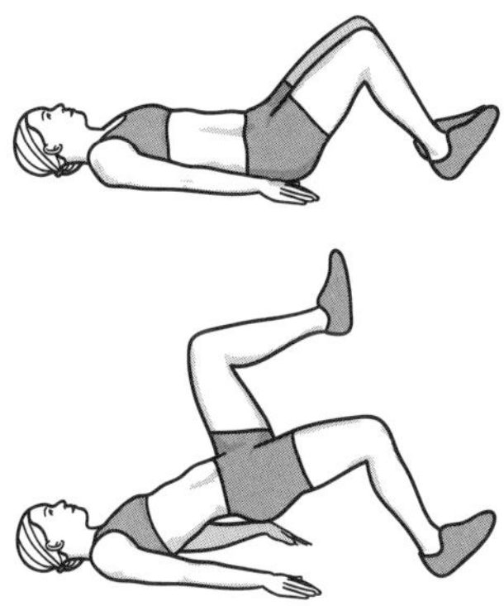

7 Einbeiniges Beckenheben

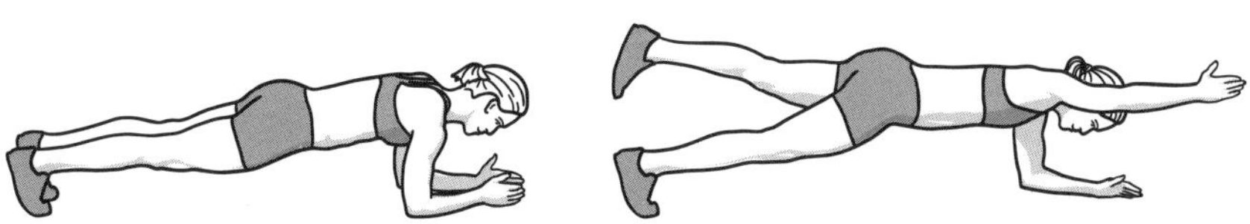

8 Zweipunktunterarmstütz

43 Hurricane-Workout

Bewegungstempo: zügig bis schnell (2–4 Sekunden)
Dauer: ca. 20–30 Minuten
Einheiten pro Woche: 1–2

1 **2** 3

	Übungen	Wiederholungen (Wdh.)/ Belastungszeit (Sek.)	Belastungspause nach jeder Übung in Sekunden	Runden	Belastungspause nach jedem Block in Sekunden	Seite
1. Übungsblock	Ausfallschritt mit Wechselsprung	20 Sek.	/	2–3	90	143
	Squat	12 Wdh.	/			135
	Ausfallschritt mit Rotation	20 Wdh. je Seite	90			137
2. Übungsblock	Bergsteiger diagonal	20 Sek.	/	2–3	90	133
	Einbeiniges Beckenheben	15–20 Wdh.	/			141
	Muschel	15 Wdh. je Seite	90			140
3. Übungsblock	Bergsteiger	20 Sek.	/	2–3	90	133
	Lat-Rudern	20 Wdh.	/			127
	Käfer	15 Wdh. je Seite	90			133

Hinweise

- Bei dieser Variante des HIIT (High-Intensity-Intervall-Training) werden immer zwei Fitnessübungen mit einer intensiven Sprintvariante kombiniert. Die drei Übungen des jeweiligen Übungsblocks ohne Pause (!) nacheinander ausführen, erst danach (eine Runde) darfst du für 90 Sekunden durchatmen.
- Die Pause zwischen den Runden beträgt ebenfalls 90 Sekunden.
- Bei diesem Workout geht vor allem darum, durchzuhalten und mit den wechselnden Belastungseinheiten deine Kraft und Ausdauer rasant zu fordern.

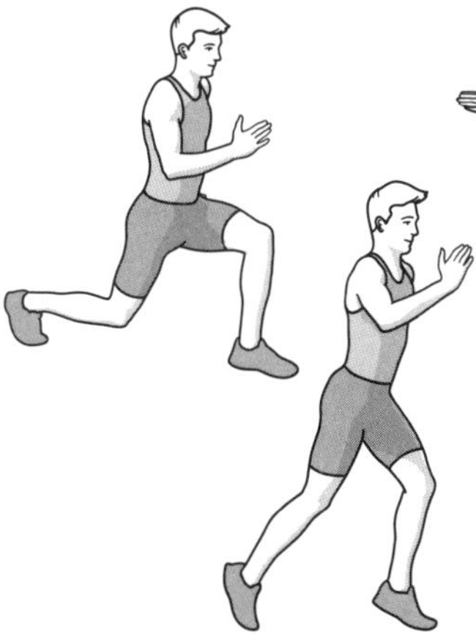

1 Ausfallschritt mit Wechselsprung

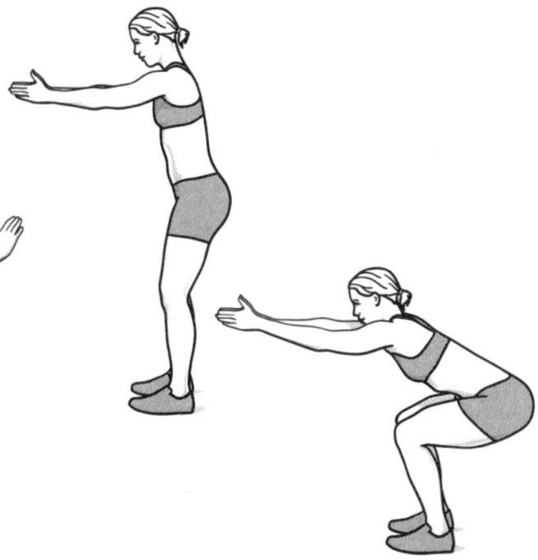

1 Squat

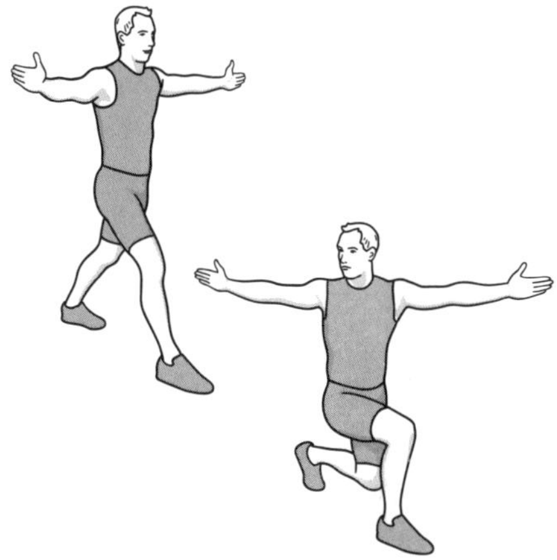

1 Ausfallschritt mit Rotation

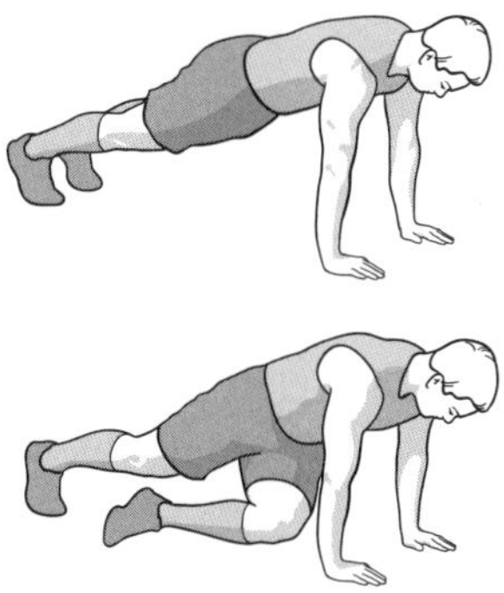

2 Bergsteiger diagonal

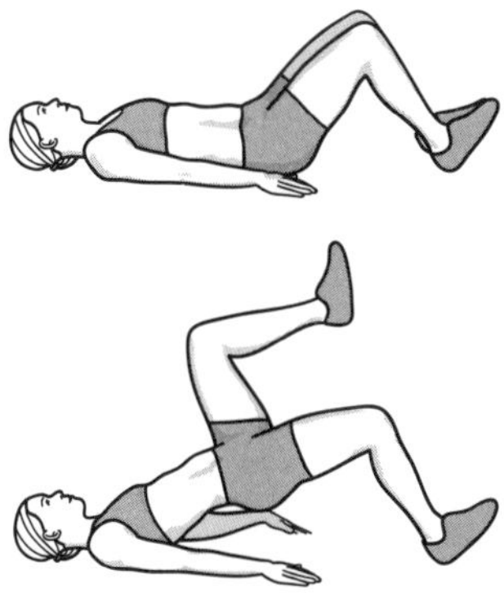

2 Einbeiniges Beckenheben

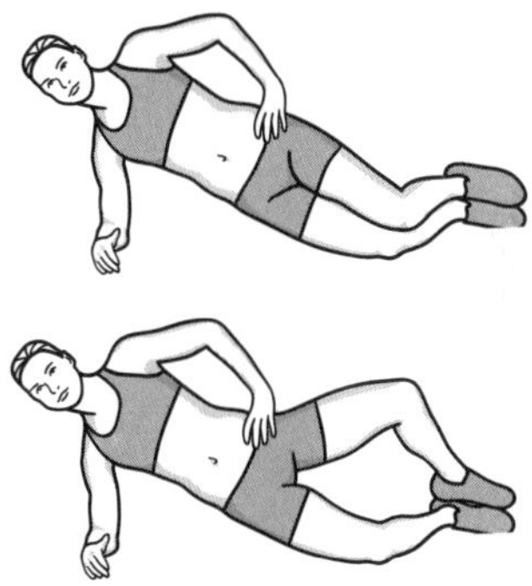

2 Muschel

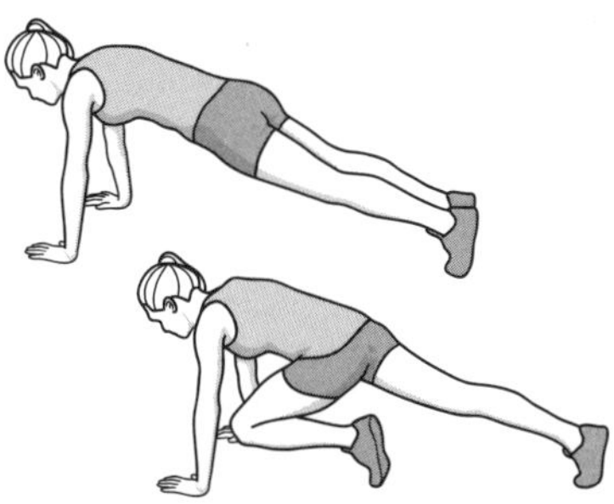

3 Bergsteiger

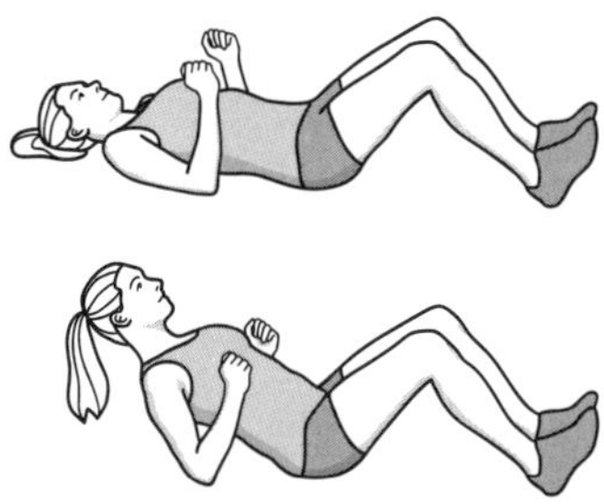

3 Lat-Rudern

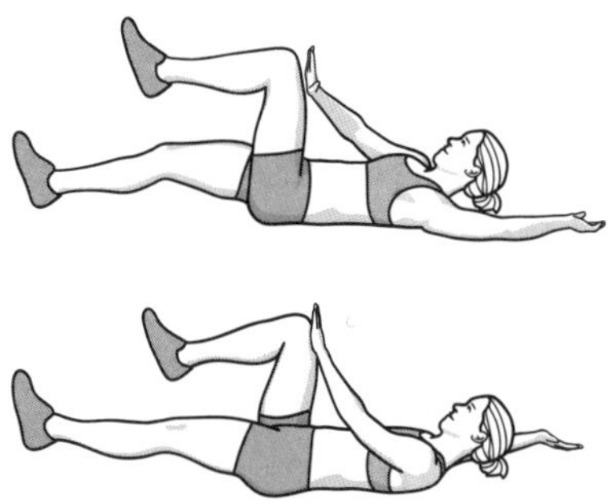

3 Käfer

44 Supersatz-Workout für mehr Muskelbalance und Kraft

1 2 3

Bewegungstempo: zügig (3–4 Sekunden)
Dauer: ca. 15–20 Minuten
Einheiten pro Woche: 1–2

	Übungen	Wiederholungen (Wdh.)	Sätze	Belastungspause nach jedem Supersatz in Sekunden	Seite
1. Übungspaar	Gesäß-Kick	15–20 Wdh. je Seite	2–3	60	140
	Kräftigung der vorderen Oberschenkelmuskulatur	15–20 Wdh. je Seite			141
2. Übungspaar	Adduktoren-Lift	20 Wdh. je Seite	2–3	60	140
	Muschel	20 Wdh. je Seite			140
3. Übungspaar	Abdrücken	20 Wdh.	2–3	60	138
	Schienbeinübung	20 Wdh.			139
4. Übungspaar	Schwimmer	15–20 Wdh.	2–3	60	126
	Reverse Crunch	15–20 Wdh.			129

Hinweise

- Die Reihenfolge der Übungen ist so gewählt, dass möglichst gegensätzliche Muskelgruppen, wie Bauch- und Rückenmuskulatur, im Wechsel trainiert werden. Dadurch wird eine Erholungsphase für die jeweils unbeteiligte Körperzone gewährleistet.
- »Supersatz« bedeutet: Führe 2 bis 3 Sätze ohne Pause zwischen den Übungen eines Paars aus.
- Gönne dir nach jedem Supersatz 60 Sekunden Pause.

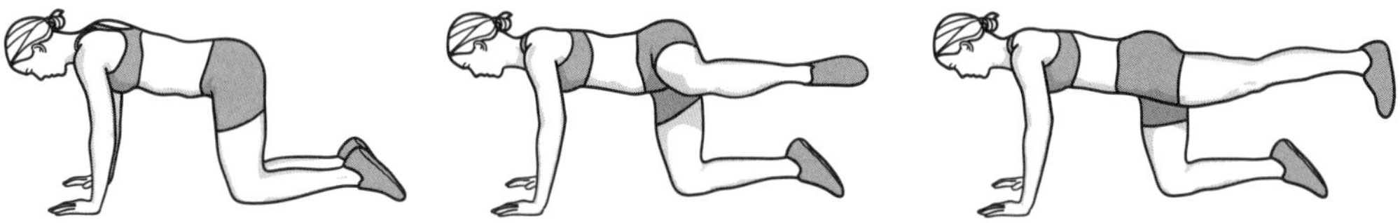

1 Gesäß-Kick

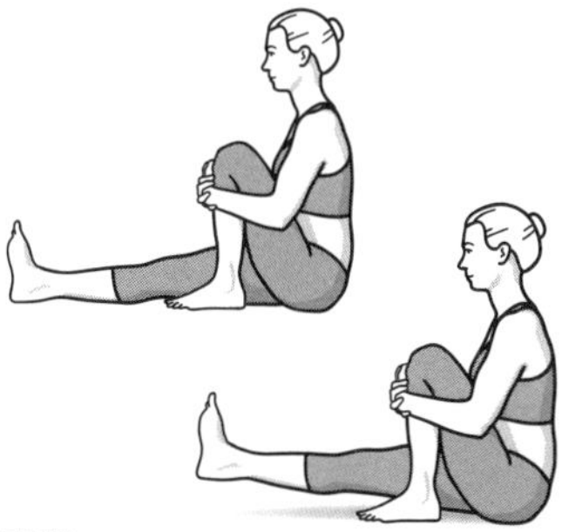

1 Kräftigung der vorderen Oberschenkelmuskulatur

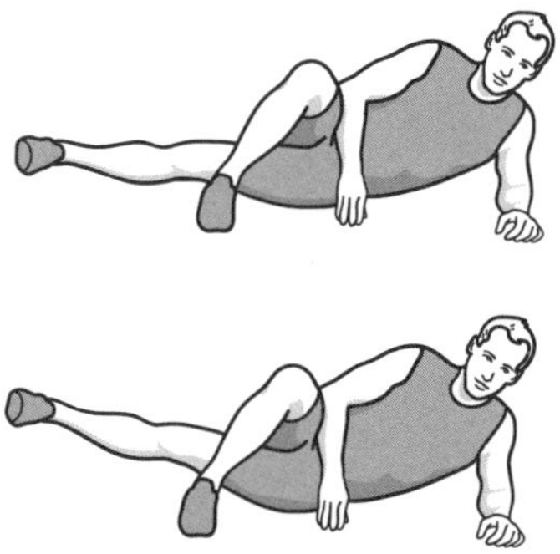

2 Adduktoren-Lift

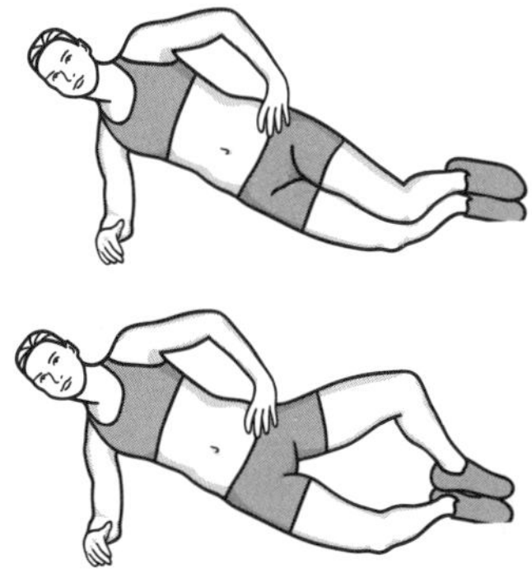

2 Muschel

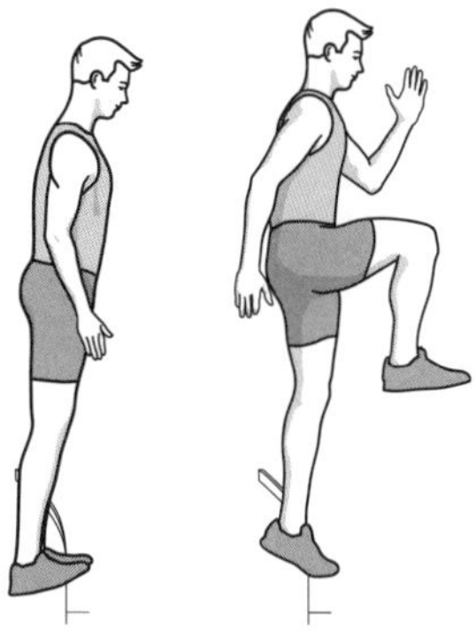

3 Abdrücken

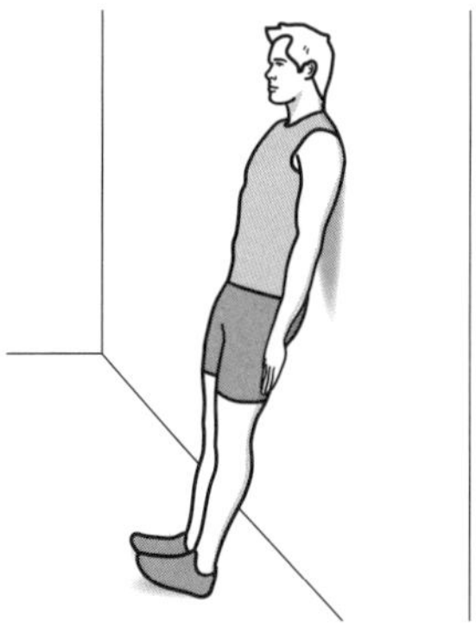

3 Schienbeinübung

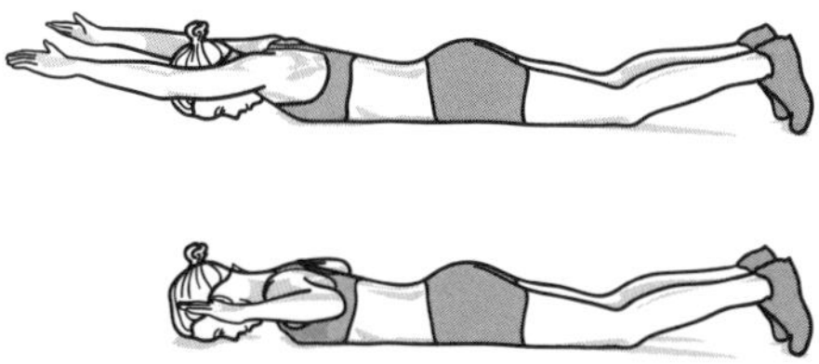

4 Schwimmer

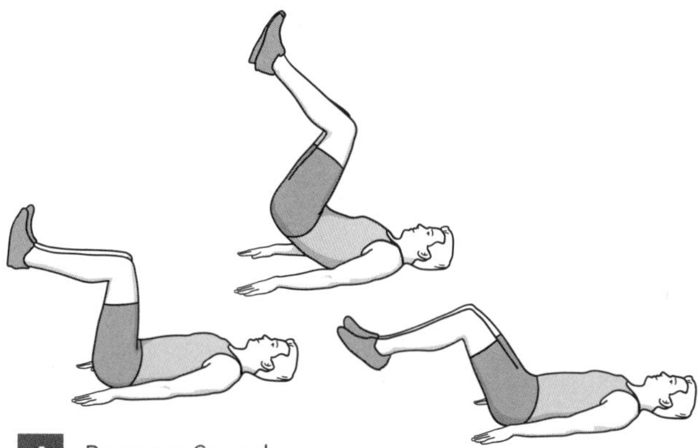

4 Reverse Crunch

45 Hüfttraining

Bewegungstempo: langsam bis zügig (3–5 Sekunden)
Dauer: ca. 25 Minuten
Einheiten pro Woche: 1–2

1 2 3

	Übungen	Wiederholungen (Wdh.)	Belastungspause nach jeder Übung in Sekunden	Sätze	Belastungspause nach jedem Satz in Sekunden	Seite
1	Squat mit Beinheben	12–15 Wdh. je Seite	30–60	2	60–120	135
2	Gesäß-Kick	12–15 Wdh. je Seite	30–60	2	60–120	140
3	Einbeiniges Beckenheben	15–20 Wdh. je Seite	30–60	2	60–120	141
4	Muschel	12–15 Wdh. je Seite	30–60	2	60–120	140
5	Hüftheben	12–15 Wdh. je Seite	30–60	2	60–120	139
6	Vierfüßler-Crunch	12–15 Wdh. je Seite	30–60	2	60–120	127

Hinweis: Die Hüftmuskulatur ist ein Schlüsselelement beim Laufen. Nur eine bewegliche und gekräftigte Hüfte ermöglicht eine optimale Schrittlänge und beugt, entsprechend gekräftigt, einer Instabilität der Beinachse vor, was vor einer Überbeanspruchung der Kniegelenke schützt.

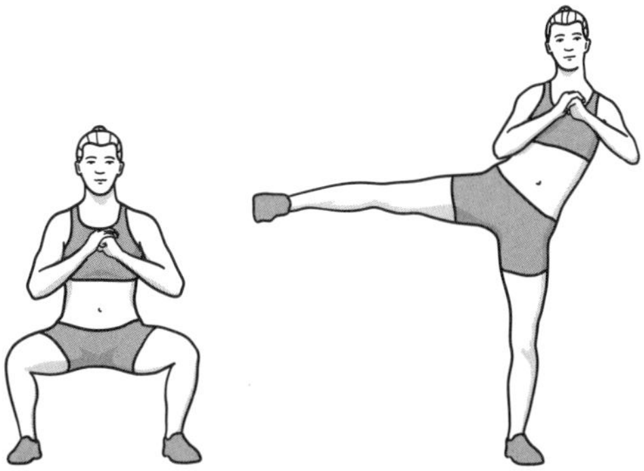

1 Squat mit Beinheben

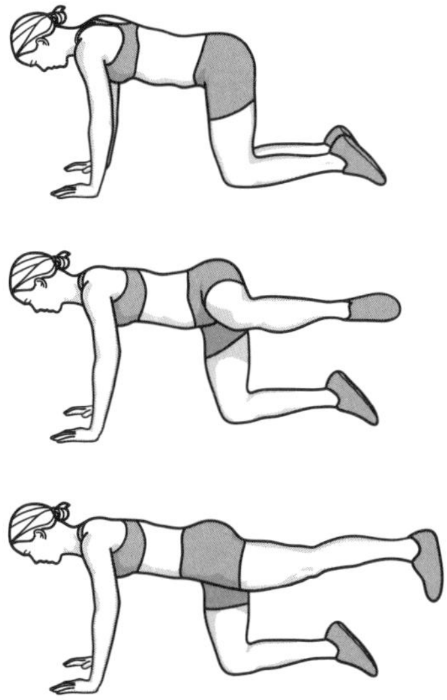

2 Gesäß-Kick

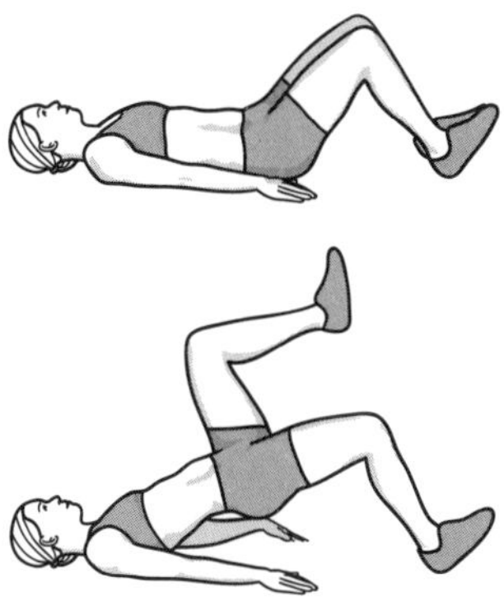

3 Einbeiniges Beckenheben

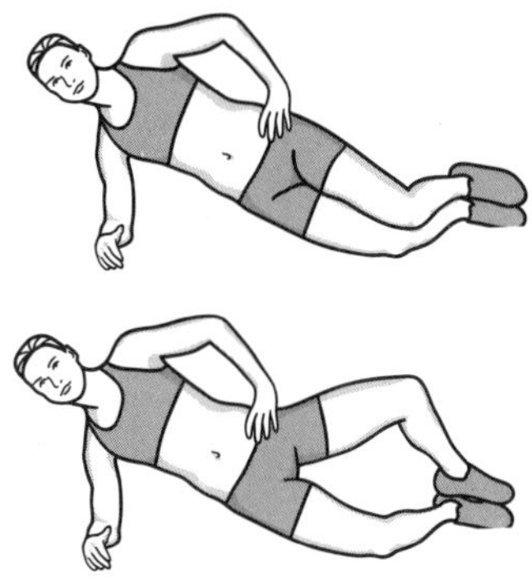

4 Muschel

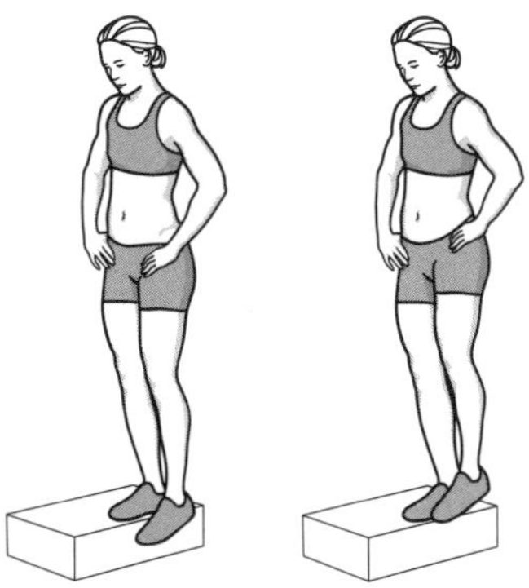

5 Hüftheben

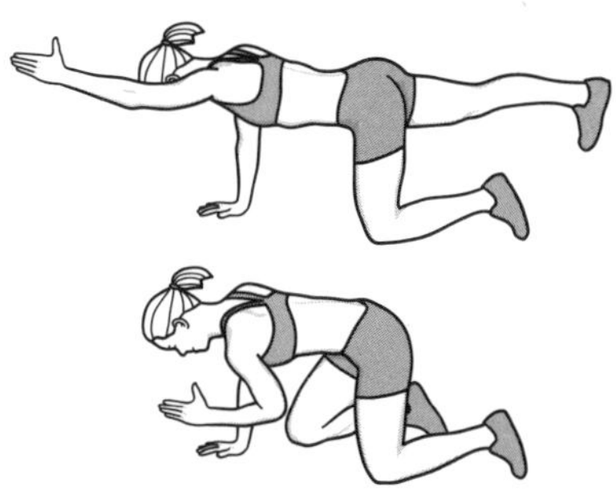

6 Vierfüßler-Crunch

46 Stabilisationsübungen 1

Bewegungstempo: langsam bis zügig (3–5 Sekunden)
Dauer: ca. 20 Minuten
Einheiten pro Woche: 1–2

1 2 3

	Übungen	Wiederholungen (Wdh.)/ Belastungszeit	Belastungspause nach jeder Übung in Sekunden	Sätze	Belastungspause nach jedem Satz in Sekunden	Seite
1	Unterarmstütz mit alternierendem Beinheben	8–10 Wdh. je Seite	30–60	2	60–120	134
2	Seitstütz mit abgelegten Beinen	12–15 Wdh. je Seite	30–60	2	60–120	131
3	Kräftigung der vorderen Oberschenkelmuskulatur	12–15 Wdh. je Seite	30–60	2	60–120	141
4	Muschel	12–15 Wdh. je Seite	30-60	2	60–120	140
5	Einbeiniges Beckenheben	8-10 Wdh. je Seite	30–60	2	60–120	141

Hinweis: Durch diese Übungen läufst du kräftesparender und effizienter. Du kannst sie an zwei Tagen neben deinem Lauftraining ausführen. Grundsätzlich gilt: Je ambitionierter dein Laufziel ist, desto mehr solltest du auf das Ausgleichstraining achten.

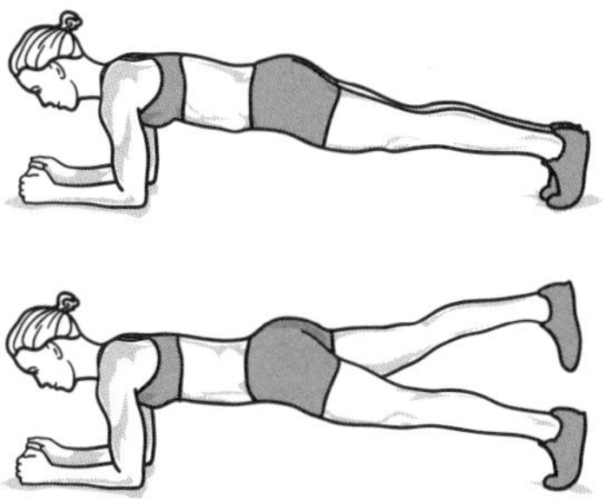

1 Unterarmstütz mit alternierendem Beinheben

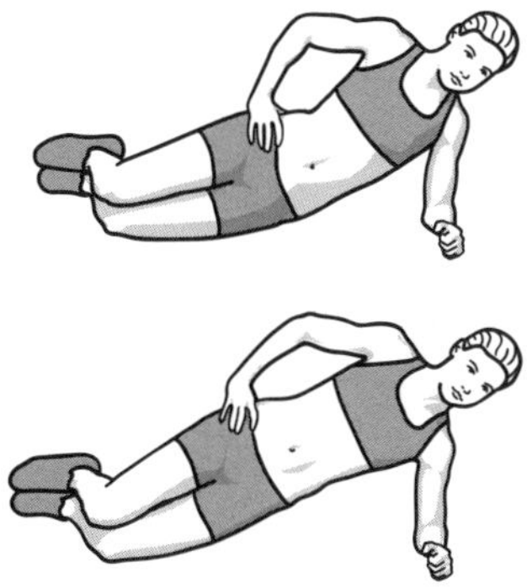

2 Seitstütz mit abgelegten Beinen

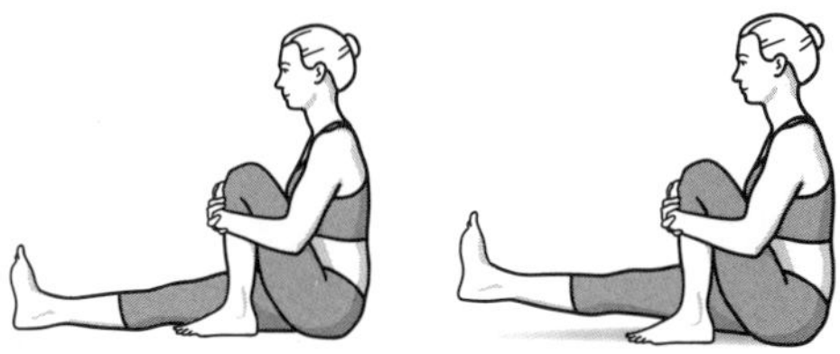

3 Kräftigung der vorderen Oberschenkelmuskulatur

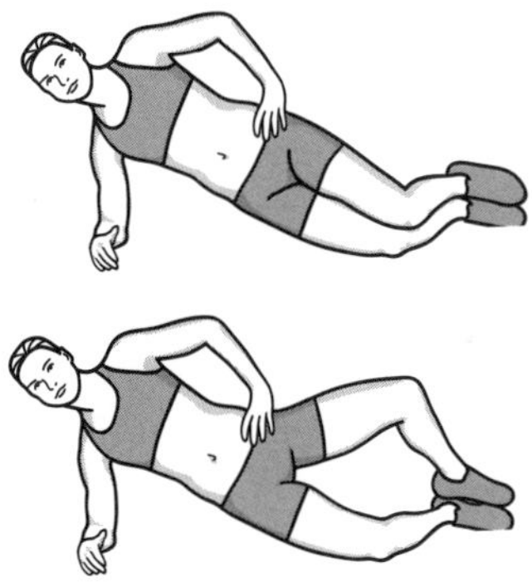

4 Muschel

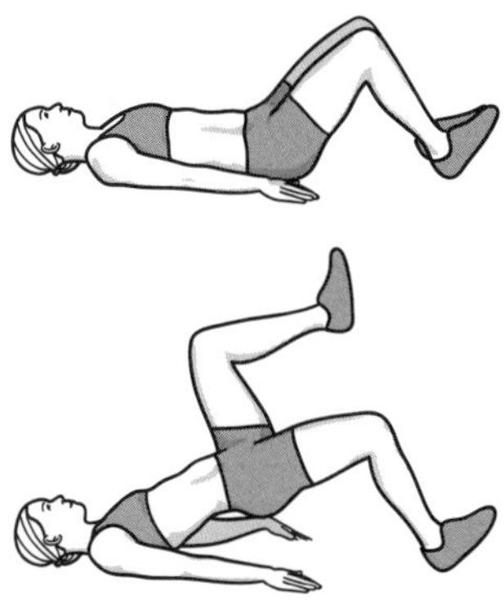

5 Einbeiniges Beckenheben

47 Stabilisationsübungen 2

Bewegungstempo: langsam bis zügig (3–5 Sekunden)
Dauer: ca. 25 Minuten
Einheiten pro Woche: 2

1 **2** 3

	Übungen	Wiederholungen (Wdh.)/ Belastungszeit (Sek.)	Belastungs-pause nach jeder Übung in Sekunden	Sätze	Belastungs-pause nach jedem Satz in Sekunden	Seite
1	Umgekehrtes Rudern	12–15 Wdh.	30–60	2	60–120	127
2	Muschel	12–15 Wdh. je Seite	30–60	2	60–120	140
3	Zweipunkt-unterarmstütz	6–8 Wdh. je Seite	30–60	2	60–120	134
4	Beinschere	20 Sek.	30–60	2	60–120	130
5	Einbeiniges Beckenheben	10–12 Wdh. je Seite	30–60	2	60–120	141
6	Seitstütz und Knie-Lift	10–12 Wdh. je Seite	30–60	2	60–120	132

Hinweis: Stabilisationsübungen dienen der Verletzungsprophylaxe, indem sie beispielsweise Ungleichheiten zwischen verschiedenen Kraftniveaus der Körperseiten ausgleichen und natürlich die gesamte Körperstabilität deutlich verbessern.

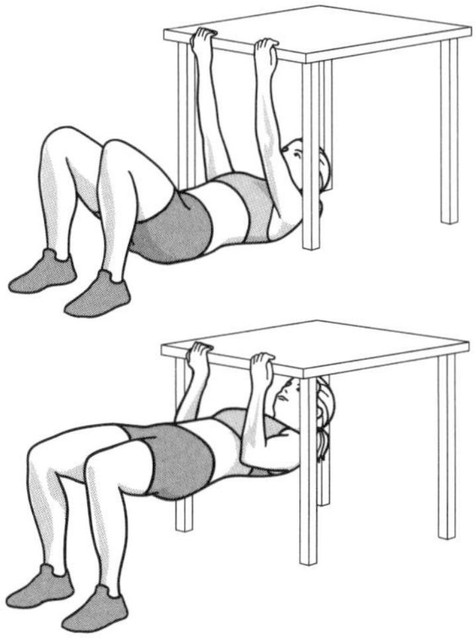

1 Umgekehrtes Rudern

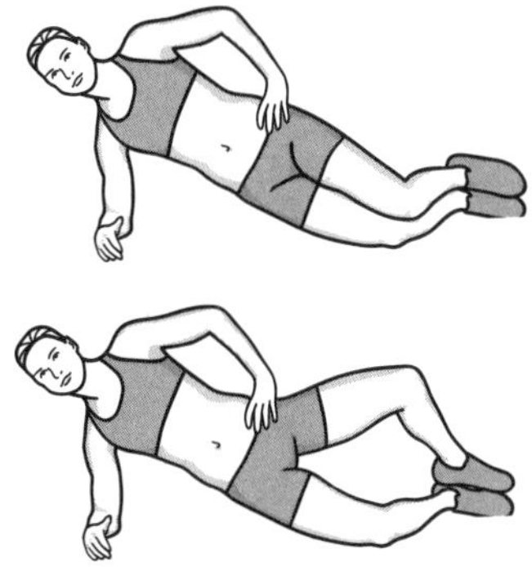

2 Muschel

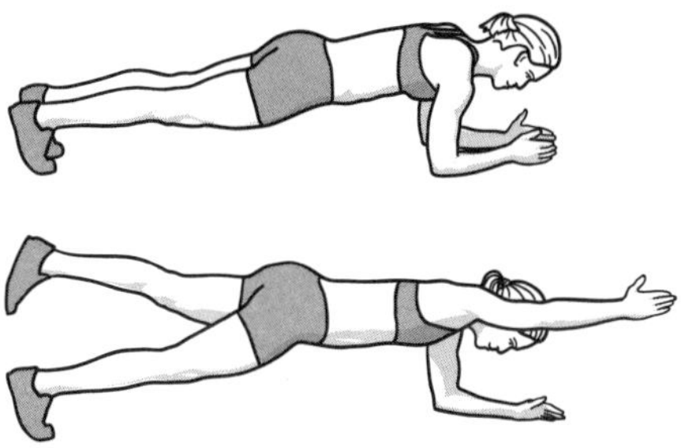

3 Zweipunktunterarmstütz

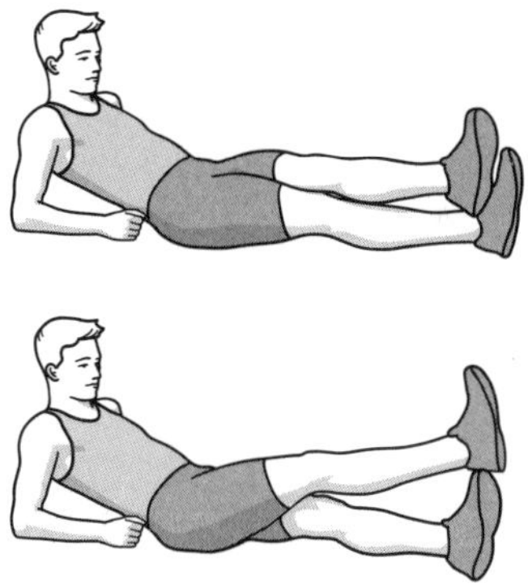

4 Beinschere

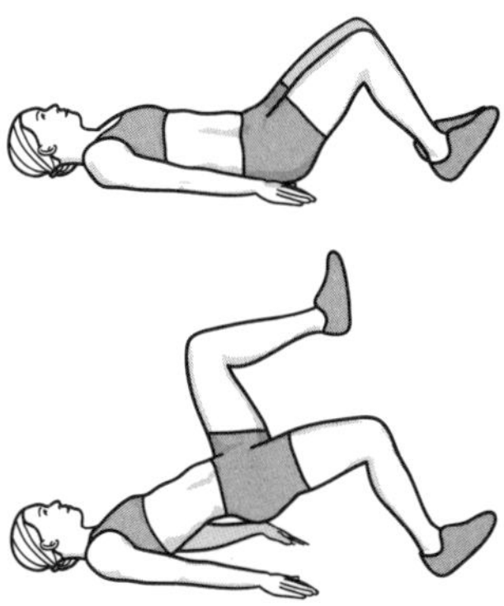

5 Einbeiniges Beckenheben

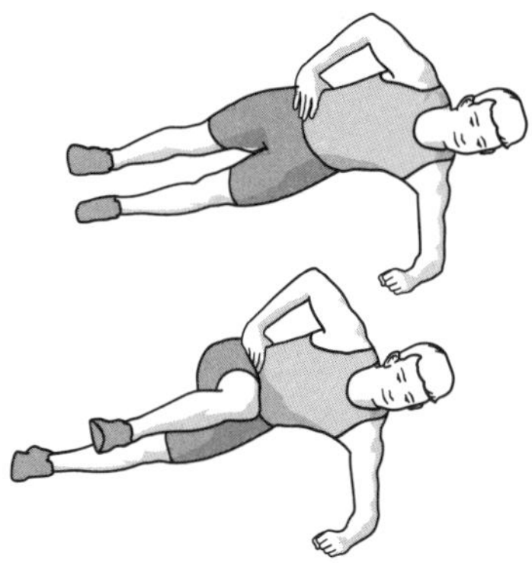

6 Seitstütz und Knie-Lift

48 Für mehr Tempo

Bewegungstempo: schnell (2–4 Sekunden)
Dauer: ca. 15–30 Minuten
Einheiten pro Woche: 1–2

1 **2** 3

	Übungen	Belastungszeit in Sekunden	Belastungs-pause nach jeder Übung in Sekunden	Satz	Belastungs-pause nach jeder Runde/ jedem Satz in Sekunden	Seite
1	Wall Drill	30–40	20	1–2	120–180	138
2	Squat Jump	30–40	20	1–2	120–180	144
3	Ausfallschritt mit Knie-Lift	30–40	20	1–2	120–180	138
4	Walking Push-up	30–40	20	1–2	120–180	125
5	Sprinter Sit-ups	30–40	20	1–2	120–180	131
6	Scherensprung	30–40	20	1–2	120–180	143

Hinweise

- Führe jede Übung 30 bis 40 Sekunden lang aus, lege dann 20 Sekunden Pause nach dem Satz ein und schließe die nächste Übung an.
- Absolviere 1 bis maximal 3 Runden.
- Pausiere nach jeder Runde 2 bis 3 Minuten.

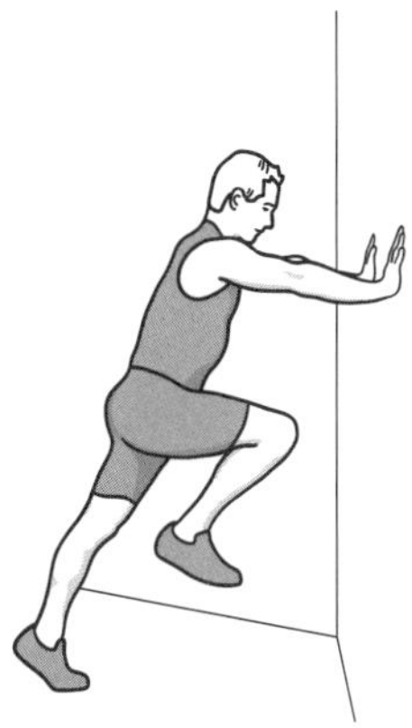

1 Wall Drill

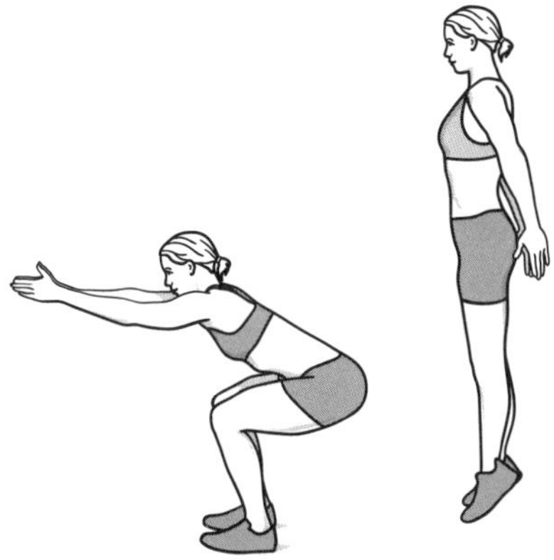

2 Squat Jump

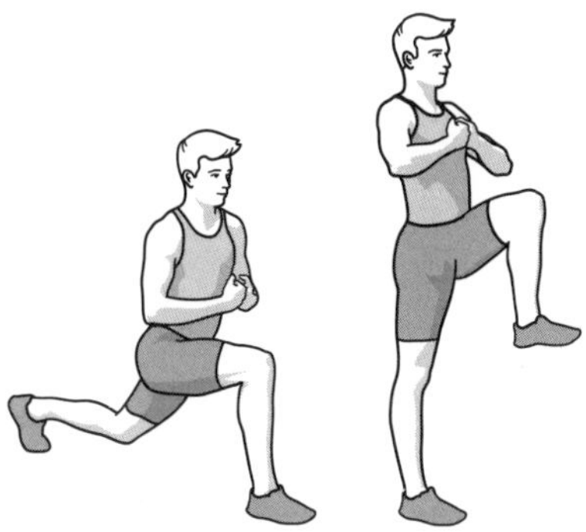

3 Ausfallschritt mit Knie-Lift

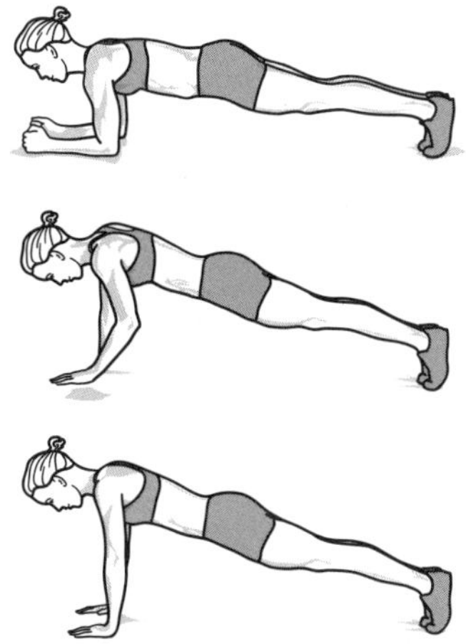

4 Walking Push-up

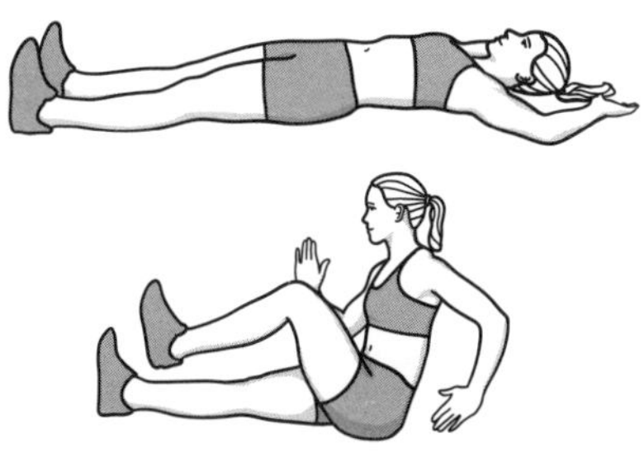

5 Sprinter Sit-ups

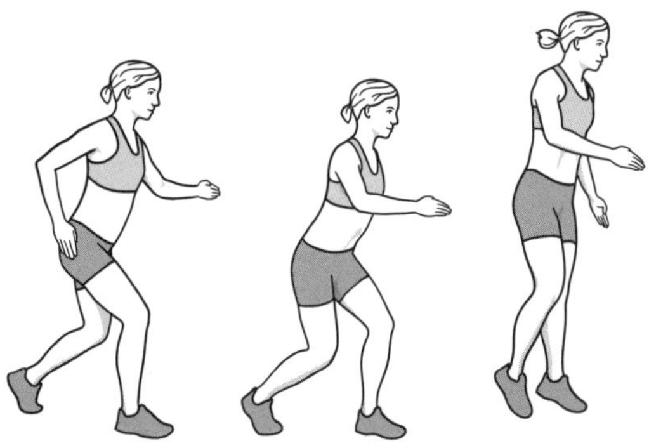

6 Scherensprung

49 Für starke Waden

Bewegungstempo: zügig (3–4 Sekunden)
Dauer: ca. 20 Minuten
Einheiten pro Woche: 1–2

1 **2** 3

	Übungen	Wiederholungen (Wdh.)/ Belastungszeit	Belastungs-pause nach jeder Übung in Sekunden	Sätze	Belastungs-pause nach jedem Satz in Sekunden	Seite
1	Squat Jump und Tuck Jump	6–8 Wdh.	60–90	2	60–120	144
2	Wadenheben	12–15 Wdh. je Seite	20–60	2	60–120	139
3	Ausfallschritt mit Wadenkräftigung	6–8 Wdh. je Seite	20–60	2	60–120	137
4	Abdrücken	10–12 Wdh. je Seite	20–60	2	60–120	138
5	Beckenheben	10–12 Wdh.	20–60	2	60–120	140

Hinweis: Unsere Waden sind laufend hohen Belastungen ausgesetzt: Sie fangen die von der Achillessehne weitergeleiteten Stoßkräfte auf und beugen beziehungsweise strecken den Fuß. Diese Übungen unterstützen sie dabei und beugen Krämpfen vor. Wärme dich vorher gut auf oder hänge das Workout an deine Laufeinheit an.

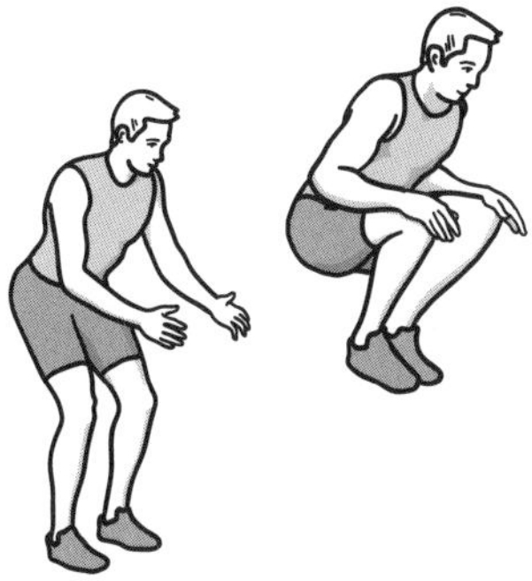

1 Squat Jump und Tuck Jump

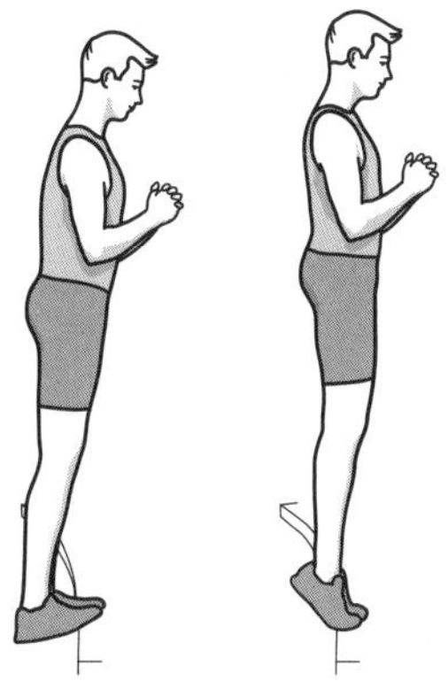

2 Wadenheben

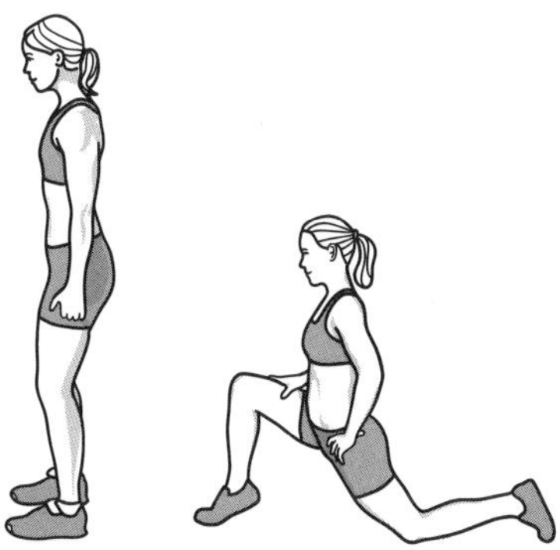

3 Ausfallschritt mit Wadenkräftigung

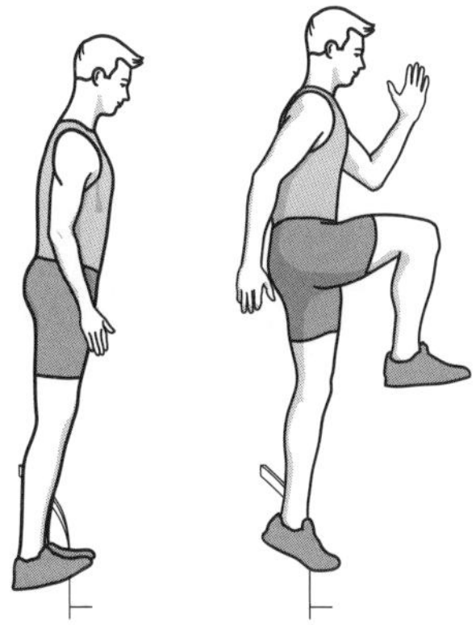

4 Abdrücken

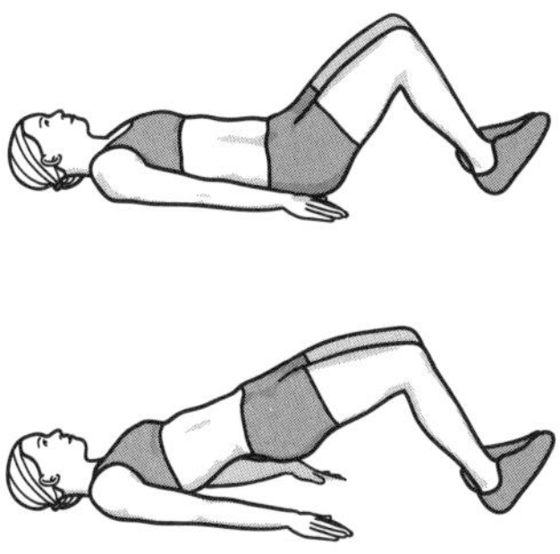

5 Beckenheben

50 Trainieren wie die Profis

Bewegungstempo: schnell bis zügig (3–4 Sekunden)
Dauer: ca. 30–40 Minuten
Einheiten pro Woche: 2

1 **2** 3

	Übungen	Wiederholungen (Wdh.)/ Belastungszeit (Sek.)	Belastungs-pause nach jeder Übung in Sekunden	Sätze	Belastungs-pause nach jedem Satz in Sekunden	Seite
1	Ausfallschritt mit Wechselsprung	6–8 Wdh.	60	2–3	60–120	143
2	Squat mit Beinheben	12–15 Wdh. je Seite	30–60	2–3	60–120	135
3	Abdrücken	12–15 Wdh. je Seite	30–60	2–3	60–120	138
4	Standing Leg and Arm Extension	10–12 Wdh. je Seite	30–60	2–3	60–120	136
5	Walking Push-up	20 Sek.	30–60	2–3	60–120	125
6	Sprinter Sit-ups	10–12 Wdh.	30–60	2–3	60–120	131
7	Foot Tap Crunch	12–15 Wdh. je Seite	30–60	2–3	60–120	129
8	Einbeiniger Hip Thrust	12–15 Wdh. je Seite	30–60	2–3	60–120	142

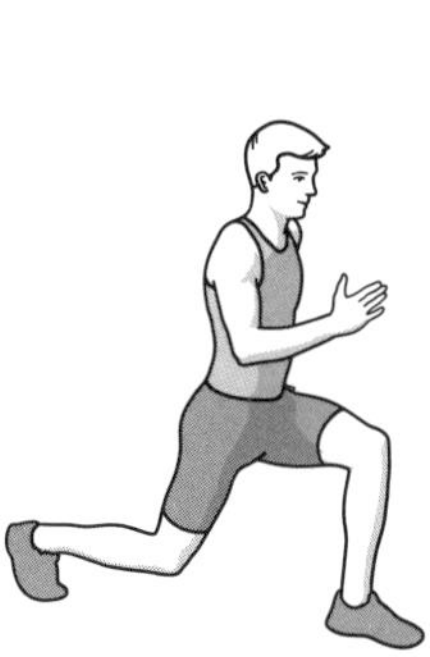

1 Ausfallschritt mit Wechselsprung

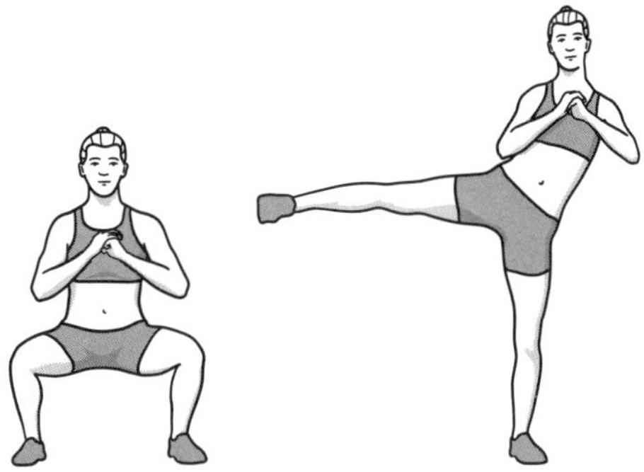

2 Squat mit Beinheben

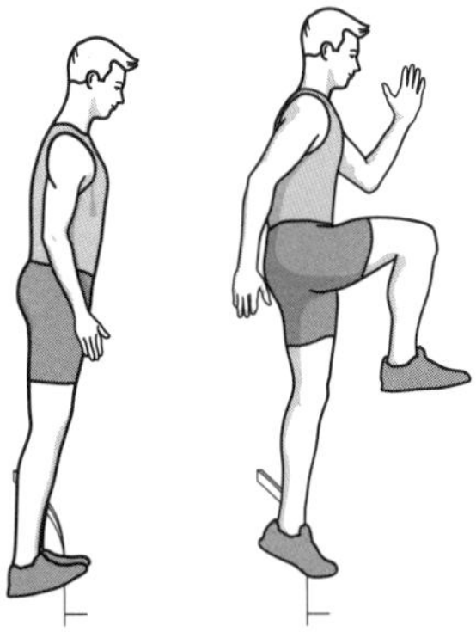

3 Abdrücken

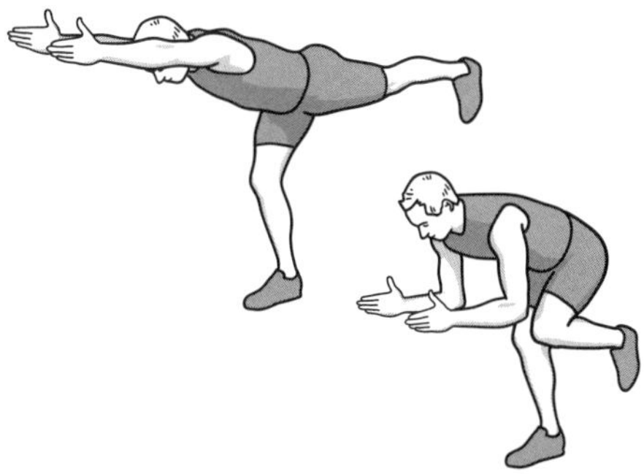

4 Standing Leg and Arm Extension

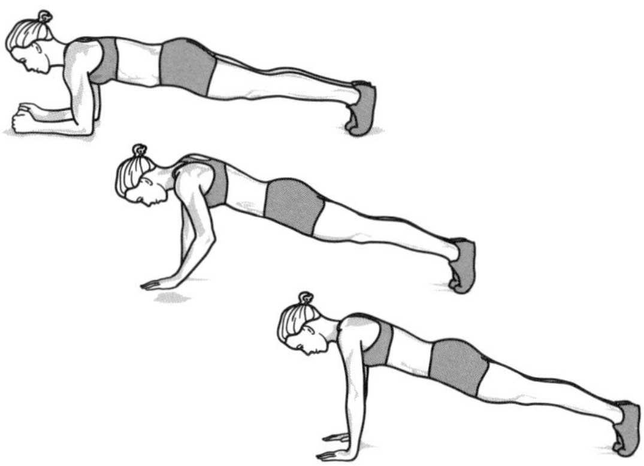

5 Walking Push-up

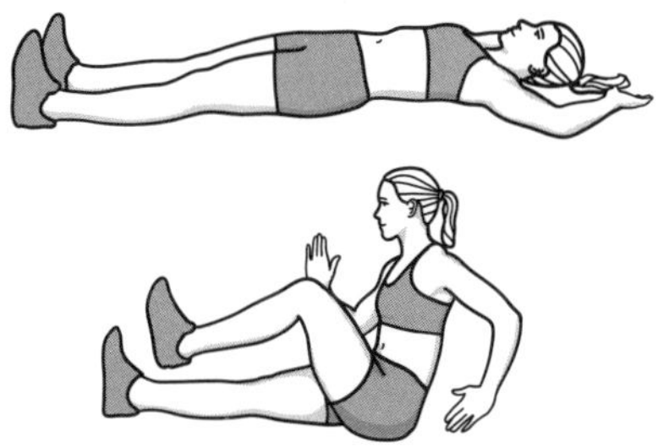

6 Sprinter Sit-ups

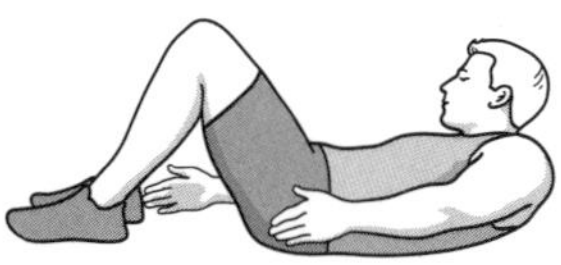

7 Foot Tap Crunch

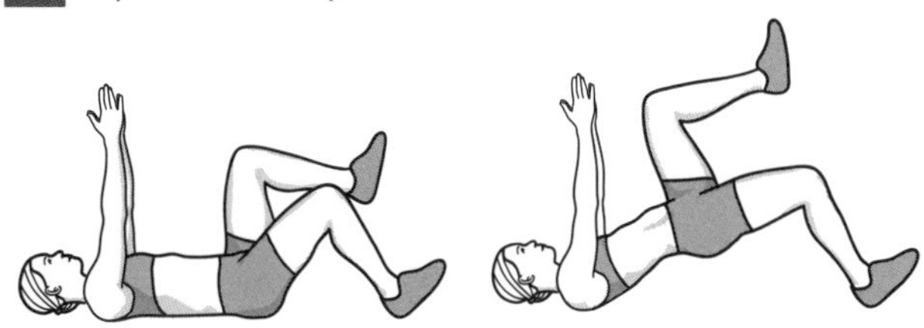

8 Einbeiniger Hip Thrust

Die Übungen

3

Übungen für den Oberkörper

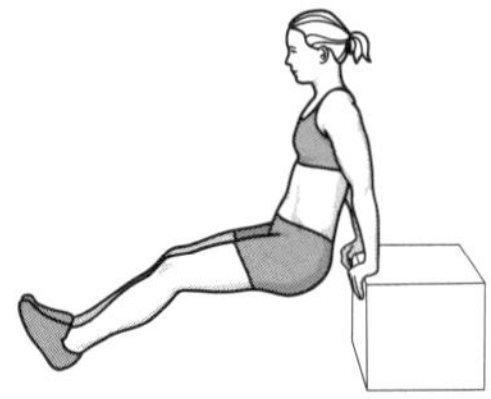

1

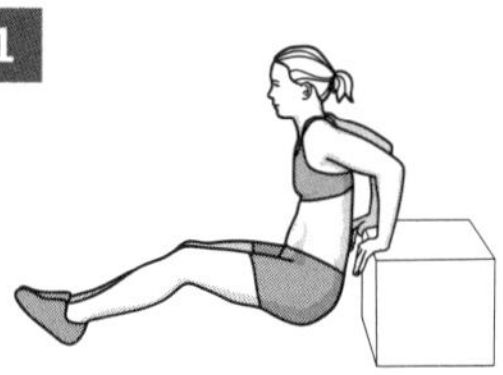

2

Dip

1. Mit dem Rücken an die Kante eines Stuhls, niedrigen Tisches oder eine andere Erhöhung setzen. Mit nach vorn zeigenden Fingern rücklings auf der Sitzfläche abstützen und das Gesäß anheben. Die Beine sind leicht gebeugt mit den Fersen auf dem Boden aufgestellt. Der Rücken ist dabei gerade. Die Schulterblätter zusätzlich zusammenziehen.
2. Die Ellbogen beugen, bis die Ober- und Unterarme einen 90-Grad-Winkel bilden. Den Oberkörper absenken, das Gesäß bleibt dabei möglichst nah an der erhöhten Sitzfläche. Langsam wieder nach oben schieben. In der Endposition sollten die Arme fast gestreckt, die Ellbogen jedoch nicht durchgedrückt sein. Die Schultern tief halten. Den Rücken nicht vom Stuhl entfernen. Die Beuge- und Streckbewegungen kommen nur aus den Ellbogengelenken.

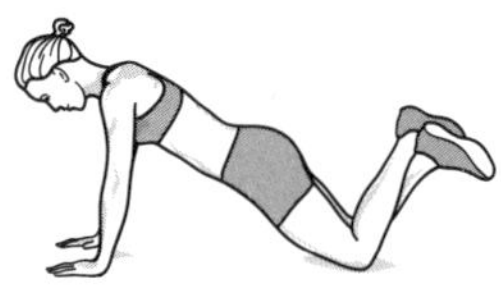

1

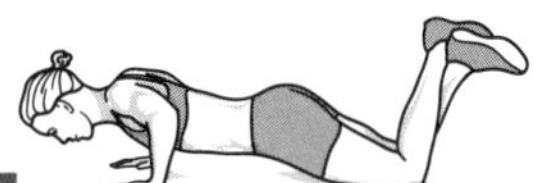

2

Liegestütz mit abgelegten Knien

1. In der Liegestützposition beginnen. Die Knie am Boden ablegen. Rücken und Oberschenkel bilden eine Linie, die Hände auf Brusthöhe abstützen. Der Winkel in der Hüfte beträgt dabei etwas mehr als 90 Grad.
2. Die Ellbogen beugen und den Körper langsam absenken. So tief sinken, wie es die Kraft der Arme erlaubt. Um ein Hohlkreuz zu vermeiden, Rücken-, Bauch- und Gesäßmuskulatur anspannen. Wieder nach oben drücken, die Ellbogen in der obersten Position leicht gebeugt halten.

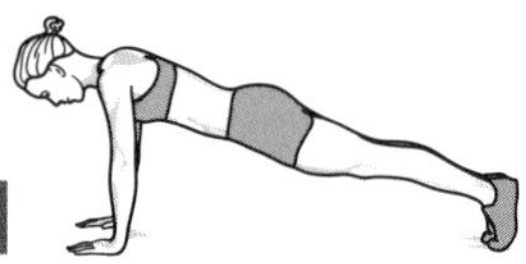

1

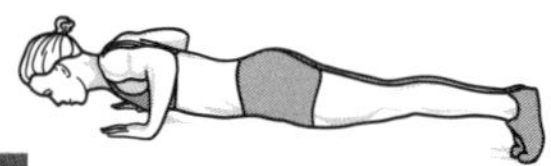

2

Liegestütz

1. In der Liegestützposition beginnen. Dafür die Hände senkrecht unter den Schultergelenken aufsetzen, die Fingerspitzen leicht nach innen drehen und die Ellbogen nicht ganz durchdrücken. Den Kopf in Verlängerung der Wirbelsäule halten und den Blick zum Boden richten. Die Füße hüftbreit aufstellen und die Beine strecken, sodass Beine, Gesäß, Rücken und Kopf eine Gerade bilden.
2. Die Arme nun langsam beugen, bis der Oberkörper fast den Boden berührt. Anschließend in einer fließenden Bewegung wieder zurück in die Ausgangsstellung hochdrücken. Um ein Hohlkreuz zu vermeiden, permanent Gesäß- und Bauchmuskulatur anspannen.

Geneigter Liegestütz

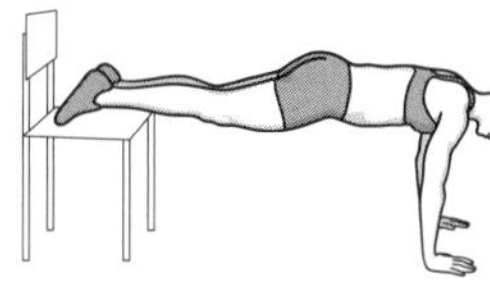

1

1. Die Zehenspitzen auf einer Erhöhung abstellen und die Hände unter den Schultern platzieren. Der Körper bildet eine Linie.
2. Die Arme beugen und den Oberkörper absenken, bis die Nase knapp über dem Boden ist. Kurz halten, anschließend wieder hochdrücken.

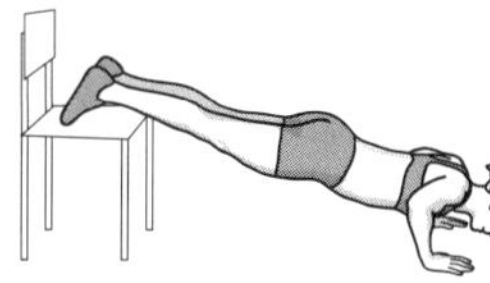

2

Spiderman-Liegestütz

1. In der Liegestützposition beginnen. Die Hände senkrecht unter den Schultern platzieren, die Füße hüftbreit aufstellen, den Körper in einer geraden Linie ausrichten. Den Rumpf unter Spannung halten.
2. Die Ellbogen beugen. Gleichzeitig das rechte Bein anziehen und das Knie in Richtung des rechten Ellbogens ziehen. Der Körper bleibt in einer Linie. Diese Position kurz halten, dann dynamisch wieder nach oben drücken und in die Ausgangsposition zurückkommen. Bei der nächsten Wiederholung das linke Bein anziehen.

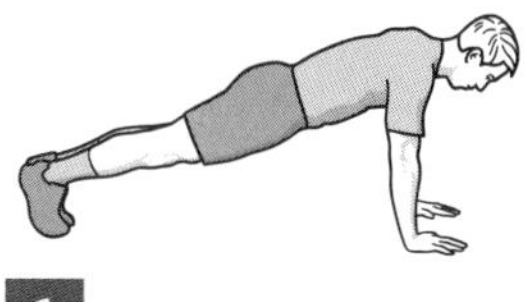

1

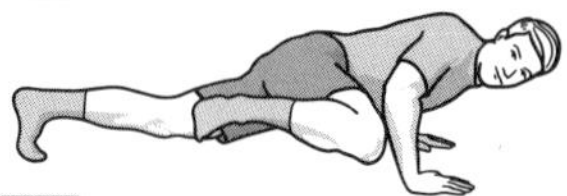

2

T-Liegestütz

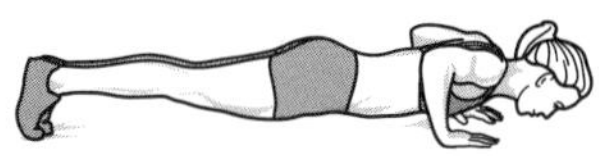

1

1. In der Liegestützposition beginnen. Die Bauch- und Gesäßmuskulatur fest anspannen. Die Arme beugen, die Brust zum Boden führen. Die Ellbogen bleiben eng am Körper, um den Trizeps intensiv zu fordern.
2. Beim Hochdrücken die rechte Hand lösen, den Oberkörper nach rechts aufdrehen. Die Füße drehen mit. Den rechten Arm nach oben strecken. Der Blick folgt der rechten Hand. Zurück in die Liegestützposition. Bei der nächsten Wiederholung nach links aufdrehen.

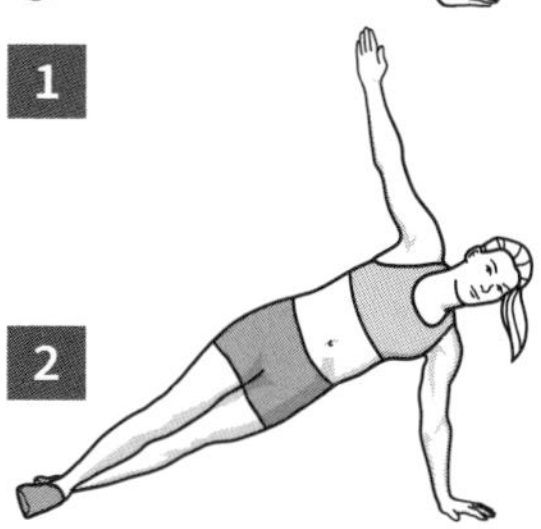

2

Walking Push-up

1. In Bauchlage liegen die Unterarme eng am Körper auf Brusthöhe, die Beine sind hüftbreit geöffnet, die Fußspitzen aufgestellt. Jetzt in einen Unterarmstütz drücken. Der Körper bleibt auf einer Linie.
2. Den rechten Arm strecken und die Hand aufstützen. Der Rücken bleibt gerade, der Kopf ist in einer Linie mit der Wirbelsäule. Diese Bewegung nun auch mit dem linken Arm ausführen, um in die klassische Liegestützposition zu kommen.
3. Mit dem rechten Unterarm wieder auf den Boden stützen, dann mit dem linken. Den nächsten Durchgang mit dem linken Arm beginnen.

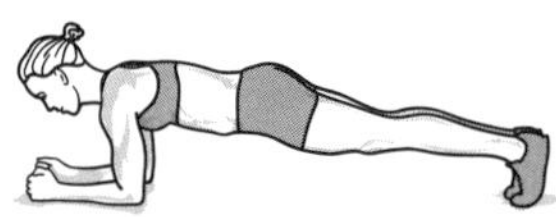

1

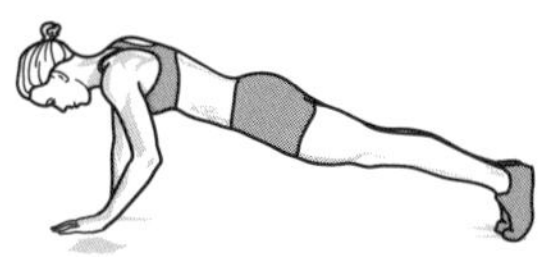

2

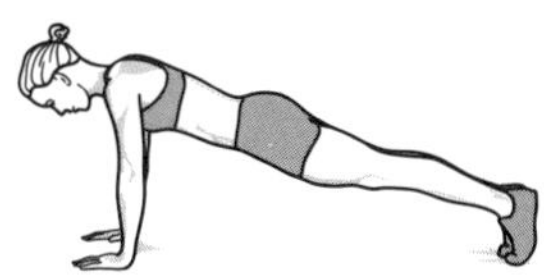

3

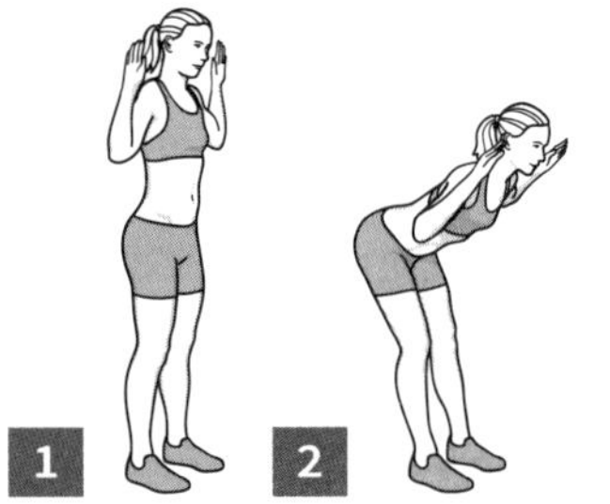

Good Morning

1. Im aufrechten Stand mit schulterbreit geöffneten Füßen beginnen. Die Arme in einer U-Position halten.
2. Den Oberkörper mit geradem Rücken um etwa 60 Grad nach vorn beugen. Die Beine dabei leicht beugen und das Gesäß nach hinten schieben. Der Kopf bleibt in der Verlängerung der Wirbelsäule. Die Ellbogen kippen nicht nach vorn. Wieder aufrichten.

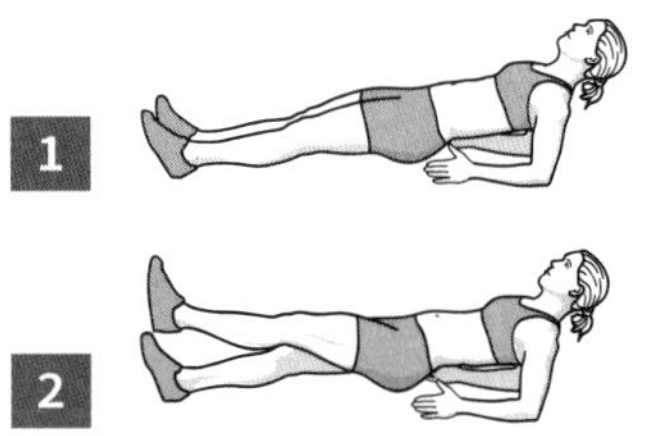

Brücke

1. In der Rückenlage beginnen, die Beine strecken. Die Unterarme unter dem Körper auf dem Boden oder einer Bank aufstützen, sodass die Finger zu den Fersen zeigen. Den Po anspannen. Das Becken hochdrücken, sodass der Körper eine Linie bildet. Der Blick geht zur Decke.
2. Die Position kurz halten, dann das linke Bein gestreckt anheben. Kurz halten, wieder absetzen und dann das rechte Bein anheben.

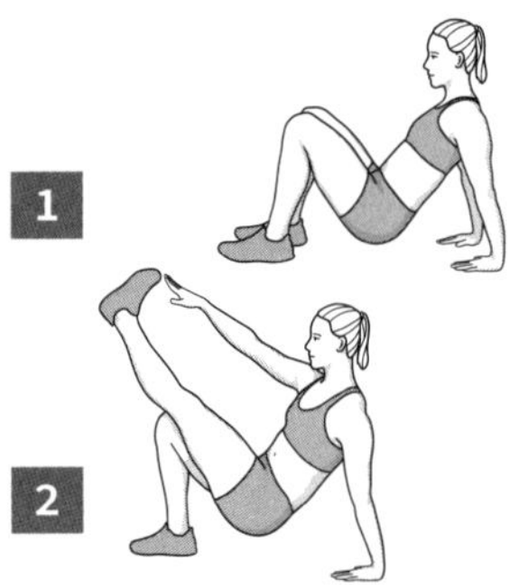

Krabben-Kick

1. Im Sitzen die Hände hinter dem Gesäß aufstützen, die Finger zeigen nach vorn. Die Füße hüftbreit aufstellen, das Gesäß anheben.
2. Das Gewicht auf die linke Hand und den rechten Fuß verlagern, das linke Bein parallel zum rechten Oberschenkel ausstrecken und mit den Fingerspitzen der rechten Hand zu den Zehen des linken Fußes tippen. Zurück in die Ausgangsstellung und gegengleich wiederholen.

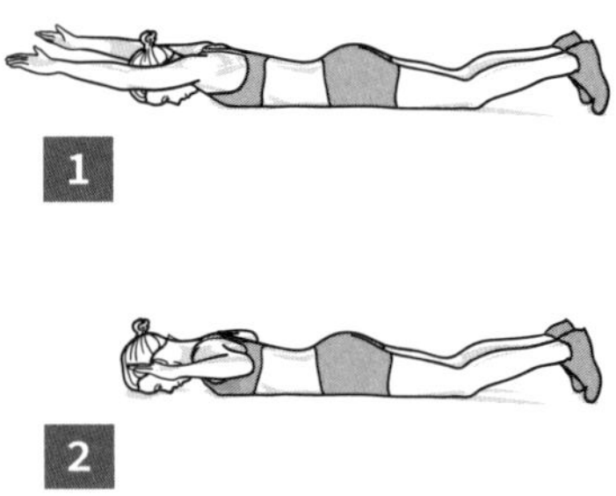

Schwimmer

1. In Bauchlage die Arme nach vorn und die Beine nach hinten ausstrecken, die Füße hüftbreit öffnen und die Zehen aufstellen. Die Arme über dem Boden und den Kopf in Verlängerung der Wirbelsäule halten.
2. Den Kopf und die Schulterpartie anheben. Der Blick geht zum Boden. Nun die Schulterblätter zueinanderziehen und dabei die Ellbogen nach hinten führen. Diese Position kurz halten, dann zurück in die Ausganssposition kommen. Um die Intensität zu steigern, können die Füße einige Zentimeter über dem Boden gehalten werden.

Paddeln in Bauchlage

1. Bäuchlings auf den Boden legen. Die Arme lang nach vorn und die Beine nach hinten ausstrecken, die Zehen anziehen. Die Stirn auf dem Boden ablegen. Die Hände aufdrehen, sodass die Handflächen zueinander zeigen und die Handkanten auf dem Boden aufgestellt sind.
2. Die gestreckten Arme und Beine einige Zentimeter vom Boden abheben. Auch den Kopf vom Boden lösen. Jetzt das linke Bein und den rechten Arm nach oben anheben. Wieder absenken, aber nicht ablegen. Nun den linken Arm und das rechte Bein anheben. Im zügigen und kontrollierten Wechsel fortfahren.

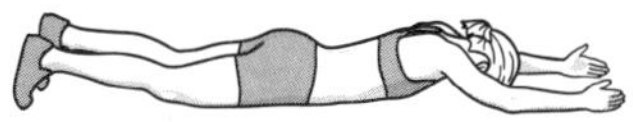

1

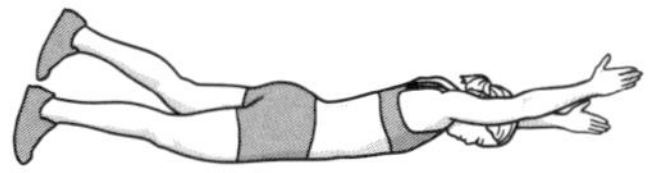

2

Lat-Rudern

1. In Rückenlage die Knie anwinkeln. Die Ellbogen im rechten Winkel beugen, die Unterarme stehen senkrecht. Der Blick ist nach oben gerichtet.
2. Die Schulterblätter zusammenziehen, die Ellbogen in den Boden drücken und Kopf sowie Rumpf anheben. Das Gesäß bleibt auf dem Boden. Diese Position halten und den Oberkörper langsam absenken.

1

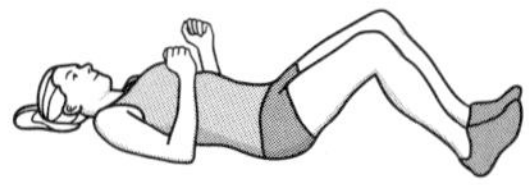

2

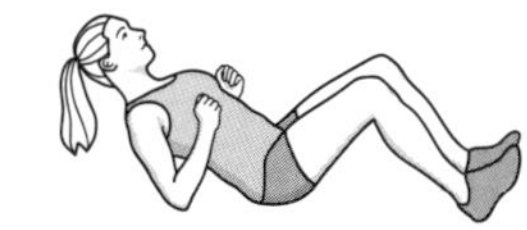

Umgekehrtes Rudern

1. Die Kante eines Tischs oder die Stange eines Geländers mit etwas weiter als schulterbreit geöffneten Händen umklammern und die Füße hindurchschieben, bis die Beine etwa im 90-Grad-Winkel gebeugt sind. Mit gestreckten Armen hängen lassen. Rumpf und Oberschenkel bilden eine Linie.
2. Den Oberkörper nach oben ziehen. Dabei die Schulterblätter zusammenziehen. Langsam absenken, ohne die Arme ganz zu strecken.

1

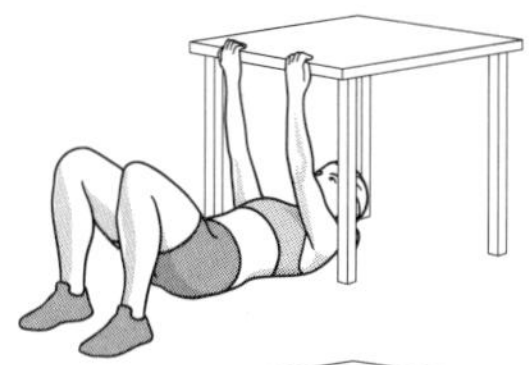

2

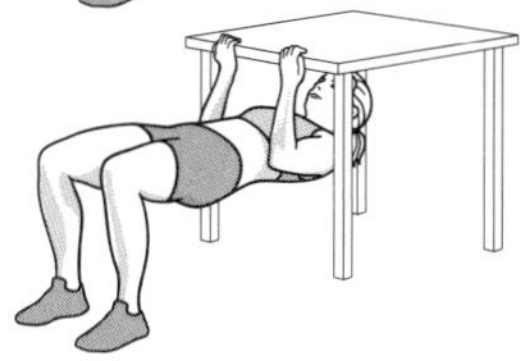

Vierfüßler-Crunch

1. Im Vierfüßlerstand den Kopf in Verlängerung der Wirbelsäule halten. Die Rumpfmuskeln aktiv anspannen. Das rechte Bein auf Hüfthöhe nach hinten und den linken Arm auf Schulterhöhe nach vorn ausstrecken. Den Körper in einer geraden Linie stabilisieren.
2. Arm und Bein diagonal unter dem Körper zusammenführen, bis sich Ellbogen und Knie berühren. Die Übung nach Abschluss des Satzes mit dem linken Bein und dem rechten Arm ausführen.

1

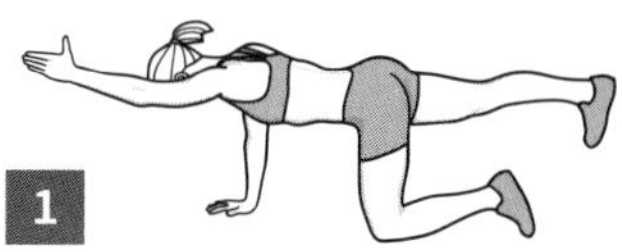

2

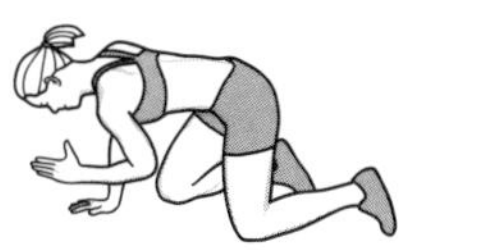

Übungen für Bauch und Rumpf

1

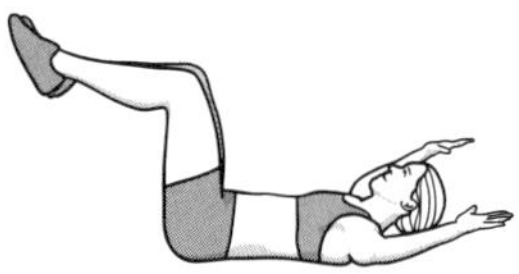

2

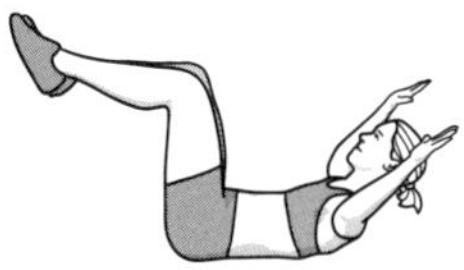

Basic Crunch mit angehobenen Beinen

1. Auf den Rücken legen und die Beine so anheben, dass Hüfte und Knie jeweils im rechten Winkel gebeugt sind. Die Arme in U-Form anwinkeln, Ober- und Unterarm bilden dabei einen rechten Winkel, die Ellbogen sind auf Schulterhöhe. Die Arme vom Boden abheben.
2. Die Bauchmuskulatur anspannen, um die Schulterblätter ganz von der Unterlage zu lösen. Dabei ausatmen und den Oberkörper langsam bis zum höchstmöglichen Punkt aufrichten. Dann den Oberkörper wieder absenken, bis das untere Ende der Schulterblätter die Matte berührt.

1

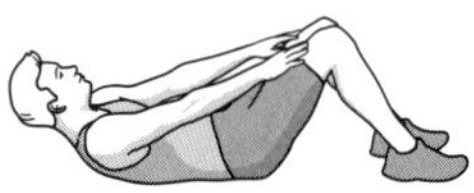

2

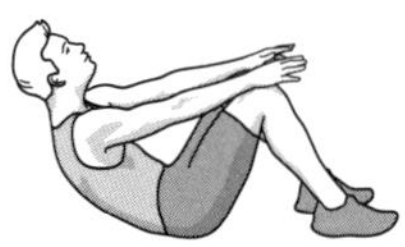

Center Crunch

1. In der Rückenlage die Beine anwinkeln und die Füße etwa schulterbreit aufstellen. Den Schultergürtel leicht vom Boden lösen und die Arme neben dem Körper ausstrecken. Die Handflächen zeigen Richtung Füße.
2. Nun die Bauchmuskulatur anspannen, um den Schultergürtel ganz vom Boden zu lösen und die Arme zwischen den Knien hindurchzuführen. Die Spannung kurz halten, dann den Oberkörper wieder absenken, bis das untere Ende der Schulterblätter die Matte berührt.

1

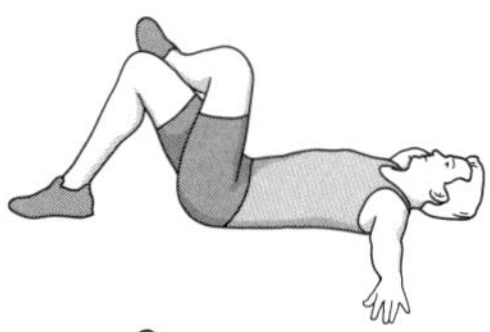

2

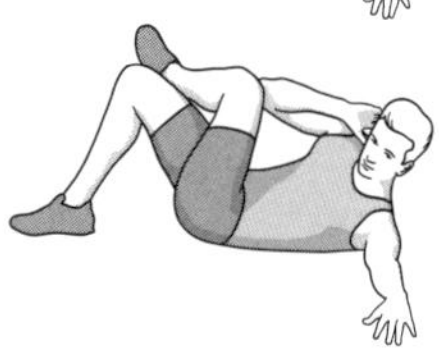

Diagonaler Crunch mit überkreuzten Beinen

1. Auf den Rücken legen und den rechten Fuß aufstellen. Das linke Fußgelenk oberhalb des rechten Knies ablegen. Die rechte Hand an die Schläfe führen und den linken Arm zur Seite gestreckt ablegen.
2. Den Oberkörper anheben und nach links drehen, bis der rechte Ellbogen fast das Knie berührt. Im nächsten Satz die Seite wechseln.

Foot Tap Crunches

In der Rückenlage die Füße dicht am Gesäß aufstellen und beide Arme nach vorn in Richtung Füße ausstrecken. Die Finger zeigen zu den Füßen. Die Schulterblätter leicht vom Boden abheben und abwechselnd die linke Hand zur linken Ferse und die rechte Hand zur rechten Ferse führen. Zwischen den Seitenwechseln zurück in die Ausgangsposition kommen. Im steten Wechsel die Fersen kurz antippen.

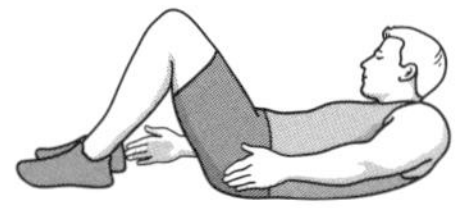

Hinweis: Die Bewegung erfolgt nur mithilfe der Bauchmuskulatur und kommt nicht aus den Schultern.

Reverse Crunch

1. Auf den Rücken legen. Die Arme neben dem Körper gestreckt ablegen, die Handflächen zeigen zum Boden. Die Beine anheben, sodass die Knie und die Hüfte jeweils im 90-Grad-Winkel gebeugt sind.
2. Mit Kraft der Bauchmuskulatur den Unterkörper vom Boden abheben.
3. Die Haltung Wirbel für Wirbel wieder auflösen, bis der untere Rücken den Boden berührt. Die Beine dann weiter Richtung Boden führen, bis die Fersen fast den Boden antippen. Den rechten Winkel in den Knien beibehalten. Im Anschluss wieder in die Ausgangsposition kommen.

Hinweis: Der Schwierigkeitsgrad der Übung steigt, wenn die Arme hinter dem Kopf gestreckt werden; wahlweise Zusatzgewichte in den Händen halten.

1
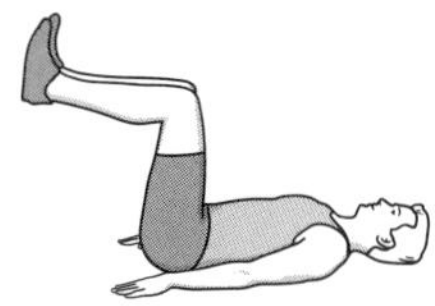

2
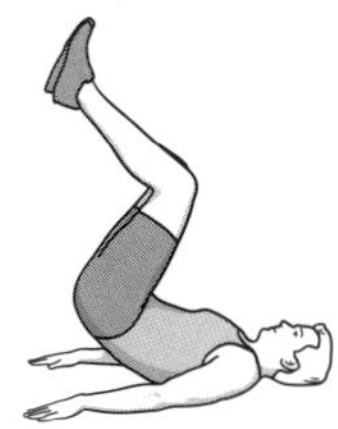

3
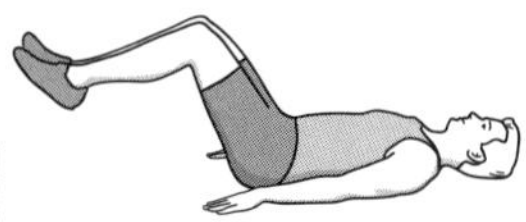

Rumpf-Twist

1. Mit angewinkelten Beinen auf den Boden setzen, den aufgerichteten Oberkörper nach hinten lehnen, bis er ungefähr einen 60- bis 75-Grad-Winkel mit dem Boden bildet. Die Arme auf Schulterhöhe gerade nach vorn strecken und die Handflächen aneinanderlegen. Nun den Oberkörper so weit wie möglich nach links drehen. Die Arme mitführen.
2. 2 Sekunden halten, dann den Oberkörper zur rechten Seite drehen.

1
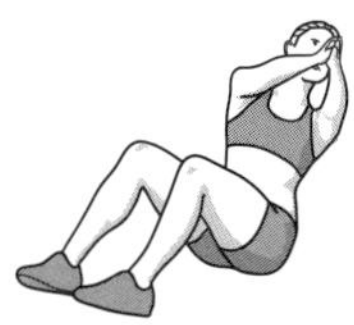

2
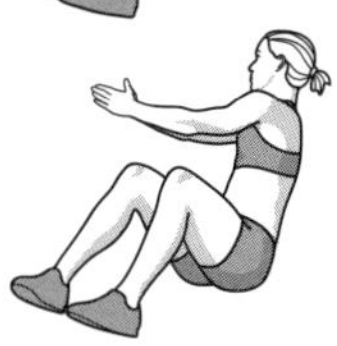

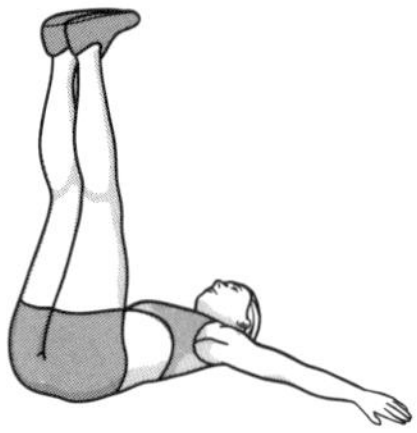

1

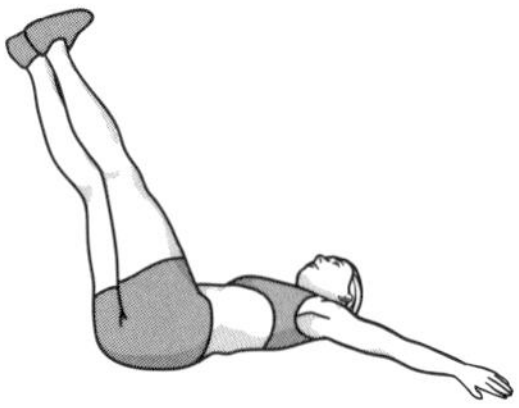

2

Rumpfrotation mit gestreckten Beinen

1. Auf den Rücken legen. Die Arme auf Schulterhöhe seitlich ausstrecken, die Handflächen liegen auf dem Boden. Die Beine gestreckt zur Decke heben, die Füße schließen. Die Knie sind über den Hüften.
2. Die Arme fest in den Boden drücken und beide Beine zu einer Seite absenken. Die Schultern bleiben auf dem Boden. Die Füße einige Zentimeter über dem Boden halten, dann nach oben zurückführen. Die Beine dabei geschlossen halten. Die Übung zur anderen Seite wiederholen.

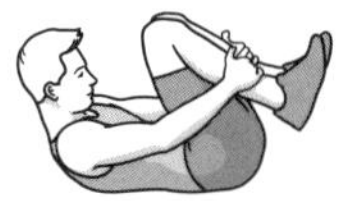

1

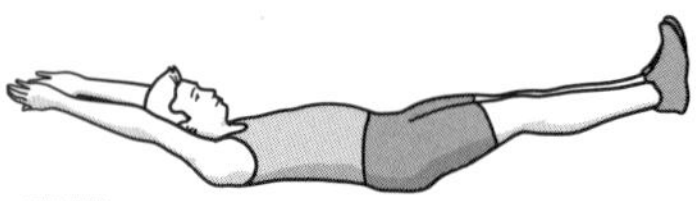

2

Beidseitiges Strecken

1. Auf den Rücken legen, die Beine zum Körper heranziehen und an den Schienbeinen festhalten. Den Kopf vom Boden abheben.
2. Die Hüften unten halten und den unteren Rücken in den Boden pressen. Nun die Beine und die Arme jeweils in einem 45-Grad-Winkel zum Boden ausstrecken. Die Arme über Kopf halten. Der Körper ist jetzt fast gestreckt. Die Position kurz halten und den unteren Rücken weiterhin in den Boden drücken. Mithilfe der Bauchmuskulatur wieder in die Ausgangsposition zusammenziehen.

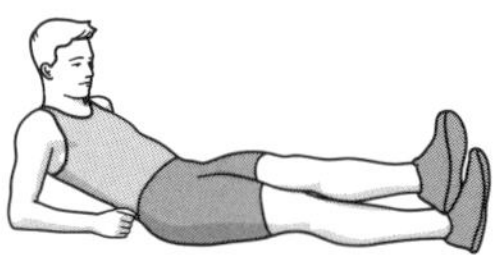

1

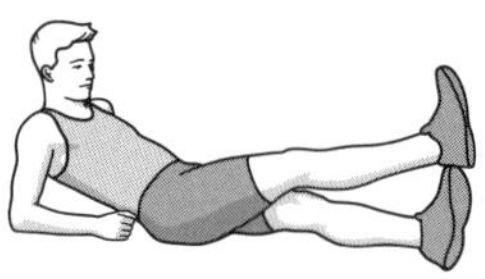

2

Beinschere

1. Auf eine Matte setzen, zurücklehnen und auf den Unterarmen abstützen. Die Beine ausstrecken, die Bauchmuskulatur anspannen. Jetzt die gestreckten Beine vom Boden lösen und das linke Bein scherenartig über das rechte führen. Die Beine währenddessen auf einer Höhe halten.
2. Die Beine sofort wieder auseinanderziehen und das rechte Bein über dem linken kreuzen. Diese Scherenbewegung wechselweise ohne Pause fortführen.

Hinweis: Spiele mit dem Winkel zwischen Beinen und Boden. Für noch mehr Intensität den Oberkörper in der Luft zurückneigen, ohne die Unterarme abzustützen. Den Rücken dabei unbedingt gerade halten, die Hände auf die Brust legen. Die Beine zwischen jedem Seitenwechsel so weit wie möglich grätschen.

Wechselseitiges Beinstrecken

1. Auf den Rücken legen und die Hände neben dem Gesäß ablegen. Die Handflächen zeigen nach unten. Beide Beine anwinkeln, sodass sich die Unterschenkel in der Waagerechten befinden.
2. Im dynamischen Wechsel ein Bein nach vorn strecken, während das andere angewinkelt bleibt. Die Bauchmuskeln sind so angespannt, dass der untere Rücken den Kontakt zum Boden behält.

1
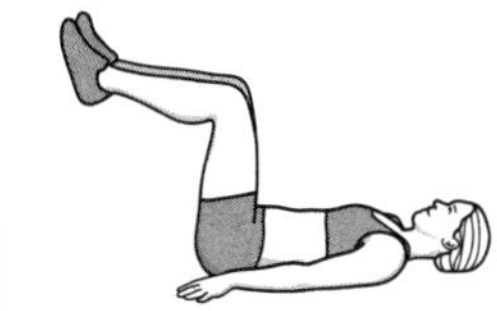

2
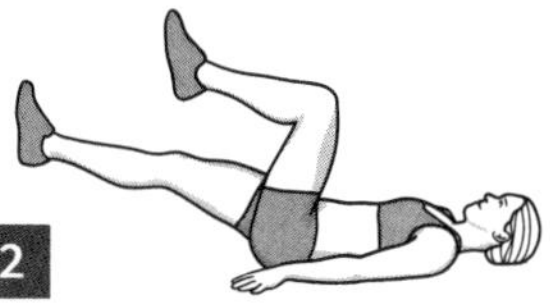

Sprinter Sit-ups

1. Mit nach hinten gestreckten Armen auf den Rücken legen.
2. Jetzt den Oberkörper mit der Kraft der Bauchmuskulatur aufrichten. Die Arme anwinkeln, den rechten Arm nach vorn, den linken nach hinten führen. Das linke Knie zur rechten Hand ziehen. Wieder auf den Boden legen. Ohne Pause wieder aufrichten. Im Wechsel fortfahren.

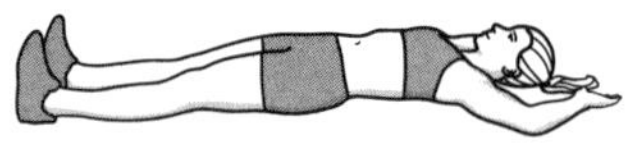
1

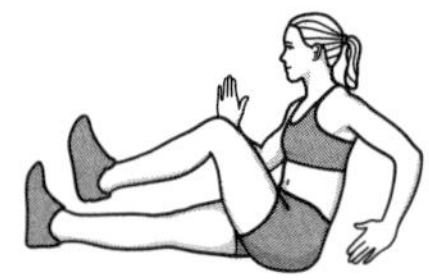
2

Seitstütz mit abgelegten Beinen

1. Den Oberkörper in der Seitlage auf den linken Unterarm abstützen, der Ellbogen befindet sich unterhalb des Schultergelenks. Den rechten Arm locker in der Hüfte aufstützen. Die Beine um 90 Grad anwinkeln, sodass die Unterschenkel in der Ausgangsposition stabilisiert sind.
2. Nun das Becken anheben, bis Oberkörper und Oberschenkel eine Linie bilden. Den Bauch einziehen und die Gesäßmuskulatur anspannen. Die Position halten und im Anschluss die Seite wechseln.

1
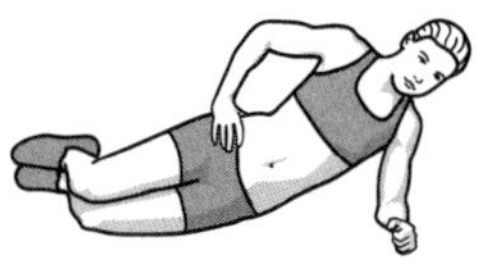

2
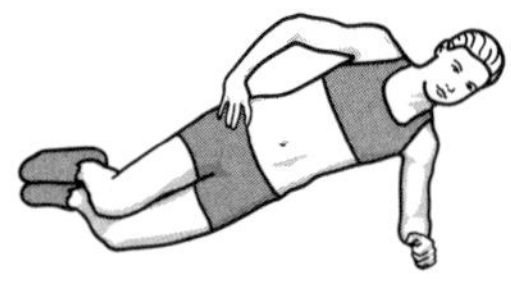

Dynamischer Seitstütz

1. Auf die linke Seite legen und die Beine strecken, ein Fuß ruht auf dem anderen, die Fußspitzen zeigen nach vorn. Auf den linken Unterarm stützen und den Körper so nach oben drücken, dass er eine Linie bildet. Der linke Ellbogen befindet sich genau unter dem Schultergelenk. Den freien rechten Arm senkrecht nach oben strecken.
2. Das Becken in einer fließenden Bewegung bis kurz vor Bodenkontakt langsam absenken, nicht ablegen! Mit dem Ausatmen das Becken so weit wie möglich wieder in Richtung Decke anheben. Im nächsten Satz die Seite wechseln.

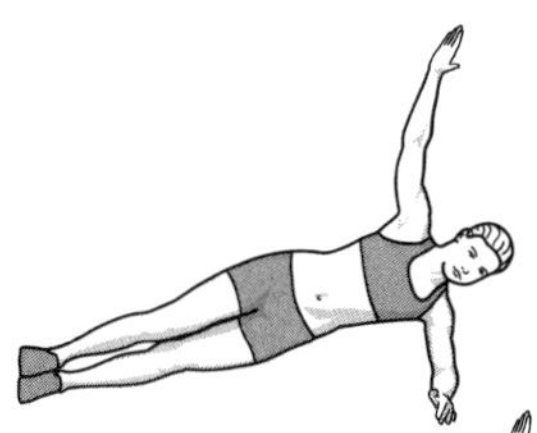
1

2
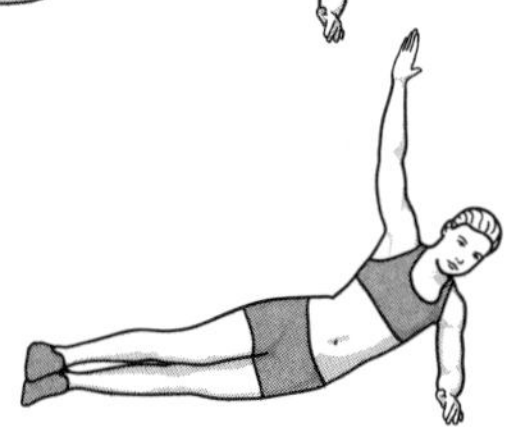

Seitliche Rumpfstabilisation mit Adduktorenkräftigung

1
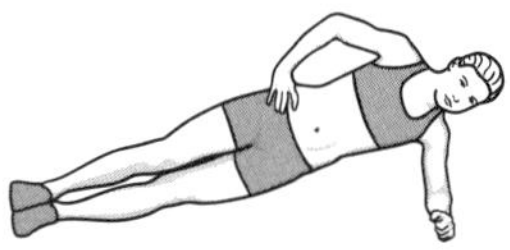

2
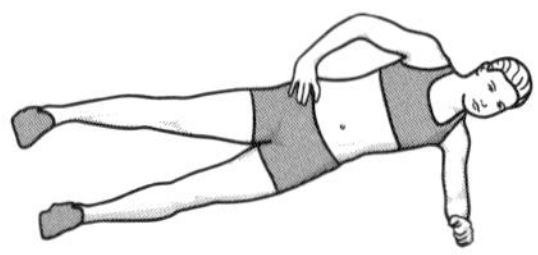

1. Auf die linke Seite legen, der Fuß des rechten Beins liegt etwas vor dem des linken. Auf den linken Unterarm stützen und den Körper nach oben drücken, dass er eine Linie bildet. Der linke Ellbogen befindet sich genau unter dem Schultergelenk.
2. Nun das untere Bein anheben. Langsam senken, ohne es abzulegen und wieder anheben. Nach jedem Satz die Seite wechseln.

Hinweis: Um die Übung leichter zu gestalten, in der Seitlage das untere Bein anheben oder die Übung im Stehen ausführen und das arbeitende Bein langsam mit gespannten Beininnenseitenmuskeln (Adduktoren) vor dem Standbein kreuzen.

Seitstütz und Knie-Lift

1
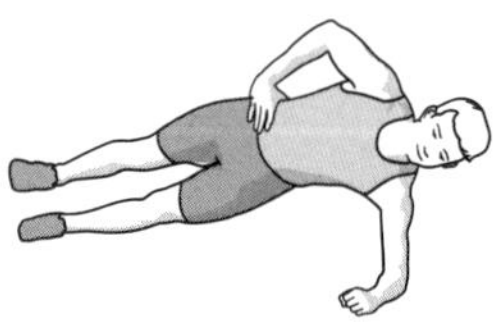

2
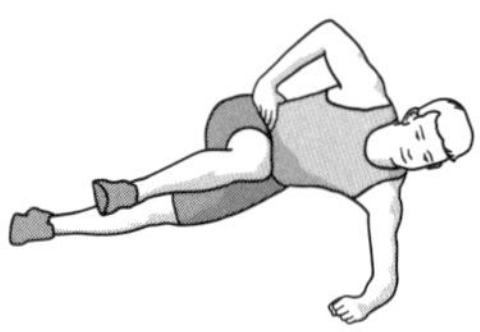

1. Auf die linke Seite legen, ein Fuß ruht auf dem anderen, die Fußspitzen zeigen nach vorn. Auf den linken Unterarm stützen und den Körper so nach oben drücken, dass er eine Linie bildet. Der linke Ellbogen befindet sich genau unter dem Schultergelenk. Den rechten Arm in der Hüfte abstützen. Nun das rechte Bein abheben und parallel zum Boden halten.
2. Das rechte Knie Richtung Oberkörper ziehen. Die Position kurz halten, dann das Bein wieder strecken. Im nächsten Satz die Seite wechseln.

Profi-Seitstütz

1
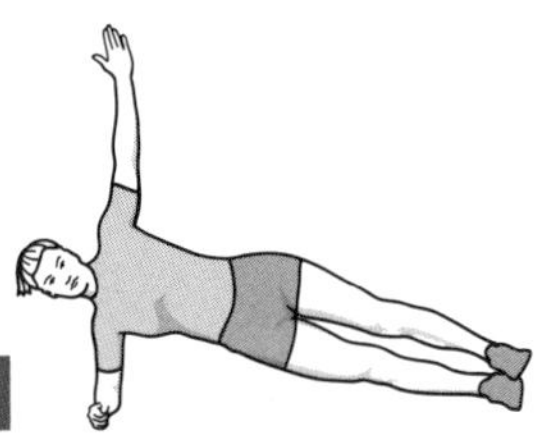

2
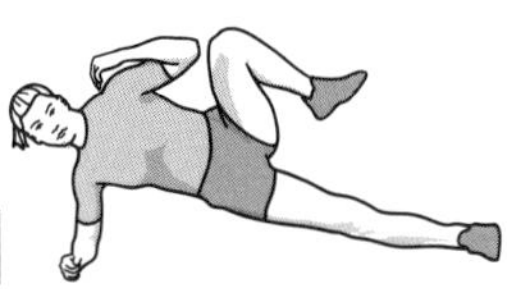

1. Auf die rechte Seite legen und auf den rechten Unterarm stützen. Das Becken vom Boden lösen, bis Beine und Rumpf eine Linie bilden. Nun das obere Bein und den oberen Arm nach oben strecken.
2. Den linken Ellbogen und das linke Knie mit Muskelspannung zusammenführen und wieder strecken. Im nächsten Satz die Seite wechseln. Stell dir vor, wie Arm und Bein gegen einen unsichtbaren Widerstand angehen, als hingen sie an starken Therabändern.

Komplexe Core-Übungen

Käfer

1. In der Rückenlage das rechte Bein strecken, das linke angewinkelt anheben. Den rechten Arm nach vorn strecken und das gegenüberliegende linke Knie berühren, den linken Arm nach hinten über den Kopf strecken. Arme, Beine und Kopf vom Boden anheben und das Kinn in Richtung Brustbein ziehen.
2. In einer fließenden Bewegung gleichzeitig die Arm- und Beinstellung wechseln. Den unteren Rücken in die Matte drücken und die Bauchmuskulatur fest angespannt lassen. Den Bauchnabel dabei nach »innen«, das heißt, die Bauchdecke Richtung Wirbelsäule ziehen.

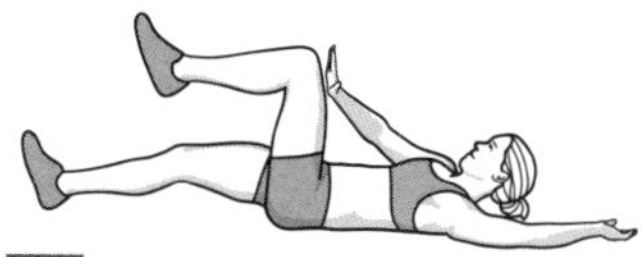
1

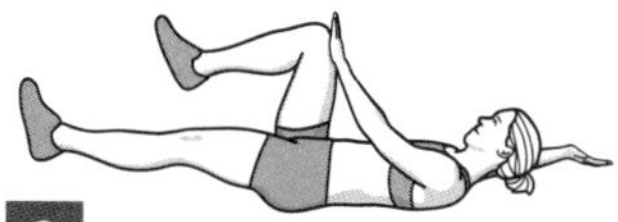
2

Bergsteiger

1. In der Liegestützposition die Hände unter den Schultern platzieren. Den Kopf in Verlängerung der Wirbelsäule halten, den Blick zum Boden richten und die Rumpf- und Gesäßmuskulatur fest anspannen. Der ganze Körper bildet eine Linie.
2. Nun das linke Knie schnell und kontrolliert Richtung Brust zum linken Ellbogen ziehen und den Fuß wieder zurückstellen. Im Anschluss das rechte Bein zum rechten Ellbogen ziehen und im ständigen Seitenwechsel zügig fortfahren.

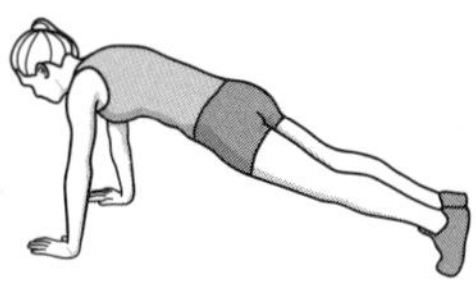
1

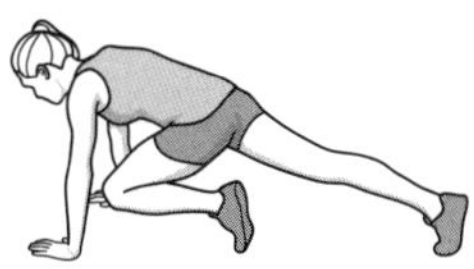
2

Bergsteiger diagonal

1. In der Liegestützposition die Hände schulterbreit, die Füße hüftbreit aufstellen. Hohe Körperspannung aufbauen und von Kopf bis Ferse eine stabile Gerade halten.
2. Jetzt den linken Fuß vom Boden lösen, das Knie anwinkeln und nach vorn und diagonal unter dem Körper zum rechten Ellbogen ziehen. Die Spannung in der Körpermitte halten. Den Fuß wieder zurücksetzen und die Bewegung mit dem rechten Bein wiederholen. Im Wechsel fortfahren.

Hinweis: Den Körper während der Übungsausführung stabil halten. Das Becken nicht durchhängen lassen oder nach oben schieben.

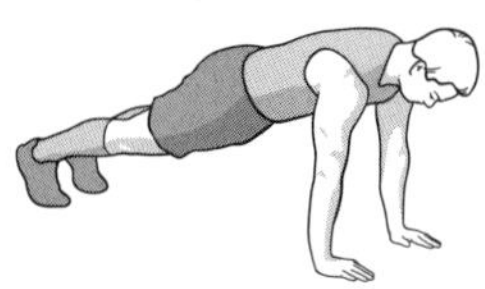
1

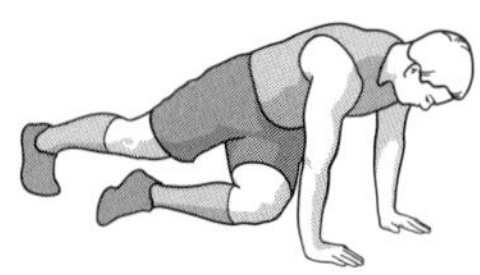
2

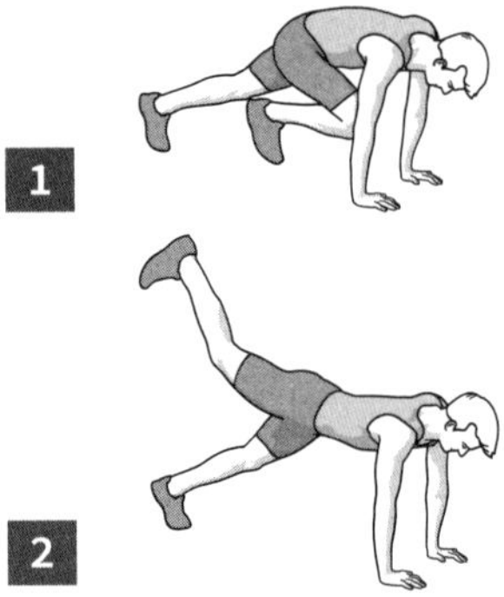

Bergsteiger-Kombi

1. In der Liegestützposition die Hände schulterbreit und die Füße hüftbreit aufstellen. Eine hohe Körperspannung aufbauen und das Bein so weit wie möglich nach hinten oben anheben. In der Körpermitte stark bleiben und die Körpergerade halten Jetzt in einer fließenden Bewegung das linke Knie nach vorn unter den Brustkorb ziehen.
2. Das Bein wieder strecken, die obere Position kurz halten, dann das Bein, ohne es abzusetzen, wieder nach vorn ziehen. Im nächsten Satz die Seite wechseln.

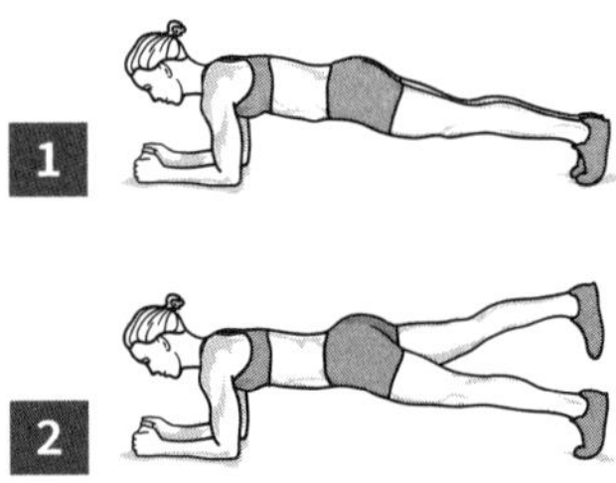

Unterarmstütz mit alternierendem Beinheben

1. Im Unterarmstütz Knie und Unterarme hüftbreit voneinander positionieren. Die Schultern senkrecht über den Ellbogengelenken halten. Po- und Bauchmuskulatur anspannen. Hinterkopf, Nacken und Wirbelsäule bilden eine Linie. Die Füße stehen auf den Zehenspitzen.
2. Nun die Füße im Wechsel vom Boden anheben, die Beine bleiben gestreckt. Die Hüfte stabil und parallel zum Boden halten und die Schulterblätter auseinanderschieben.

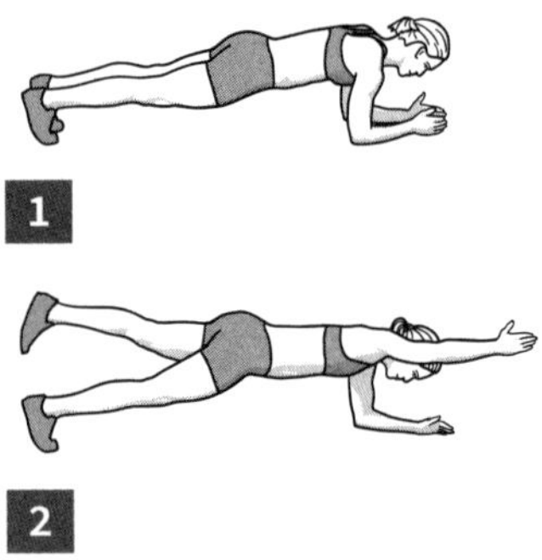

Zweipunktunterarmstütz

1. Im Unterarmstütz die Ellbogen direkt unter den Schultergelenken platzieren. Den ganzen Körper so anspannen und auf einer Linie halten, dass weder das Becken noch der Oberkörper absinken. Den Blick nach unten richten.
2. Jetzt das linke Bein und den rechten Arm gleichzeitig vom Boden abheben und strecken. Diese Position für 10 bis 15 Sekunden halten. Bein und Arm wieder absetzen und drei bis vier Atemzüge lang im Unterarmstütz halten. Dann das rechte Bein und den linken Arm anheben.

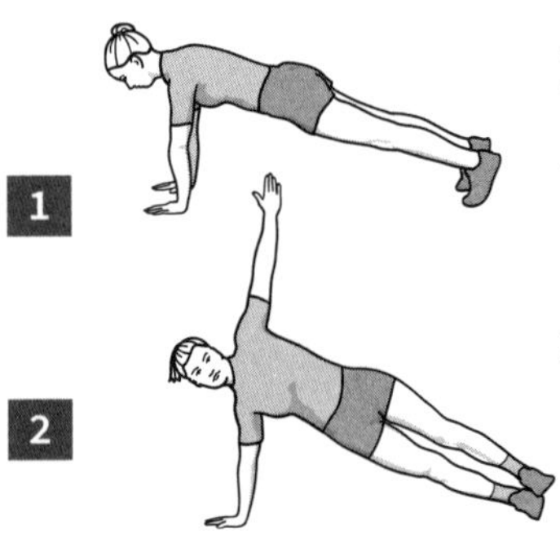

Brett mit Drehen

1. In der Liegestützposition die Hände unter den Schultern platzieren, die Rumpfmuskulatur aktivieren, dafür den Bauchnabel nach innen zur Wirbelsäule ziehen. Die Beine sind gestreckt.
2. Den linken Arm in Richtung Decke heben, dabei den Körper langsam nach links aufdrehen. Spannung bis in die Fingerspitzen aufbauen. Der Blick geht geradeaus. Das Becken weit oben halten. In die Ausgangsposition zurückkehren und die Drehung zur anderen Seite wiederholen.

Übungen für Beine und Hüfte

Squat

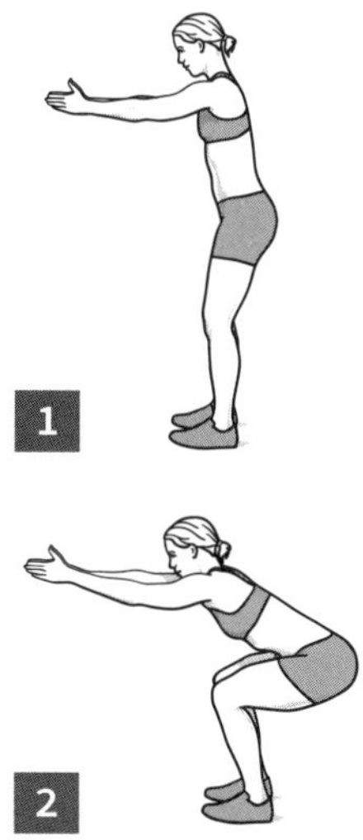

1. Im Stand die Füße etwas mehr als hüftbreit aufstellen, die Fersen fest in den Boden drücken. Die Hände auf Brusthöhe vor dem Körper halten.
2. Den Rücken gerade halten und die Knie weit beugen. Der Oberkörper neigt sich dabei leicht nach vorn. Die Bauchmuskeln sind angespannt, die Wirbelsäule bleibt gerade, den Blick nach vorn halten. Die Kniegelenke bleiben hinter den Fußspitzen. Aus den Fersen zurück in die Ausgangsposition drücken, die Beine fast durchstrecken.

Squat mit Beinheben

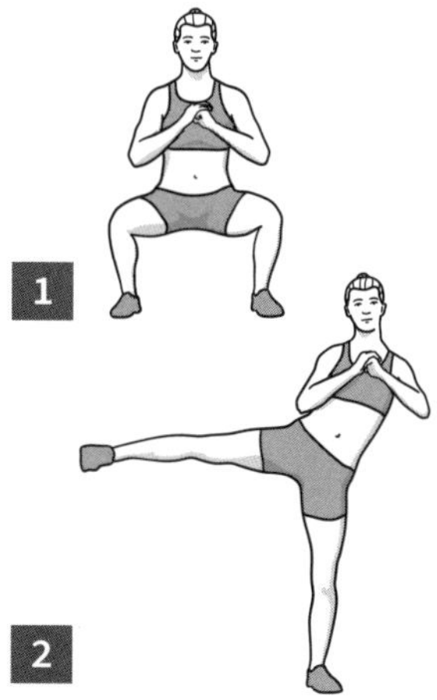

1. Im Stand die Füße mehr als schulterbreit aufstellen. Die Fersen fest in den Boden drücken. Die Füße am besten ein paar Grad nach außen drehen. Die Knie beugen, dabei den Rücken gerade halten – Rundrücken vermeiden! Die Arme auf Brusthöhe halten. Mit dem Einatmen das Gesäß so weit nach hinten unten schieben, bis es unter Kniehöhe ist. Den Oberkörper dabei leicht nach vorn neigen. Die Wirbelsäule bleibt gerade und der Blick geht geradeaus, die Kniegelenke bleiben hinter den Fußspitzen.
2. Mit dem Ausatmen das Gewicht auf ein Bein verlagern und das zweite Bein zur Seite strecken. Wieder nach unten in den Squat kommen und bei der nächsten Wiederholung das andere Bein anheben. Im Wechsel fortfahren.

Einbeinige Kniebeuge

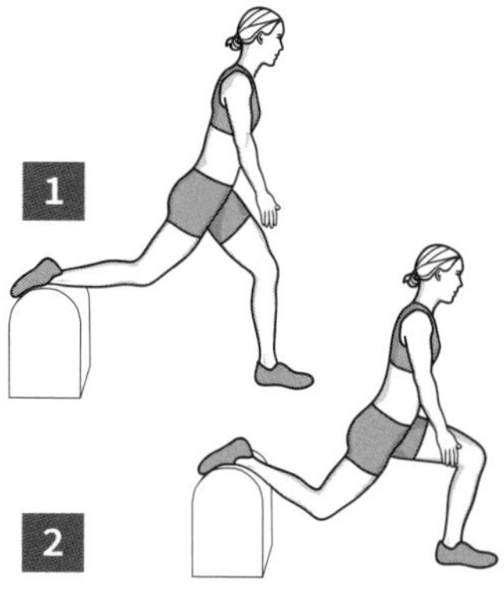

1. Mit dem Rücken in einer Schrittlänge Abstand vor einen Stuhl, eine Bank oder Ähnliches stellen. Jetzt einen Fuß mit den Zehen und dem Fußrücken auf der Sitzfläche ablegen. Das Brustbein heben und den Rücken bewusst gerade halten.
2. Das Knie des vorderen Beins beugen und so weit absenken, bis sich der Oberschenkel des arbeitenden vorderen Beins ungefähr parallel zum Boden befindet. Das Kniegelenk bleibt hinter der Fußspitze. Dann kraftvoll, aber kontrolliert wieder nach oben drücken. Nach der angegebenen Wiederholungszahl die Beine wechseln und die Übung zur anderen Seite ausführen.

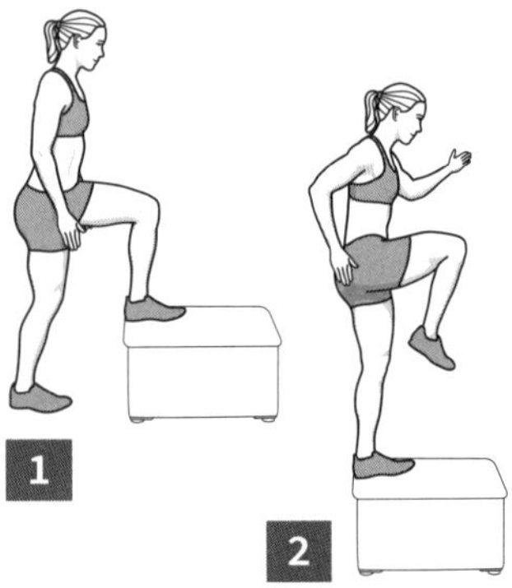

Step-up

1. Mit einer Fußlänge Abstand vor einem stabilen Stuhl, einer Bank oder Ähnlichem aufstellen. Mit dem linken Bein so auf den Stuhl steigen, dass sich der Fuß komplett auf der Sitzfläche befindet.
2. Jetzt dynamisch abdrücken, das linke Bein fast komplett durchstrecken und das Becken leicht nach vorn schieben. Gleichzeitig das rechte Knie so weit nach oben ziehen, bis der Oberschenkel parallel zum Boden ist. Dabei die Arme dynamisch gegengleich mitnehmen. So wird nebenbei deine Lauftechnik trainiert. Beim Absenken kontrolliert in die Ausgangsposition zurückkehren.

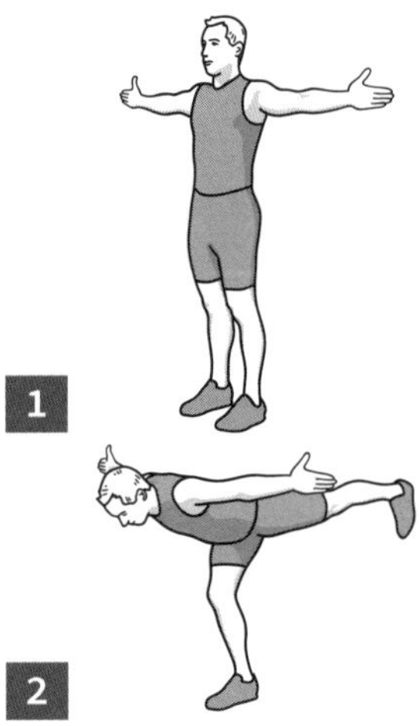

Standwaage

1. Im aufrechten Stand die Füße hüftbreit platzieren und die Arme zu beiden Seiten auf Schulterhöhe ausstrecken.
2. Das Gewicht auf das rechte Bein verlagern. Die Bauchmuskulatur anspannen und die Schultern dabei nach hinten und nach unten ziehen. Das Knie des Standbeins leicht beugen, den Oberkörper mit geradem Rücken nach vorn beugen. Gleichzeitig das gestreckte linke Bein nach hinten anheben, sodass der Körper von Kopf bis Fuß eine gerade Linie bildet. Es sollte möglich sein, einen Besenstiel auf dem Rücken abzulegen. Etwa 10 Sekunden die Spannung halten. Langsam in die Ausgangsposition aufrichten. Bei der nächsten Wiederholung die Seite wechseln.

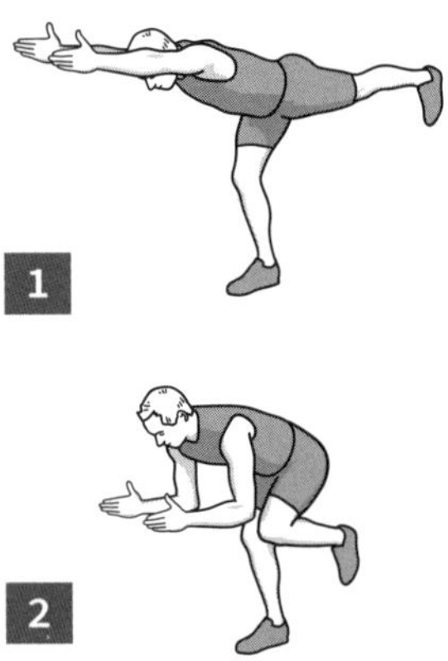

Standing Leg and Arm Extension

1. Im Stehen das Gewicht auf ein Bein verlagern, den Oberkörper waagerecht nach vorn senken und das zweite Bein nach hinten in die Standwaage strecken, bis der Körper vom Ohr bis zum Knöchel eine Linie bildet. Die Arme seitlich neben dem Kopf nach vorn ausstrecken. Das Standbein bleibt stets leicht gebeugt.
2. Nun beide Arme und das Knie des nach hinten gestreckten Beins zur Körpermitte zusammenführen, bis sich Knie und Ellbogen fast berühren. Die Hüfte dreht nicht nach außen. Der Bauch bleibt fest angespannt. Anschließend Arme und Beine wieder zurück in die Ausgangsposition strecken.

Ausfallschritt mit Wadenkräftigung

1. Im aufrechten Stand die Füße hüftbreit positionieren. Die Knie leicht beugen, das Becken gerade halten.
2. Jetzt mit dem rechten Bein einen großen Schritt nach vorn steigen. Den linken Arm anwinkeln und gegengleich aktiv nach vorn, den rechten nach hinten ziehen. Das linke Knie tief absenken. Das rechte Knie bewegt sich dabei nicht nach innen. Das Becken bleibt stabil. Jetzt mit dem vorderen Fuß vom Boden wegdrücken und in den Zehenstand gehen, dabei das Knie des hinteren Beins nach vorn oben ziehen. Kurz in dieser Position verharren. Dann mit dem anderen Bein nach vorn in den Ausfallschritt steigen.

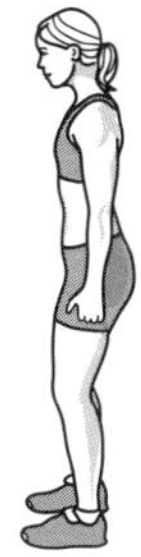
1

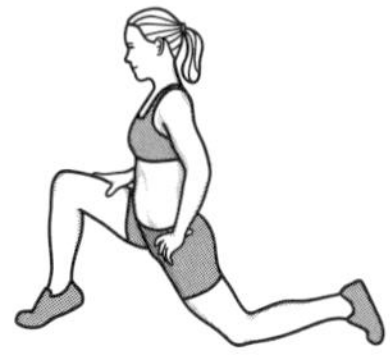
2

Ausfallschritt mit Rotation

1. Im aufrechten Stand mit hüftbreit geöffneten Füßen die Arme seitlich auf Schulterhöhe ausstrecken, die Handflächen zeigen nach vorn. Mit dem rechten Fuß einen weiten Schritt nach vorn steigen. Den Brustkorb nach oben aufrichten, den Kopf in Verlängerung der Wirbelsäule und das Kinn parallel zum Boden halten.
2. Die Knie beugen und den Körper im Ausfallschritt absenken, bis der rechte Oberschenkel parallel zum Boden steht. Gleichzeitig den Oberkörper aus der Hüfte mit dem Ausatmen so weit wie möglich nach rechts drehen. Den gestreckten rechten Arm dabei über die Seite nach hinten führen, bis eine leichte Spannung im Brustkorb zu spüren ist. Die Position kurz halten, dann wieder in die Ausgangsposition aufrichten. Im nächsten Satz die Seite wechseln.

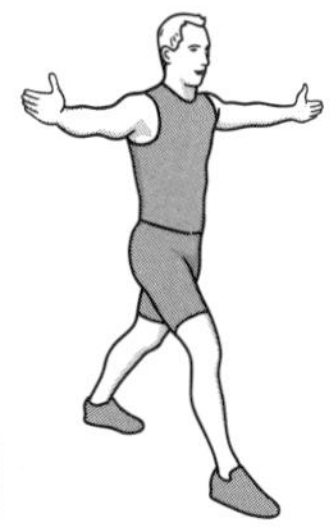
1

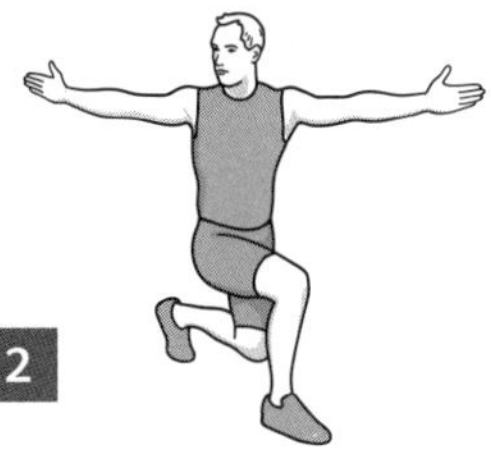
2

Ausfallschritt über Kreuz

1. Im hüftbreiten Stand die Hände vor dem Körper etwa auf Brusthöhe zusammenlegen. Den rechten Fuß hinter dem linken kreuzen, nur die Zehen aufsetzen.
2. Dabei die Beine beugen. Der hintere Unterschenkel befindet sich parallel zum Boden. Das hintere Bein möglichst weit vom Körper entfernt aufsetzen.
3. Nun den Oberkörper auf die Seite des vorderen Beins neigen. Wieder in den hüftbreiten Stand aufrichten. Die Übung mit dem rechten Bein wiederholen. Zur Steigerung beim Aufrichten das freie Bein nach vorn kicken, bevor der Fuß aufgesetzt wird.

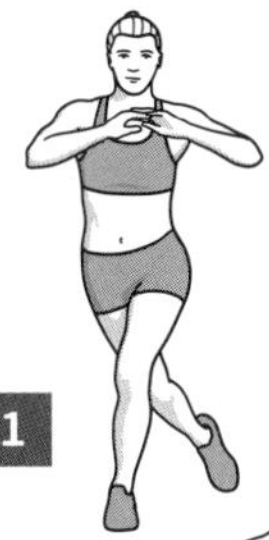
1

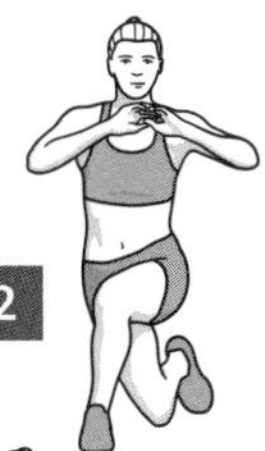
2

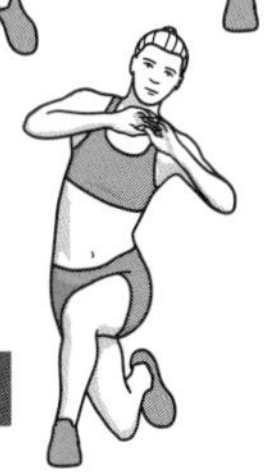
3

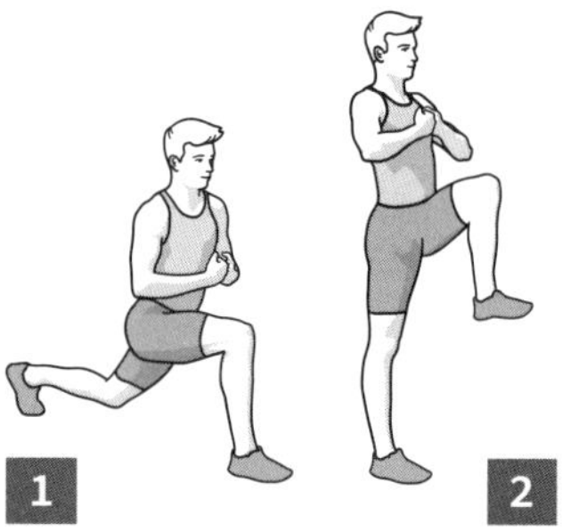

Ausfallschritt mit Knie-Lift

1. Aus dem hüftbreiten Stand mit dem linken Fuß einen Schritt zurücksteigen. Die Beine so weit beugen, bis das linke Knie fast den Boden berührt. Das rechte Knie nicht über die Zehen schieben. Den Bauch anspannen, der Rücken bleibt gerade.
2. Mit dem rechten Fuß kraftvoll zurück in den Stand drücken und das linke Knie dynamisch auf Hüfthöhe anheben. Den linken Fuß neben dem rechten abstellen und mit dem rechten Bein nach hinten steigen. In schnellen, aber geführten Bewegungen abwechselnd rechts und links nach hinten steigen und das Knie nach vorn oben ziehen.

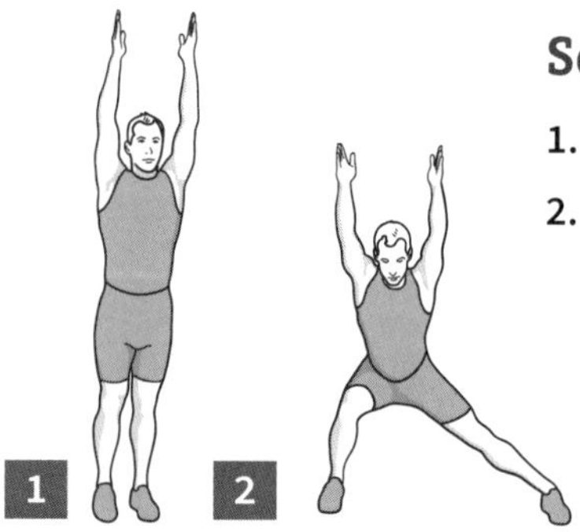

Seitlicher Ausfallschritt mit gestreckten Armen

1. Im hüftbreiten Stand die Arme über Kopf ausstrecken.
2. Mit dem linken Bein einen großen Schritt nach links zur Seite steigen und dabei das Gesäß nach hinten absenken, als ob man sich auf einen niedrigen Hocker setzen wollte. Den Bauch dabei fest anspannen und den unteren Rücken gerade halten. Zurück in die Ausgangsposition kommen und die Übung zur linken Seite ausführen. Im Wechsel nach links und rechts fortfahren.

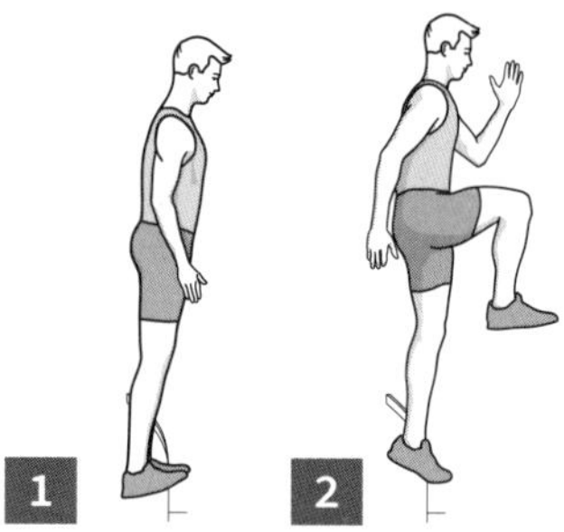

Abdrücken

1. Mit dem linken Fuß auf eine Matte oder eine niedrige Stufe stellen. Zeitgleich das rechte Knie anheben.
2. Jetzt die Ferse des linken Fußes anheben und kontrolliert wieder absenken.

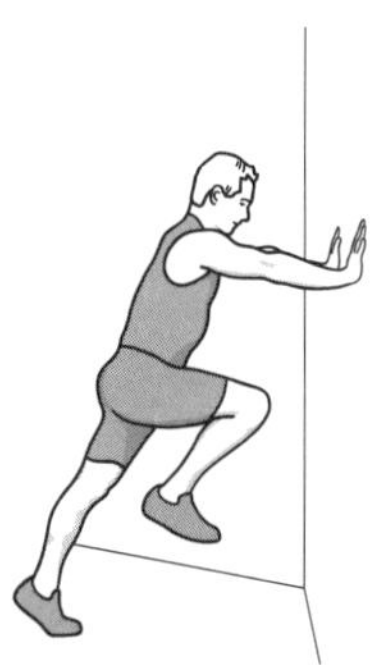

Wall Drill

In einem Abstand von etwa zwei Schritten den Rücken gegen eine Wand, einen Baum oder auch den Rücken eines Partners so abstützen, dass sich die Oberschenkel etwa in einem 45-Grad-Winkel zum Boden befinden. Dabei bildet er vom Scheitel bis zu den Fersen eine Linie. Der Rücken bleibt lang und der ganze Körper spannt sich an, so werden Rumpf- und Gesäßmuskulatur aktiviert. Dabei aktiv gegen die Wand drücken. In einem zügigen Tempo marschieren, dabei die Knie in einem zügigen Wechsel hochziehen, bis sich die Oberschenkel jeweils in einer waagerechten Position befinden. Die Zehen dabei zum Schienbein ziehen.

Wadenheben

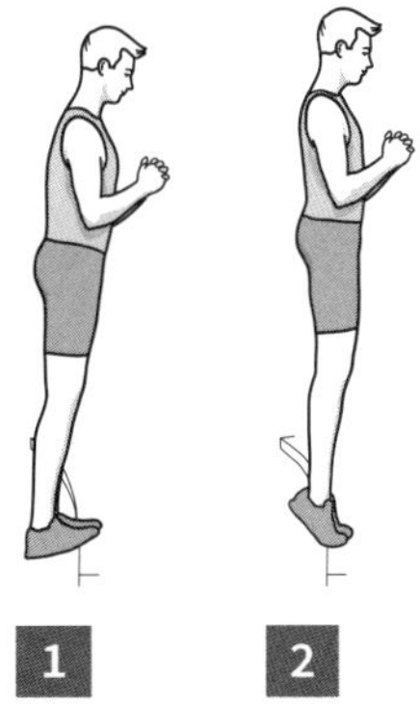

1. Mit den Fußballen auf eine Treppenstufe oder einen Bordstein stellen. Wenn die Stufe hoch genug ist, berühren die Fersen nicht den Boden. So gerade stehen wie möglich.
2. Die Fußballen so fest wie möglich mit der Kraft der Wadenmuskulatur in den Boden schieben und die Fersen dabei so weit wie möglich anheben. Langsam wieder absenken, aber nicht ganz bis zum Boden. Die Knie bleiben gestreckt.

Wadenheben auf einem Bein

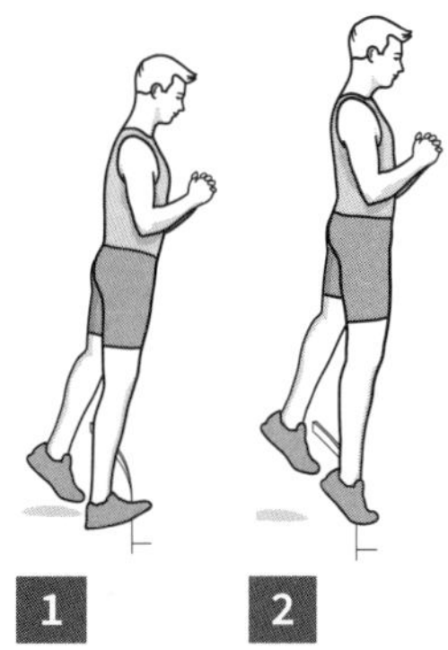

1. Das Gewicht im Stand auf ein Bein verlagern, den Fuß des anderen Beins vom Boden abheben und leicht nach hinten strecken. Der Oberkörper ist aufgerichtet, das Brustbein bewusst anheben.
2. Jetzt mit dem Standbein so weit wie möglich auf die Zehenballen drücken. Mit dem Einatmen die Ferse wieder zum Boden senken. Ohne Pause wieder nach oben schieben, bis die Wade voll kontrahiert. Alle Wiederholungen erst mit dem einen, dann mit dem anderen Bein absolvieren.

Schienbeinübung

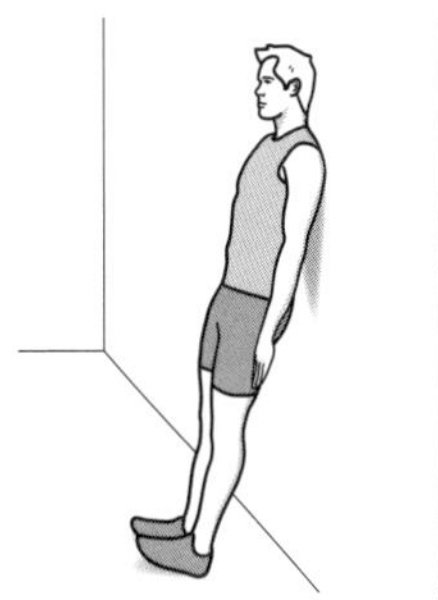

Im Stand gegen eine Wand oder einen Baum lehnen, sodass nur die Schulterblätter die Wand berühren. Die Füße stehen etwa einen Fuß breit voneinander entfernt rund 30 Zentimeter vor der Wand. Die Zehen anziehen, sodass nur die Fersen den Boden berühren. Den Körper anspannen und diese Position kurz halten, dann die Zehen langsam wieder absenken.

Hüftheben

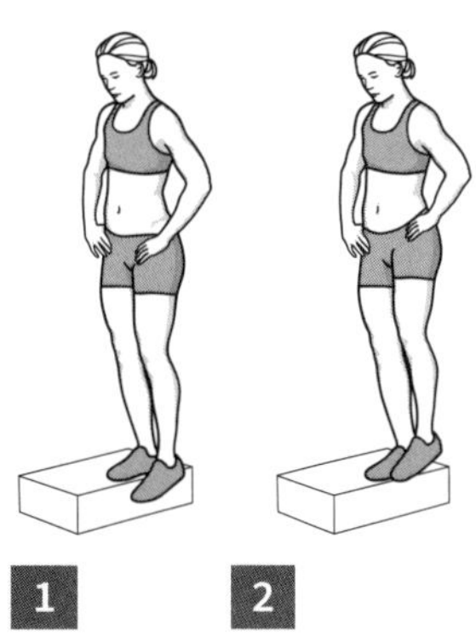

1. Seitlich an den Rand einer Stufe stellen. Den rechten Fuß fest auf der Stufe platzieren, den linken unter dem Niveau der rechten Fußsohle in der Luft halten. Die Hände an der Hüfte aufstützen.
2. Jetzt mit der Gesäßmuskulatur die linke Hüfte anheben. Die Schultern dabei auf einer Höhe halten, die Hüften bleiben nach vorn ausgerichtet und beide Beine gestreckt. Kurz halten. Das Bein senken, um in die Ausgangsposition zurückzukehren.

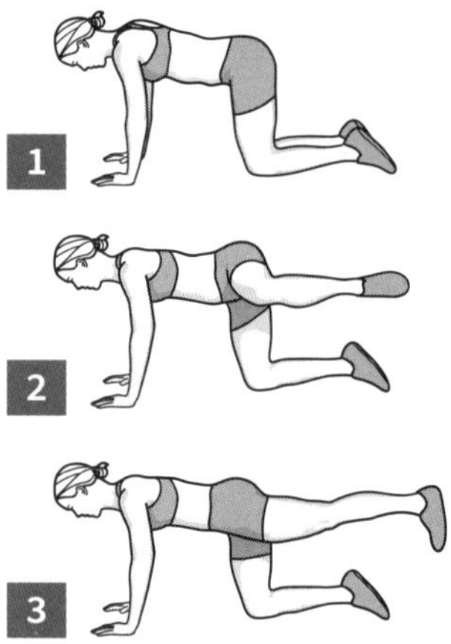

Gesäß-Kick

1. Im Vierfüßlerstand die Knie unter den Hüften und die Hände unter den Schultern platzieren.
2. Das rechte Knie gebeugt halten und das Bein so hoch wie möglich zur Seite anheben. Die Position 2 bis 3 Sekunden halten.
3. Jetzt das rechte Bein nach hinten ausstrecken, sodass es mit dem Rumpf eine gerade Linie bildet. Kurz halten, dann das Bein zurück in die Ausgangsposition bringen. Anschließend mit dem anderen Bein ausführen. Alle Wiederholungen erst mit dem einen, dann mit dem anderen Bein absolvieren.

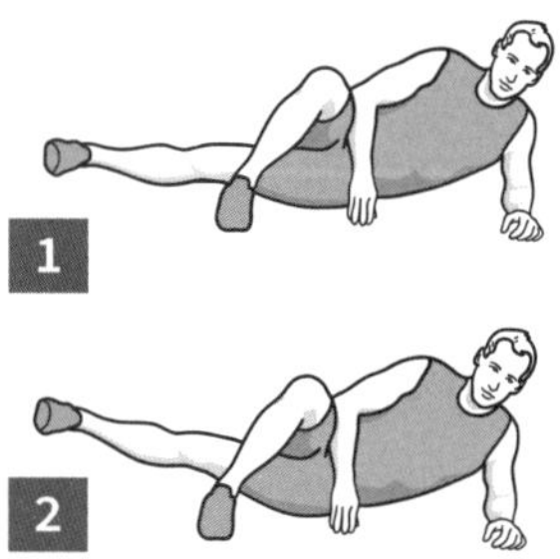

Adduktoren-Lift

1. Auf die linke Körperseite legen, das obere rechte Bein anwinkeln und den Fuß vor dem Körper fest auf den Boden absetzen. Mit dem rechten Arm vor der Brust abstützen. Das untere Bein bleibt gestreckt, die Zehen Richtung Schienbein ziehen.
2. Nun das untere Bein so weit wie möglich anheben. Kurz oben halten, bis drei zählen und das Bein dann bis knapp über die Matte absenken. Das Bein bleibt gestreckt. Die Übung erst zu einer Seite ausführen, dann die Seite wechseln.

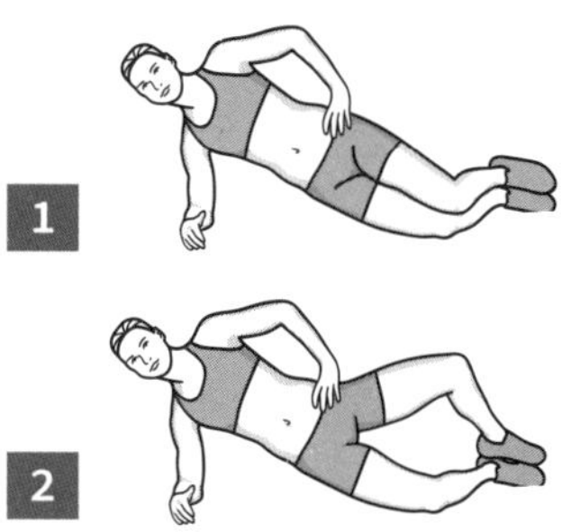

Muschel

1. Im Seitstütz die Beine anwinkeln. Den rechten Unterarm aufstützen. Die Hüfte nun anheben, bis der Oberkörper und die Oberschenkel eine Linie bilden.
2. Aus dieser Position das obere Knie nach oben anheben.

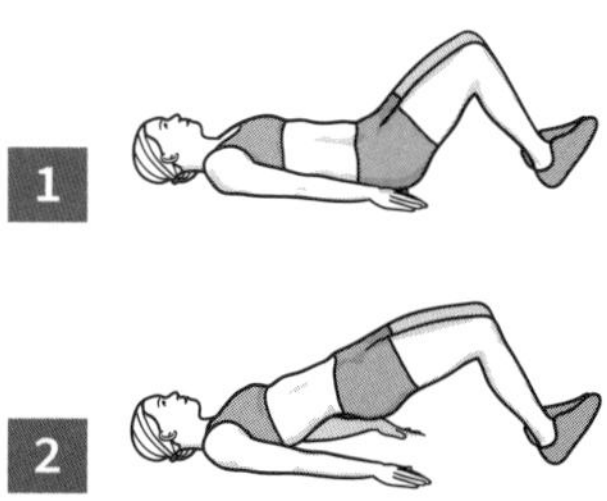

Beckenheben

1. Auf den Rücken legen, die Arme neben dem Körper ausgestreckt ablegen. Die Knie im 90-Grad-Winkel beugen und die Fersen aufstellen.
2. Das Gesäß vom Boden lösen und das Becken so weit anheben, bis Oberkörper und Oberschenkel eine Linie bilden. Das Becken wieder absenken, aber nicht ablegen.

Kräftigung der vorderen Oberschenkelmuskulatur

1. Auf den Boden setzen. Ein Bein lang ausstrecken, die Fußspitze des gestreckten Beins anziehen. Das andere Bein aufstellen und mit beiden Armen eng am Oberkörper halten. Das Brustbein dabei aufrichten und die Schulterblätter aktiv nach hinten unten ziehen. Der Kopf ist gerade.
2. Das gestreckte Bein vom Boden anheben, dabei etwas nach innen drehen. Das Bein langsam senken. Nicht ganz ablegen, die Spannung halten und wieder anheben.

1

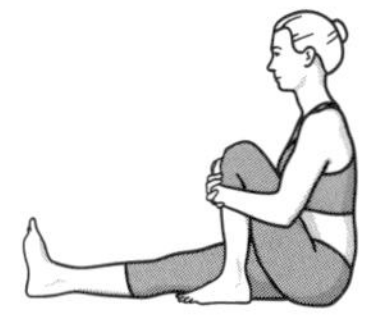

2

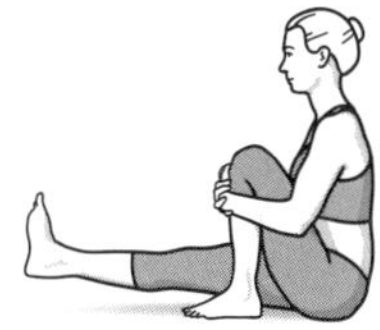

Erhöhter Beckenlift

1. Vor einem stabilen Gegenstand wie etwa einem Stuhl auf den Rücken legen. Die Fersen im hüftbreiten Abstand auf die Sitzfläche oder Ähnliches legen. Die Beine sind leicht angewinkelt. Die Arme liegen am Boden, die Handflächen liegen auf dem Boden.
2. Das Gesäß anspannen und die Hüfte so weit nach oben drücken, bis der Oberkörper eine Linie mit den Oberschenkeln bildet. Die Position 2 bis 3 Atemzüge halten, dann wieder absenken, ohne den Po abzusetzen. Dann erneut anheben.

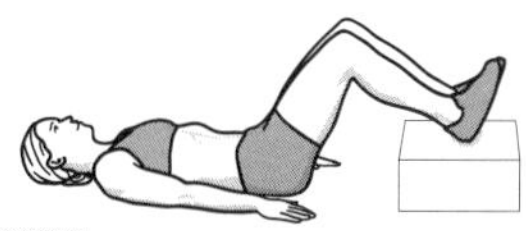

1

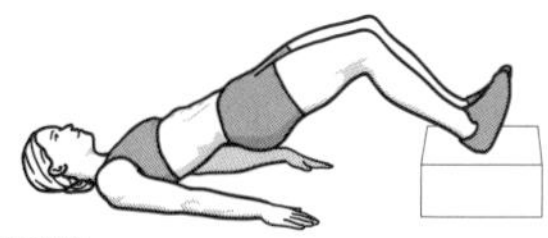

2

Hinweis: Bei dieser Übung wird die Beinrückseite, die sogenannte ischiokorale Muskulatur, trainiert. Diese sorgt bei der Laufbewegung für die Streckung, die erforderlich ist, um einen optimalen Abdruck vom Fußballen zu erreichen.

Einbeiniges Beckenheben

1. In der Rückenlage beide Knie im rechten Winkel beugen und die Ferse aufstellen. Beide Arme seitlich am Körper sowie den Kopf entspannt ablegen, den Blick nach oben richten.
2. Mit der Kraft aus der Gesäßmuskulatur das Becken nach oben Richtung Decke schieben und gleichzeitig das linke Bein gebeugt anheben. Knie und Hüfte bilden jeweils einen 90-Grad-Winkel. Die Position kurz halten, dann das Becken wieder absenken, ohne den Po ganz abzulegen. Nach der vorgegebenen Wiederholungszahl den Bewegungsablauf mit dem anderen Bein durchführen.

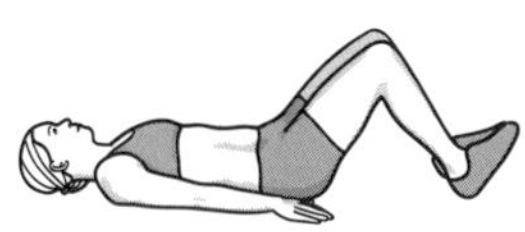

1

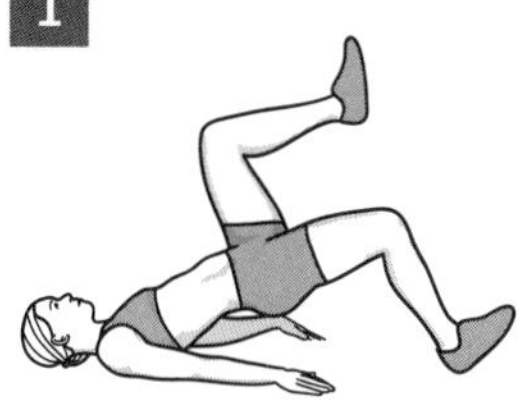

2

1 2

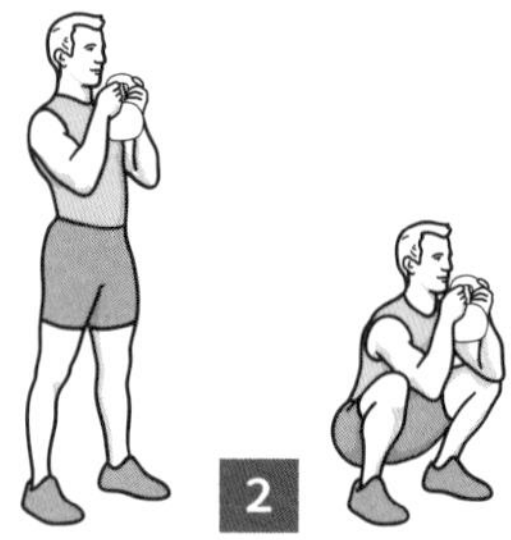

Goblet Squat

1. Im Stehen die Füße schulterbreit platzieren und die Arme vor der Brust zusammen nehmen.
2. Den Körper nun langsam mit geradem Rücken in eine tiefe Kniebeuge absenken, bis die Ellbogen die Innenseite der Knie berühren. Kraftvoll wieder nach oben drücken. Wenn du die Intensität steigern möchtest, nimm eine Kettlebell vor deiner Brust in beide Hände.

1 2

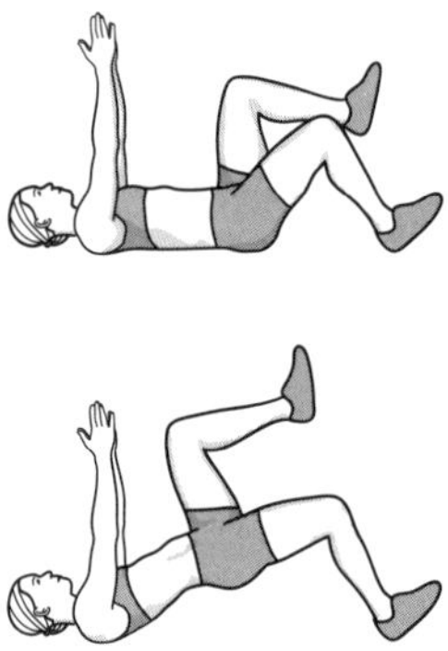

Einbeiniger Hip Thrust

1. Auf den Rücken legen, die Knie im rechten Winkel beugen, die Fersen aufsetzen und die Zehen Richtung Schienbein ziehen. Die Füße und Kniegelenke sind hüftbreit voneinander entfernt. Die Arme Richtung Decke strecken und die Handflächen aufeinanderlegen. Nun das linke angewinkelte Bein vom Boden lösen.
2. Die Gesäßmuskulatur fest anspannen und das Gesäß und das Becken so weit wie möglich nach oben anheben, ohne die Hüften zur Seite zu kippen. Diese Position kurz halten, dann das Becken wieder absenken, aber nicht ablegen. Ohne Pause zur nächsten Wiederholung ansetzen. Mit dem Beckenheben ausatmen, beim Senken einatmen. Das linke Bein bleibt angewinkelt in der Luft.

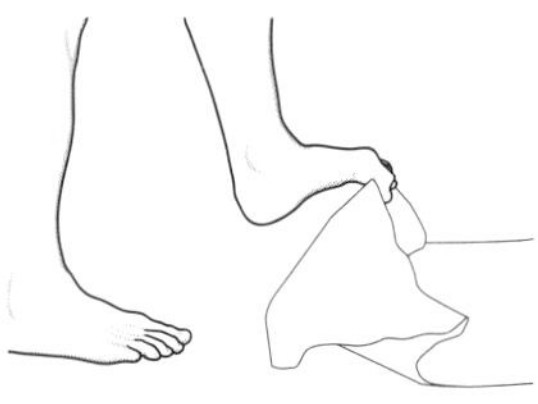

Handtuchkrallen

Ein kleines Handtuch auf den Boden legen und einen Fuß darauf stellen. Das Tuch mit den Zehen greifen und wieder loslassen.

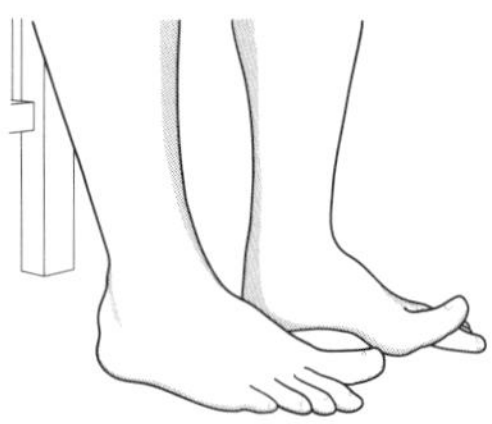

Zehenanheben

Im aufrechten Stand die Füße hüftbreit auseinander aufstellen. Die Zehen zeigen nach vorn. Den großen Zeh des rechten Fußes so weit wie möglich anheben. Gleichzeitig die übrigen Zehen in den Boden drücken. Anschließend den großen Zeh wieder zum Boden absenken und nun die vier anderen Zehen anheben, während der große Zeh jetzt unten bleibt. Jeden Fuß einzeln trainieren.

Sprungübungen

Scherensprung

1. Einen großen Schritt nach vorn ausführen, die Knie leicht beugen.
2. Jetzt so hoch wie möglich springen und dabei die Beinposition in der Luft wechseln. Die Arme gegengleich mitbewegen, um das Gleichgewicht zu halten und Schwung zu holen. Wieder in einer Schrittposition weich und leise landen. Nun ist der andere Fuß vorn.
3. Einen weiteren Sprung ausführen, um wieder in der Startposition zu stehen. Ohne Pause zwischen den Sprüngen fortfahren.

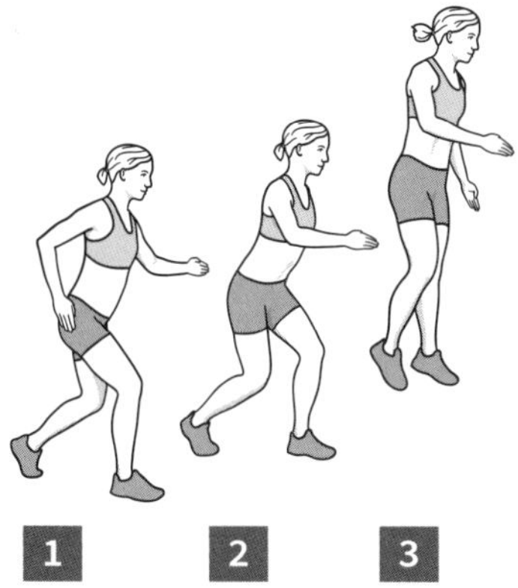

Ausfallschritt mit Wechselsprung

1. Mit dem linken Bein in einen tiefen Ausfallschritt nach vorn steigen. Das linke Knie ragt dabei nicht über die Zehenspitzen hinaus. Beide Knie sind im 90-Grad-Winkel gebeugt, der Oberkörper ist aufrecht, der Rumpf fest angespannt. Den linken Arm lang hängen lassen. Den rechten Ellbogen beugen und den Oberarm etwas anheben.
2. Nun aus dieser Ausgangsposition heraus dynamisch so weit wie möglich nach oben springen. Während der Flugphase die Arm- und Beinposition wechseln. Sofort in der tiefen Ausfallschrittposition landen und gleich zum nächsten Sprung ansetzen. Den Blick geradeaus halten. Im schnellen Wechsel weiterspringen.

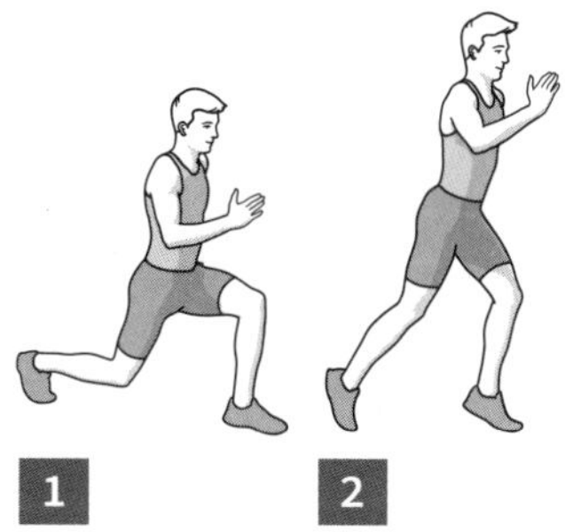

Frog Jump

1. Im aufrechten Stand die Füße schulterbreit platzieren, die Knie beugen und die gestreckten Arme nach hinten führen. Den Oberkörper in gerader Haltung nach vorn beugen und aus dieser Position heraus Schwung holen.
2. So kraftvoll wie möglich die Arme nach vorn oben reißen und so weit wie möglich nach oben springen. Dabei den Körper maximal strecken. Beim Landen die Knie beugen, das Gleichgewicht finden und direkt in den nächsten Sprung starten.

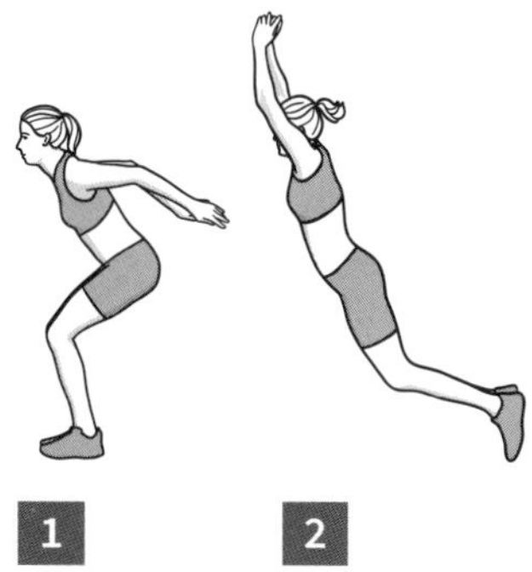

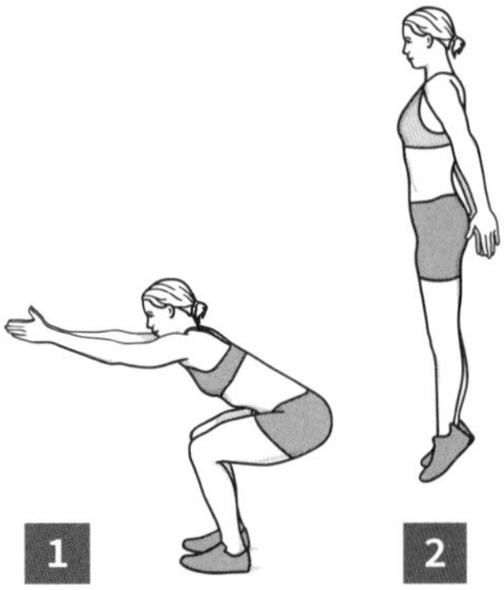

Squat Jump

1. In der Kniebeuge das Gesäß weit nach hinten unten schieben und die Arme lang nach vorn strecken. Die Oberschenkel sind ungefähr parallel zum Boden.
2. Nun so kraftvoll wie möglich mit beiden Füßen vom Boden abdrücken und die Arme dabei explosiv nach unten schwingen. Dabei ausatmen. Schließlich weich und federnd mit gebeugten Knien landen. Dann erneut starten.

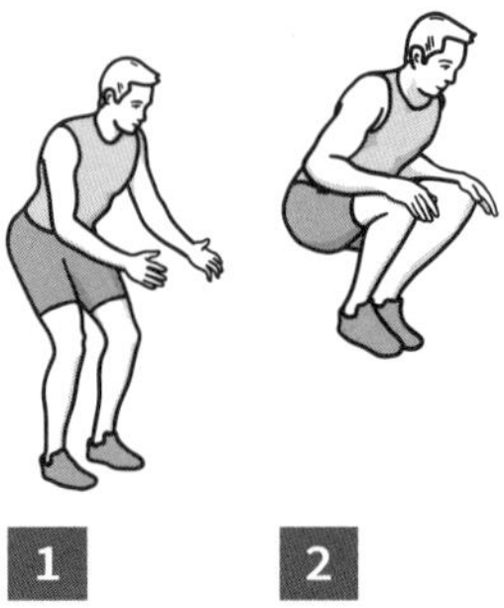

Squat Jump und Tuck Jump

1. Die Füße etwas breiter als hüftbreit aufstellen, die Hände vor dem Brustbein zusammenführen. Das Gesäß nach hinten unten in eine tiefe Kniebeuge absenken.
2. Dann kraftvoll und explosiv so hoch wie möglich springen. In einer explosiven Bewegung die Knie zur Brust ziehen. Die Hände berühren dabei die Oberschenkel. Sofort sanft landen und erneut in die tiefe Kniebeuge kommen. Gleich zum nächsten Sprung ansetzen.

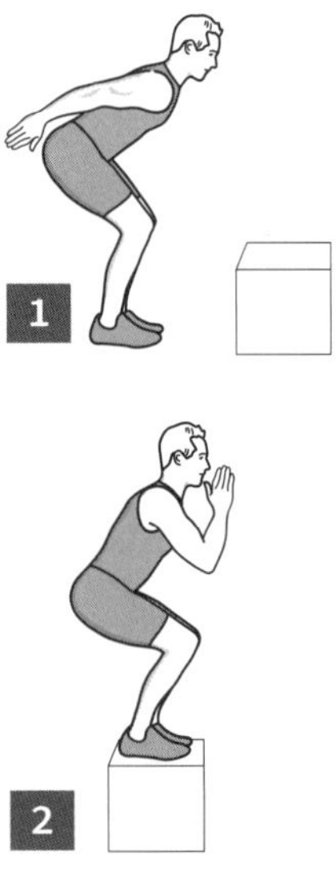

Box Jump

1. Mindestens in einem halben Meter Abstand vor eine Erhöhung stellen, die stabil genug ist, um draufzuspringen. Die Füße hüftbreit platzieren, leicht in die Knie gehen und den Oberkörper leicht nach vorn beugen. Die Arme parallel neben dem Rumpf halten.
2. Jetzt explosiv abspringen. Mit den Armen Schwung holen und sie aktiv nach vorn ziehen. Das Brustbein ist angehoben, der Rücken bleibt gerade. Wahlweise so schnell oder so hoch wie möglich abspringen. Mit gebeugten Knien auf der Erhöhung landen. Kurz innehalten, dann rückwärts wieder herunterspringen.

Hinweis: Wer sich noch mehr fordern möchte, der zieht die Knie möglichst in die Luft nach oben oder führt den Sprung mit nur einem Bein aus.